泰康溢彩系列丛书

U0218478

养老服务机构护理骨干培训

名誉主编：应惟伟

主　　编：［日］种元崇子　魏红蕾　赵力文

中国协和医科大学出版社

图书在版编目（CIP）数据

养老服务机构护理骨干培训／（日）种元崇子，魏红蕾，赵力文主编 . —北京：中国协和医科大学出版社，2020. 11

（泰康溢彩系列丛书）

ISBN 978 − 7 − 5679 − 1622 − 7

Ⅰ . ①养… Ⅱ . ①种… ②魏… ③赵… Ⅲ . ①老年人 − 护理学 − 技术培训 − 教学参考资料 Ⅳ . ①R473. 59

中国版本图书馆 CIP 数据核字（2020）第 200229 号

泰康溢彩系列丛书

养老服务机构护理骨干培训

主　　编：[日] 种元崇子、魏红蕾、赵力文
责任编辑：向　前　于　曦

出版发行：**中国协和医科大学出版社**
（北京市东城区东单三条 9 号　邮编 100730　电话 010 − 65260431）

网　　址：www. pumcp. com
经　　销：新华书店总店北京发行所
印　　刷：中煤（北京）印务有限公司

开　　本：787 × 1092　　1/16
印　　张：22. 75
字　　数：460 千字
版　　次：2020 年 11 月第 1 版
印　　次：2020 年 11 月第 1 次印刷
定　　价：76. 00 元

ISBN 978 − 7 − 5679 − 1622 − 7

养老服务机构护理骨干培训

● 名誉主编：应惟伟

● 主　　编：［日］种元 崇子　魏红蕾　赵力文

● 顾　　问：

　　谢　红　　北京大学护理学院
　　周宇彤　　北京大学护理学院
　　郭欣颖　　北京协和医院
　　肖树芹　　首都医科大学护理学院
　　岳　鹏　　首都医科大学护理学院

● 支持单位：泰康保险集团股份有限公司
　　　　　　　北京泰康溢彩公益基金会
　　　　　　　泰康养老保险股份有限公司

● 编写单位：日医（北京）居家养老服务有限公司
　　　　　　　上海抚理健康管理咨询有限公司

● 编　　者：

　　［日］青木 贵子　　［日］寺田 康子　　［日］坂口 清香　　［日］德安 政子
　　刘晓庆　　　　　　范慧娟　　　　　　吕　赜　　　　　　袁佳瑜
　　高丽娟　　　　　　汪　芬　　　　　　张　艳　　　　　　朱晓雨
　　金　怡

序　言

　　人口老龄化是全球发展的一个共同趋势。我国是世界上比较早进入人口老龄化的发展中国家，老龄化增速已明显高于世界平均水平，高龄老人增速更快。进入 21 世纪，我国老龄人口规模和比例迅速扩大。泰康保险集团创始人、董事长兼首席执行官（CEO）陈东升认为，人类正在步入长寿时代。在世界范围内，未来很长一段时间，低出生率、低死亡率、预期寿命不断延长、人口年龄结构呈柱状等特征逐步显现。预计到 2050 年，中国 65 岁以上人口将接近 3.7 亿，占比达到 26%。这意味着不到 4 个人中，就有一个 65 岁以上的老人。这种人口年龄结构的改变是根本性的，会给经济、政治、文化等领域带来巨大影响，这是整个人类面临的全球性大问题。

　　长寿时代，人们最需要的是健康。我国在经济发展水平较低的情况下进入了人口老龄化，老年人对医疗、护理、保健的需求越来越突出。老龄人口还呈现出高龄化、失能化和空巢化的趋势，对照护的需求更加迫切。

　　泰康溢彩公益基金会于 2018 年成立，通过为养老机构提供人员培训、捐赠助老康复设备、信息系统建设的全面支持，赋能养老行业发展，帮助更多老人享有健康幸福的生活。其中，养老人才培养是我们最重要的一个资助方向。我们以养老机构管理者、护理骨干、一线护理员三级培训的模式，通过开展专题培训，资助枢纽型社会组织，全面赋能养老从业人员能力建设。《养老服务机构管理者培训》《养老服务机构护理骨干培训》两本图书，凝聚了国内外多位专家和一线核心业务人员宝贵的经验。三家编写单位各具代表性和专业优势：泰康健康产业投资控股有限公司在国内高品质养老社区管理和运营方面具有丰富经验；日医（北京）居家养老服务有限公司是日本领先的养老运营机构和培训机构；上海抚理健康管理咨询有限公司是国内优秀的居家照护服务机构和培训机构。

我们非常荣幸汇集了养老领域各具专业特色的教材编写团队，也得到了来自北京大学、北京协和医院、首都医科大学等专业护理院校的多位专家对本书的专业性进行指导。这套系列教材希望可以助力中国养老人才的培养与发展。这也是泰康溢彩公益基金会成立之初的使命，希望通过以公益的力量，让老年人拥有幸福的晚年生活，让生命流光溢彩。

泰康溢彩公益基金会　理事长

2020 年 10 月

前　言

　　根据国家统计局发布的数据，2019 年末中国 65 岁及以上老年人口达到 1.76 亿人，占总人口的 12.6%。预测到 2022 年左右，中国 65 岁及以上人口将占总人口的 14%，从而由老龄化社会进入老龄社会。此外，随着年龄增长，老年人的生活自理能力不断下降，失能、半失能老年人数量不断攀升。预计到 2020 年末，我国失能老年人口将达 4300 万，这对家庭、社会都将构成巨大压力。因此，尽快培养出专业能力强、职业道德良好的老年照护人才已迫在眉睫。

　　本书从老年人生活照护、基础照护技术、康复照护和常见老年综合征照护、照护风险防范与应急处理方法等方面，对老年人长期照护中常见的照护问题、操作方法及风险防范措施进行了介绍。全书通过概述、评估与判断方法、照护措施、注意事项等四步骤进行详细阐述，并在每节中附上与照护内容相对应的评估方法及操作手法示意图，以方便读者查阅。本书既可作为养老机构中照护人员的学习资料，又可作为居家照护者的指导教材。希望读者能够从书中获得启迪，将学习到的照护知识应用到实际工作、生活中，提高失能老人的生活质量。我们相信，随着越来越多全面掌握养老照护理论知识、实操技术的专业照护人员参与这项事业，我国老年照护事业将不断蓬勃发展。

　　本书由日医（北京）居家养老服务有限公司和上海抚理健康管理咨询有限公司的专业人士共同编写。本书累积了这两家专业机构多年来在改善失能老人的生活质量的丰富经验，将失能家庭与照护人员最需要、最必要、最重要的照护知识与技能在书中进行了专业、准确、翔实的阐述。同时，在编写过程中，作者也参考了一些同行业专家的理论知识和研究成果，在此表示衷心感谢。

本书将作为泰康溢彩系列丛书的一本主要教材。我们衷心希望所有参加培训的人员，都能够带着价值感去工作，在养老路上与被照护者共同前行，从而成为我国养老照护中的重要人才。

书中不足之处，期待读者指正，以便不断完善内容。

编者
2020 年 8 月

目　　录

第一章　概　　论

第二章　养老照护中的沟通

第八章　关于临终期的基础知识和身心基础知识

第九章　常见老年综合征的照护

第十章　照护风险防范与应急处理

第一章
概　　论

第一节 老年人的福利措施的必要性

一、我国老龄化现状

老龄化率指 65 岁及以上的老年人口占总人口比例，一般超过 7% 且不足 14% 为"老龄化社会"，超过 14% 且不足 21% 为"老龄社会"，超过 21% 为"超老龄社会"。1985 年日本老龄化率超过 10%，2018 年 9 月老龄化率已超过 28.1%，已进入超老龄社会，成为全世界中老龄化社会发展最快的国家。2015 年，我国的老龄化率已超过 10%。根据《2018 年国家统计公报》显示，截至 2018 年底，全国 60 岁及以上老年人口达 2.49 亿，占总人口的 17.9%，其中 65 岁及以上老年人口超过 1.7 亿，占总人口的 11.9%。

另一方面，老龄化率增加的同时，人口的平均寿命延长。日本人口的平均寿命已达到 84.2 岁，其中，男性 81.8 岁、女性 87.1 岁。我国人口的平均寿命也已达到 76.4 岁，其中，男性的平均寿命为 75 岁、女性为 77.9 岁。

随着老年人口的增多和寿命的延长，日常生活中需要接受照护服务的人也越来越多。日本作为老龄化发展最快的国家，于 2000 年开始全面实施了照护保险制度，也就是国内讲的长期照护保险制度。我国长期照护保险制度刚开始试行 2050 年，作为社会劳动力主力的 40 岁年龄层群体逐渐变少，40 岁以下年龄层也同样变少，老龄化进程急速发展（图 1-1）。我国正在经历与日本同样的老龄化问题，因此需尽早做好老龄化对策准备。

根据老年人能力状况，需要构建居家 – 社区 – 机构的养老照护服务体系。针对能力状况相对完好和轻度受损的老年人，需要建立能提供自立支援居家生活服务机制，提供增加健康寿命的服务。机构服务不仅能为自立的老年人提供帮助，还能为能力受损严重的老年人提供周到服务的体制。此外，培养具备养老照护知识与技术的专业人才也是当务之急。

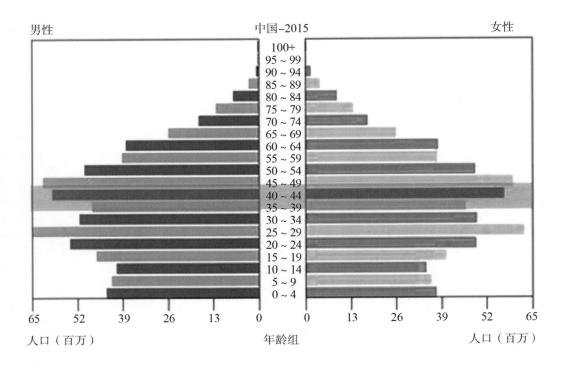

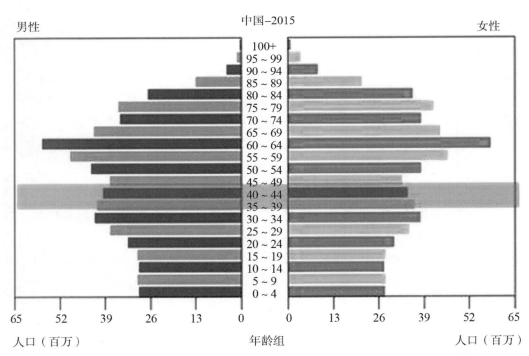

图 1-1　中国人口金字塔（2015/2050）

出处：根据国际联合（UN）World Population Prospects 刊登数据

二、养老照护环境的特征

在养老照护环境中，居家上门与机构养老存在以下区别：

（一）照护环境

根据照护环境不同，老年人的生活质量也会有很大变化。以往，人们普遍以专业照护人员上门服务代替家属为老年人提供养老照护服务，而独居生活老年人或处于无法接受家属照护的老年人会更多利用机构养老照护。但如今，为了过上更安心、符合自己意愿的生活，无论"有无养老照护者"，既可选择上门养老照护服务也可选择机构养老照护服务。为了读者能更好地理解上门养老照护服务和机构养老照护服务的不同之处，首先用表1来表示居家生活与机构生活的不同。

居家上门养老照护与机构养老照护各有其优点，上门养老照护"可随意外出""可自己决定菜谱"；机构养老照护则"身体不适时可马上接受相应处理""可以与入住者愉快地交流"等。

（二）提供服务

根据老年人照护需求的不同，居家上门服务分为两种：一种是为老年人提供购物、烹饪、清扫、洗衣等生活辅助服务，一种是为老年人提供入浴、排泄、外出协助等身体照护服务。而机构照护以老年人一天内所有生活行为的身体照护为中心，提供服务。

此外，居家上门照护与机构照护的不同之处有，前者是进入老年人的生活中去提供服务，后者是在事先安排好的空间内为老年人提供服务。因此，养老护理员也会普遍认为，与居家上门照护相比，机构照护在说话用语、私人物品的保管、隐私保护等方面相对更容易。但无论哪一种服务，都需注意配合老年人的生活节奏来提供服务（表1-1）。

表 1-1　居家生活与机构生活的区别

	居家生活	机构生活
生活的环境	● 熟悉的居住环境 ● 有亲切感的东西、使用惯了的东西	● 不是习惯的地方（厕所、洗漱台、电视机等） ● 部分机构中，老年人无法将自己用惯了的东西搬入机构
人际关系	● 家属、朋友、近邻等有熟悉的人 ● 在家时，无需考虑他人感受	● 与熟悉的人接触机会少 ● 以同住机构的入住者或员工之间的关系为中心，与居家不同，需考虑到他人的方方面面
居住环境	● 若住处不是无障碍居住环境，引起摔倒事故等的危险性高 ● 根据本人的身体功能，需要改变环境	● 大多数是无障碍构造，引起摔倒事故等危险性低 ● 整体上生活没有不方便之处，但无法个性应对，因此也不能说完全方便

续表

	居家生活	机构生活
生活节奏	●因为是按自己的生活节奏，因此会有起夜等生活规律不规则的情况	●起床、饮食、入浴、就寝等大多数都有规定的时间，因此生活节奏很规律
生活行为	●需要进行购物、烹饪、打扫卫生、洗衣等家务（有些情况不做不行）	●虽然不需要自己去做购物、烹饪、打扫卫生、洗衣等家务，但能做到的事或自己要做的事减少了

三、社区综合护理体系

（一）定义

随着老龄化的发展，失智症老年人与独居老年人不断增加。因此有必要充实照护体系，让需要养老照护的老年人尽可能在住惯了的地方继续生活。社区综合护理体系指为老年人提供能充分保护其隐私与尊严的"住宅"，提供必要、基本的"生活照护保障服务"，并且发挥出以此为基础的专业性与职能，让老年人能在住所安心地生活。因此构筑这样的"社区综合护理体系"非常重要。

（二）构成要素

为了让老年人尽可能在住惯了的地方生活，维护老年人的尊严与帮助其自立生活，构建综合性照护与服务体系的"社区综合护理体系"由以下要素构成。

1. 住所与生活方式

社区综合护理体系的前提是以生活为根本调整住所，根据本人要求与经济能力确保其生活方式。同时需要充分保护老年人的隐私，确保有尊严的居住环境。

2. 生活支援、福利服务

（1）即使由于身心功能低下、经济能力差、家庭关系恶化等原因，也要帮助老年人继续过上有尊严的生活。

（2）生活支援包括了餐食准备等，从服务性支援到与邻近居民的交流与守护等保险制度外的可利用的服务，服务范围广泛，负责人员多。针对生活贫困人员等，提供福利服务。

3. 养老照护、医疗和预防

针对个人需要，专业人员提供养老照护、康复训练、医疗、护理、疾病预防等相互协作整体服务，养老照护经营管理要根据服务需要和生活支援综合考虑。

4. 本人、家属的选择与思想准备

在单身、老年人为主流的社会中，对于选择了在家生活老年人，家属要给予理解，做好思想准备很重要（图1-2）。

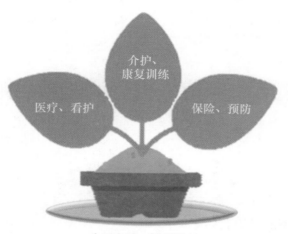

图 1-2 社区综合护理体系的五个构成要素

出处：根据 2016 年 3 月社区综合护理研究会报告

四、生活支援、照护预防服务的充实与老年人的社会参与

独居老年人以及需要轻度辅助的老年人数增加，生活支援、照护预防服务的必要性也随之增加。为了支援老年人的居家生活，需要社区、志愿者、民间企业等共同提供多角度的生活支援、失能预防服务。为此，政府需要与社会企业合作，制定支援体制和政策。为了能延长老年人的健康寿命，需要提供失能预防服务。积极参与社会活动和承担社会角色能让老年人感受到生活意义，有利于失能的预防（图 1-3）

<table>
<tr><td colspan="2" align="center">社区住民的参加</td><td></td></tr>
<tr><td>生活支援、失能预防服务</td><td></td><td>老年人的社会参加</td></tr>
<tr>
<td>
○ 根据需求的多样服务种类
○ 由居民主体、非营利组织、社会企业等提供服务
● 召开社区沙龙
● 守护、确认安全
● 外出支援
● 购物、烹饪、清扫等家务支援
● 照护人员支援等
</td>
<td align="center">
作为生活支援负责人员参加社会活动
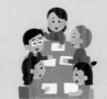
</td>
<td>
○ 发挥当初参加团体时具有的能力的活动
○ 感兴趣的活动
○ 挑战新事物的活动
● 普通就职、创业
● 兴趣活动
● 健康活动、社区活动
● 除了长期照护、福利以外的志愿者活动等
</td>
</tr>
</table>

图 1-3 生活支援、失能预防服务的充实与老年人的社会参与

出处：日本厚生劳动省老健局振兴课

第二节　保持人格尊严的养老照护

一、养老照护

（一）养老照护和照顾的区别

养老照护指的是介入到他人的个人生活中，对其生活进行护理。虽然也有照顾老年人的家政人员，但在目的和手法方面，掌握了正确的照护知识和技术的人员实施的"养老照护"，与只是按照自己所知道的知识实施的"照顾"完全不同。

（二）专职养老照护

每位需要养老照护的老年人所处的状况和环境都不相同。尽管针对每位老年人的状况来进行养老照护理所当然，但为什么使用那样的养老照护、为什么使用那样的方法，都有实施养老照护所必需的理由。

养老照护指的是为了能够使老年人尽量自立地生活而进行的支援，并能提高其自立性的照护。

因此，仔细观察老年人，倾听老年人和家人的意见很重要。专职养老照护指在充分理解老年人的期望后，提出以老年人安全为中心的养老照护方案，在与老年人共享的同时提供养老照护。

二、人格尊严的保持

（一）个人尊重

每个人从出生到死亡，都有着自己的人生轨迹，都与其出生地、经济状况、健康状态、人际关系、社会环境等条件相关。正因为不存在完全相同的人，所以每个人的人生都值得尊敬，因此在养老照护现场维护每一位老年人的尊严非常重要。

重视尊严的照护关系是指对每个人都给予个人尊重。下文将介绍个人尊重的具体含义。

"个人"的反义词是"团体"。即便很多人明白把眼前的老年人当成个人来看待很重要，但仍无意识地把老年人当成已分类团体中的一员。例如：由脑梗死引发左偏瘫的老年人 A，若不重视他的个性和人格，将其分类为"因脑梗死而左偏瘫的人"，只重视其左偏瘫的症状，而不关注其生活环境和习惯等。不考虑"老年人 A 的情况下……"，而仅考虑"一般情况下……"，这样的一般化考虑并不能称为重视尊严的照护关系。

另外，"尊重"的反义词是"轻视"。如上所述，将老年人当成团体中的一员明显是对其个人的轻视。另外，假设即便把老年人 A 当成个人看待，当老年人 A 的个性及人格，或者自我决定与照护人员的想法相对立时，若优先采用照护人员的想法，也是对老年人 A 的一种轻视。即使价值观和想法与老年人相异，也要尊重个性差异。努力相互协调寻找共识，是一种尊重个人的方式。

不论是谁都期望自己能幸福地生活，并拥有实现幸福生活的权利。为了使患病的人以及有障碍的人、老年人和孩子、生活贫困者等能过上有个性特点的生活，理解老年人的需求并提供相应的服务很重要（图 1-4）。

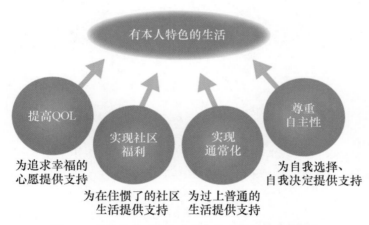

图 1-4　支持具备"有本人特色的生活"的 4 条理念

提供以上必需之外的服务会使老年人产生依赖感，妨碍其自立。如果不能提供必需的服务，则难以实现老年人所期望的生活。提供照护服务时，还需要考虑"对于老年人来说怎样才是自立""什么是具有本人特色的生活"，并提供恰当的服务。

（二）有尊严的生活

1. 个人的"普通生活"

"普通生活"因人而异。有人认为结婚、生子、兼顾工作和养育子女的生活是普通的生活，也有人认为努力工作并收获事业上的成功或者悠闲的生活才是普通的生活。虽然这些认识有所不同，但多数情况下，每个人在生活中都在想着"自己这种的生活就是普通的生活吧"。个人的价值观对此有很大影响。一代一代的人中，也有人为了不浪费而尽量使用现在已有的东西来生活是他们认为的"普通生活"，即便稍微有不方便的地方也宁愿忍耐一下。因此，即便告诉老年人"会比之前的生活更方便"，也会发生谢绝接受照护的建议、不购买辅具等便利的工具、即使购买了也不使用的情况。

对于这样的老年人，为了把照护人员认为的"普通生活"观点强加于老年人身上而进行反复劝说和建议并不恰当。"如果○○的话会好一些哦"这样的劝说和建议会让人感觉到是为老年人着想，但重要的是进行"○○"之后的生活是不是老年人所希望的。若忽略了这些，认为不听从照护人员的劝说和建议的老年人是"顽固的人""任性的人"，就可能会在不知不觉中错误地认为老年人是"难以照护的人"。

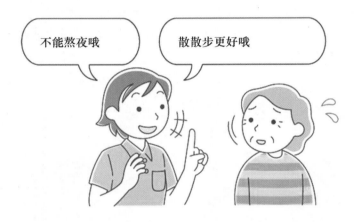

"普通生活"的基准始终存在于老年人的人生中。照护人员需要时常自问"是不是把自认为理想的生活方式强加给了老年人"，并以老年人所认为的理想生活为目标实施养老照护。

2. 尊重老年人个人的生活方式

即便老年人处于需要照护的状态，但他作为自己生活的主人公这件事情本身并没有变化，生活方式也因人而异。而且自己自身的生活方式得到认可与有尊严的生活密切相关。那么，生活方式是怎么形成的？在从婴幼儿期到老年期的生命周期中，人们经历各种各样的事情逐渐拥有自己的价值观。基于这种价值观形成了生活方式，度过人生。

生活方式会对"喜欢、讨厌"和"舒服、不舒服"等认知产生影响。常年熟悉的习惯是渗透在身体中的"身体的记忆"，想要改变也做不到，即使试着改变也会感觉总有哪儿不对劲儿。如吃饭习惯是彰显个性的地方，有从主菜开始吃的人，也有早上一定喝牛奶的人等，每个人各不相同。不考虑这样的习惯差异，按照照护人员的想法来劝说老年人吃饭，并非为老年人着想的支援。尊重每位老年人的生活方式是对其之前人生的肯定，也可以说是对老年人尊严的维护。

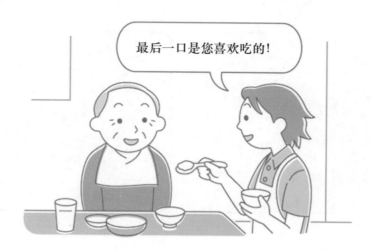

3. 不孤立于社会的生活

人能够在与其他人的关系中感到人生意义。然而，进入老年后，工作方面的关系会消失。由于疾病或事故等失去身边的家人和朋友等，老年人与一直以来相交的人之间的关系也变得淡薄起来。这样一来，就会变得难以感觉到自己所承担的角色和存在意义，闭门在家无所事事，心情压抑，身心功能降低，丧失自尊心，越来越觉得"我已经不行了"并陷入恶性循环。在日常生活中，谁都不跟自己打招呼、不叫自己的名字、不问候自己，当没有人认可自己的存在时，人就会有一种失落感，自己也开始不认可自己的存在。老年人"想早些离开这个世界"的话语背后可能就隐含着这样的失落感。相反，与他人的联系会让人生发光发热。仅仅是被他人叫出名字、被问候、被关心就会变得精神振奋、心情愉悦。正因为有一个对方在面前，所以自己也可以叫出对方的名字、问候对方、关心对方。家人和附近居民、医疗和照护专业人员等无论什么角色，维持与老年人之间的关系本身就能点亮老年人的人生。照护人员在与老年人接触时，可以说这种接触本身就能给老年人带来力量。

（三）老年人的隐私保护

1. 保守秘密和尊重人权

为了向每位老年人提供合适的照护，照护人员需要听取老年人的病历及生活经历、身体状况、家庭关系等个人信息，把握在养老照护中需要考虑和重视的内容。从老年人那里获得的个人信息中，包含有不想让其他人知道的秘密。因此，若照护人员将这些秘密泄露出去，会让老年人觉得不愉快，从而破坏与老年人之间的信赖关系。保守秘密（不泄露给第三方）是为了保护老年人隐私，尊重老年人的人权，这是维持信赖关系不可或缺的行为。

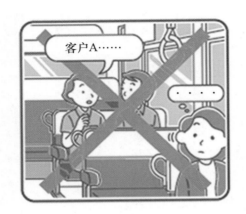
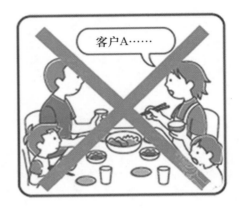

2．个人的生活住所

对老年人来说，日常生活的场所是最安全也最能让人放心的空间。在那里能够舒服地过自己的生活。即便是照护人员觉得很散乱的房间，对老年人本人来说住起来可能很方便，因为这是符合老年人个人的价值观和习惯的场所。

照护人员需要进入到这样的个人"圣域（生活空间）"中，因此行动时必须小心慎重。严禁随便进行整理或拉开抽屉使用工具。在每次行动前都要向老年人确认如"这个文件放到哪儿？""用什么容器来盛这道菜？"，这样的确认十分重要。作为专业人员，照护人员不能忘记"老年人是这个空间的主人"，行动时要避免像在自己的生活空间中一样。另外，在老年人的生活空间中很容易发现老年人的变化。如一直自己做饭的老年人家中，照护人员若发现垃圾中副食包装比厨房垃圾多，有可能是因为老年人觉得做饭太麻烦了，或者开始忘记做饭的方法。另外，平时收拾得很整齐的房间变得凌乱了，有可能是因为老年人的心情发生了什么变化。照护人员应认识到"生活空间是充分体现了老年人个性的场所，也是很容易发现老年人变化的场所"，在此基础上对老年人提供贴心的照护。

3．照护人员的工作与隐私

为了使老年人能够过上想过的生活，照护人员的工作是通过在身边照顾老年人和整理环境等来为老年人提供支援，因此会有不少接触到老年人隐私的机会。如居家护理就是进入老年人的生活空间，对老年人的生活提供支援的工作。即使照护人员不会有什么特别的感觉，但接受照护的一方却可能会觉得非常难堪。另外，若是在机构中进行养老照护，老年人的房间就变成了老年人的私人空间，是老年人能够随心所欲使用的空间，如照护人员只是把老年人的房间看成"机构的一部分"，认为自己可以自由出入老年人的房间，则无法保护老年人的隐私。如果不知道别人什么时候会随意进入自己的房间，那么这个空间就无法成为 24 小时可以休息的空间。进入房间时首先要敲门，在获得老年人的许可后再进入房间，遵守这些基本礼仪非常重要。

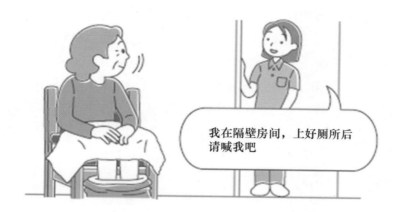

我在隔壁房间，上好厕所后请喊我吧

此外，在老年人身体硬朗时从未接受过入浴或排泄等裸露肌肤的护理。正因如此，此时照护人员不能认为看到老年人的身体是很自然的事情，要站在老年人的立场上认识到被人看见身体是一件难堪的事情，所以在护理和与老年人搭话时需要照顾到其羞耻心。正因为照护人员能够看到平常不让其他人看的身体部分，因此与老年人间的信任关系就变得很重要。信任照护人员的专业精神，老年人才会与照护人员分享个人信息，即使害羞也能接受护理。照护人员在工作时要时常自问自己是不是值得老年人信任。

三、生活质量（简称 QOL）

（一）生活质量（QOL）的概念

QOL（quality of life）即生活质量，是在照护和福利领域中最重要的观点之一。它并不是通过贫富和健康的程度或者寿命的长短来计算，而是由"如何生活"这种个人价值观来决定。个人的价值观因文化、地区和个人所处状况的不同而大不相同，无法简单下断论。WHO（世界卫生组织）提出了对 QOL 进行"身体健康""心理健康""自立程度""社会关系""精神、宗教、个人信念"等领域的指标评定。这些指标并不独立而是相互影响。虽然某个领域的指标不高，但其他领域高也会使 QOL 高。例如，即便是重度残疾人，也有把这当成是自己的个性来接受，并与家人和朋友共同度过精神饱满的生活的情况。在医疗领域，由于意识到想要有尊严地死去，以及应该如何进行临终期照护这些问题，"每个人生存的价值不尽相同"的认识也推广开来，并开始使用 QOL 这样的词语。医疗和照护中的高生活质量指的是个人尊严得到维护，其具有个性特点的生活方式得到尊重。

（二）日常生活活动（ADL）和 QOL

日常生活活动（ADL）是 activities of daily living 的缩写，译为"日常生活活动"。指的是行走、用餐、排泄、入浴这些日常生活中的基本活动。与 ADL 相关的工具性日常生活能力称为 IADL。这是 Instrumental ADL 的缩写，译为"工具性日常生活活动"，指的是买东西、烹饪、打电话、乘坐交通工具等活动。对有身心障碍的人回归社会、回归家庭来说，ADL 和 IADL 非常重要。但在养老照护和康复训练中进行提高 ADL 和 IADL 的训练并非最终目的。提高老年人有个性特点的生活和生活质量，也就是改善 QOL 才是最终目的，这种情况通常称作"从 ADL 到 QOL 的转变"。这种转变表明了进行养老照护和康复训练的最终目的，同时也表明了需要认清这个目的的必要性。

在理解了 QOL 的基础上，思考比较 ADL 和 IADL，以便不把两者混淆（表 1-2）。例如，对行走困难的人进行康复训练时，目标不仅仅是恢复其行走能力，而是要通过再次获得行走能力使其能发挥个性和展现尊严。

表 1-2　QOL、ADL、IADL 的比较

名称	意义	具体示例
QOL	生活质量、人生品质	有自己个性的生活，展现尊严的生活
ADL	日常生活活动	用餐、行走、入浴、排泄、穿脱衣物等
IADL	日常生活相关活动、工具性日常生活活动	买东西、烹饪、打电话、乘坐交通工具、理财、兴趣活动等

QOL 并不是 ADL 积累的结果，而是与个人的人生意义、乐趣以及对生存意欲的源头密切相关的东西。照护人员需要时常与处于失意中的老年沟通，一起为了提高其 QOL 努力，这是十分重要的。

四、通用化

（一）通用化的概念

"通用化（normalization）"是从"正常（normal：普通的）"这个单词派生出来的词语，意思是"变得普通"。1950 年"要让有障碍和疾病的人能够在地区中过上有自己个性、有自主性的生活"的运动在丹麦发起。这就是通用化运动。当时大部分丹麦智力残疾人使用的设施并不人性化，为此智力残疾人的父母们结成了"父母会"，谋求改善智力残疾人的待遇。在行政单位从事福利工作的 N.E. Bank-Mikkelsen 与"父母会"一起督促政府行动，情况逐渐得到了改善。并于 1959 年进行了法律修订。当时的运动标语就是"通用化"。随后"通用化运动"扩展到整个北欧，与此同时兴起了"何谓普通"的讨论。1970 年，在瑞典

从事福利行政工作的 B．Nirje 提倡了通用化的原理。其内容包括尊重个人尊严、权利平等、保障自主决定以及自立。智力残疾人生活通用化的 8 项具体原则如表 1-3 所示。

表 1-3　通用化的 8 项具体原则

1	将起床、穿脱衣物、吃饭、睡觉等 1 天的生活节奏通用化
2	将 1 周的生活节奏通用化，让老年人能够在不同环境中享受家庭生活及业余时间（与家人一起在郊外的度假屋等度过周六、周日休息日等）
3	将 1 年的生活节奏通用化，包含休假（享受圣诞节和每年一度的长期休假）
4	婴幼儿期、儿童期、青春期、青年期、壮年期、老年期的各种各样生活方式经验的通用化（拥有玩耍、初恋、结婚、养育子女等各年代特征的各种各样的经验）
5	保障个人尊严和自主决定
6	保障包含结婚权利在内的与异性的交际等
7	消除劳动中的差别对待、偏见，保证薪金公平
8	在学校和设施中基于一般基准的标准环境保障（维持与其他学校相同的设施）

（二）"普通生活"的概念

　　和字面意思一样，"普通生活"指的是与亲人、重要的人一起长久地持续现在的生活，也就是在住惯的地方按照自己的个性生活。但是身患残疾和疾病后，"普通生活"会变得难以继续。人在按照现在的生活方式一直持续地过着每一天。多数人都没有想过自己什么时候会得失智症或残疾，都希望并相信这种平安无事的、平凡的日常生活作为"普通生活"会一直持续下去。但是，大多数疾病都是突然发生的。意想不到的事故等也会造成身体障碍。自己有残疾或疾病时自不用说，就算是家人由于这种情况而需要接受养老照护时，生活方式都会发生很大的变化。即使发生了这种情况，若有完善的社区护理，那么直到人生的最后为止老年人也能在住惯了的地方过着有尊严的生活。

　　社区护理有两个含义。其一是指在当地实施的护理，指居家护理等。其二是和同一地区的居民和养老照护相关机构等合作，进行老年人和残疾人的照护。现今独自生活的老年人数量在增加，照护时间长达数年的情况也不少见，因此家人的照护负担正逐渐变大。为了使老年人和残疾人及其家人能够在住惯的地方继续过"普通生活"，朋友、邻居、志愿者、行政人员等多方协作不可或缺。社区护理的完善变得越来越重要。

（三）为了实现通用化

　　目前，作为保障各种残疾人生活的理念，通用化不只是在认知障碍方面，而是渐渐成为所有福利领域的共通理念。不对残疾人进行隔离和差别对待，与其说是残疾人自身的问题，不如说是制度和普通市民意识上的问题。通用化理念的核心是每一位普通市民都尊重残疾人的个性，消除对残疾人的偏见和差别对待，必要时进行社会制度变革，进行支援以便残疾人能够自立。"要让有障碍和疾病的人能够在社区中过上有自己个性、有自主性的生活"，这一通用化的原始出发点在今时今日仍适用。为了实现通用化，需要福利保障、社区护理的完善、家人和朋友的理解和协作以及参与照护人员的真挚态度。人自己决定每天的生活活动。进入老年期变得需要养老照护后，不只是身体功能会衰退，由于对家人和照护人员的回避和对周围的挂虑、心理衰退等，有逐渐失去自己的生活方式和个性特点的倾向。然而遵循并尽量维持自己一直的生活方式是实现有自己个性生活的基本权利。

随着身体功能的衰退，行走、吃饭、入浴等 ADL 也在降低。当 ADL 降低导致日常生活需要进行照护时，"想那样""想这样"这些自我选择和自我决定的范围变窄，对生活失去欲望和意欲，其结果是对生活慢慢变得消极，ADL 也会更加降低。这是逐渐导致卧床不起的"负面连锁"（图 1-5）。

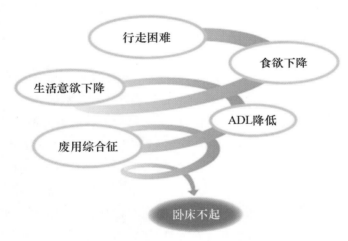

图 1-5　导致卧床不起的负面连锁

养老照护的最终目标是要防止这种负面连锁，并将其转换成带有个性特点生活的良性循环。因此，照护人员要尊重老年人的自主性，为老年人创造在各种各样的情况下进行自我选择、自我决定的机会，这很重要。

尊重老年人的选择和决定，也在于培养对老年人心情进行想象的能力。即使照护人员是"出于好心"，但若不去想象老年人的心情只进行单方面照护，也会损害到老年人的尊严。

五、防止虐待、禁止束缚身体

（一）虐待

虐待广义上是指由于他人的不当做法而使权利、利益受到侵害，或生命、健康、生活受损的状态。对老年人的虐待包括施加暴力、有可能导致外伤的"身体虐待"，懈怠养护的"放弃、放任"，以激烈粗暴的言辞造成心理伤害的"心理虐待"，猥亵老年人或让老年人进行猥亵行为的"性虐待"，以及不正当地处置老年人的财产或不正当地获取财产利益的"经济虐待"等。

虐待老年人的原因很复杂，包括虐待者与受虐待的老年人的人际关系、照护负担以及经济原因等。但不管有什么原因，虐待行为侵害了老年人的权利这一点都不会改变。参与照护的家人和照护人员绝对不可以歧视老年人，也不可以粗暴地对待，给老年人造成精神上或肉体上的伤害。

（二）禁止束缚身体

束缚身体指的是将老年人和残疾人的身体绑缚在轮椅和床上等，剥夺其身体的自由。过去在医疗和照护一线，从确保老年人和周围人安全的观点出发，有不得已束缚身体的情况。但是，束缚身体会招致老年人的不安、愤怒、放弃、屈辱感以及由此产生的精神痛苦，与此同时由于身体行动受限也会引起关节挛缩和肌肉力量下降等，有导致身体功能降低的危险。另外，不得已对老年人采取束缚身体的家人和照护人员也会感到混乱、苦恼以及后悔。老年人和残疾人受到来自他人的不恰当对待，进而导致权利受到侵害以及生命、健康和普通生活受损，这种情况是坚决不允许的。束缚身体从原则上被认为是虐待。从维护人权的观点看，伤害人的尊严。由于会产生老年人身体功能降低和生活质量降低的危险，束缚身体属于重大问题（表1-4）。

表 1-4　虐待老年人的种类

种类	行　　为
身体虐待	施加引起或可能引起老年人身体上外伤的暴行
放弃、放任	显著减少食量使老年人衰弱、长时间放任不管、任由护养者之外的同居人的虐待行为等的明显懈怠养护行为
心理虐待	谩骂或明确拒绝老年人，以及其他对老年人造成明显的心理伤害的言行。
性虐待	猥亵老年人，或让老年人做出猥亵的行为
经济虐待	护养者或老年人的亲属对老年人的财产进行不当处理，或从老年人身上不正当地获取财产上的利益

出处：（财）医疗经济研究机构"有关家庭内对老年人的虐待的调查"

第三节　以自立为目的的养老照护

一、自立支援

（一）自立支援

1. 自立

自立指的是独立，是在社会中不依赖他人生活的意思。如下所示，人的"自立"包括身体自立、经济自立、精神自立、社交自立等。

自立的种类：

（1）身体自立：能进行日常生活活动。

（2）经济自立：有工资、养老金等收入，能维持自己的生活。

（3）精神自立：能独立思考自己的问题，时而能想出解决方法（与他人商量、调查等），并能进行判断或选择。

（4）社交自立：保持与地区社会及他人间的关系，并融入社会。

为了让老年人实现这些自立，福利和养老照护以日常生活照护，社区活动等各种自立支援的形式发挥着作用。

2. 自我决定与自立

人在各不相同的价值观的指引下，做出各种各样的自我决定而生活着。如"今天吃什么？""穿什么？""何时出门，去哪里？""说什么话？"等，人生活在无数个自我决定的循环中。有的老年人可能会对自己身体功能的变化感到失望，生活热情降低，进而变得不知自己要怎样生活下去，有的老年人因患失智症等而无法表达自己的想法。即使如此，照护人员也不应依赖自身的价值观及社会常识，而应贴近老年人的生活，不断地了解老年人的想法和希望。这种关系与老年人的自立支援密切相关。

（二）发挥现有的能力

在每天的生活中，人们自主地解决各种各样的问题。但是，一旦上了年纪，①从朋友以及配偶的离世中体验到丧失亲友的痛苦，生活热情降低；②通信设备及住惯的地方发生变化，产生孤独感；③在家庭及地区的地位发生变化，失去生活意义及与他人的联系；

④身心功能变化，以前自己可独立完成的事情现在变得困难等，诸如此类的事情经常发生。这些经历与身心变化会导致老年人身体功能低下。照护人员需要在充分了解老年人所处状况的同时，有必要从提高老年人自身能力的观点出发进行照护。通过这一观点，可对老年人有尊严的能够自理的生活及有自主性自我决定提供支援。

1. 发现优势

老年人所拥有的能力、知识及经验等长处叫作优势（strength）。让老年人在生活中发现自己已遗忘的或尚未发现的优势，可以提高老年人想要自立的热情。照护人员要关心老年人、与其说话、不断观察、努力去发现老年人的优势。并且要考虑如何在生活中发挥这种优势。老年人之前是从事什么工作的、喜欢什么、擅长什么等，充分了解老年人个人的生活经历，可帮助照护人员发现其优势。

2. 发挥身体功能

老年人现在的生活，未必将其身体功能充分发挥出来。"因为上了年纪就轻易放弃"，"一只手不能动，没法儿做饭"等这些错误的念头，致使人们没有充分发挥其能力。例如，一直想着"我出不了家门吧"的老年人，在照护人员的护理下体验了"外出"后会感到喜悦及自信，还能调动其尝试白天下床，或试着到超市购物等生活热情。这些活动本身就能使起居动作变得可能、加长保持坐位的时间等，可促进身体功能的变化。通过活用辅助工具和整顿生活环境有可能发挥这些能力。例如通过使用烹调用的自助工具，即使一只手也可以给蔬菜削皮、切菜等。比吃饭、排泄等日常级别的生活支援更进一步，主动去探索是否是环境影响其能力发挥，寻找如何才能发挥其能力的方法等，也是照护人员照护工作之一。另外，通过照护人员的照护，老年人的能力被激发，生活发生变化的这种体验。

（三）动机和需求

1. 动机和需求的理解

人的行为是由各种各样的需求决定。如下面的例子就是因为需求而引发下述行为。

想填饱肚子→吃饭

想建立良好关系→搭话

想外出→开始康复训练

此时，唤起"欲望"的这种需求被称为动机。此外，为实现需求而为行为指定方向称为"引起动机"。根据心理学家马斯洛的理论，人在满足了可维持生命的食欲及睡眠欲等基础需求，进而产生向更高的需求迈进的动机。在此，需理解马斯洛所说的"需求5层次论"（图1-6）及"需求的阶梯式递升"。为了让无法凭自己满足个人需求的老年人能够保持有个性的生活，照护人员要考虑怎样做才能满足其需求。

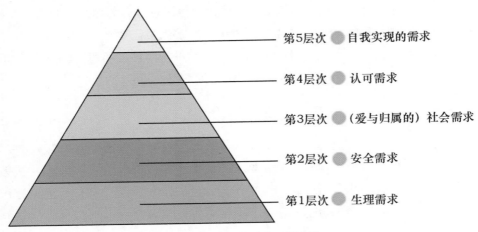

图 1-6　马斯洛的需求 5 层次论

（1）第 1 层次"生理需求"：为维持生命所需的、必要的基本需求，与其他动物相同，是出于本能的需求。如食欲、排泄欲、睡眠欲等。

（2）第 2 层次"安全需求"：想要安全安心地生活的需求。如储存食物和钱、穿戴防寒衣物、在防风雨的房子里生活。

（3）第 3 层次"（爱与归属的）社会需求"：一个人是无法生存的。想获得别人的爱，想隶属于某个集团等这些需求被称为人际关系需求。如通过就业隶属于某公司，参加老年人俱乐部，结交亲近的朋友。

（4）第 4 层次"认可需求"：作为个体在社会中想要得到别人认可、想获得尊敬、想拥有自信等需求，这些与人的成长及进步密切相关。如以获取有一定责任的地位为目标，发现自己可以发挥的作用，开始学习某技艺。

（5）第 5 层次"自我实现的需求"：充分发挥自己的能力与功能，来实现各种各样的可能性及个人深层愿望的需求。如不与周围做比较、按自己的方式生活、实现人生价值以及帮助别人来体味成就感。

满足这 5 个层次，即能够按自己的方式生活，达成自我实现。

2．需求与照护的关系

（1）基本需求与照护

生理需求及安全需求在心理学中叫作基本需求。患有某些障碍的老年人，处于无法满足排泄、吃饭等生理需求的状态。若老年人不能进行适当的服药管理、无法根据气温自行添减衣物或者老年人生活环境中存在有可能会导致老年人跌倒的台阶等时，就无法满足其安全需求。为让老年人安全放心，照护人员在进行日常排泄及吃饭照护时对老年人进行观察及沟通，这样提供自立支援的同时，满足了老年人的基本需求。通过满足基本需求，可激发老年人向社会需求递升的动机。

（2）次要需求与照护

社会需求、认可需求以及自我实现需求在心理学中叫作次要需求。满足社会需求及认可需求，可激发老年人向自我实现需求递升的动机。心理学中的次要需求与老年人各种各样的人格、生活经历、价值观密切相关。照护人员在每天照护中，与老年人逐渐形成一定的关系。这种关系若是对等的且是可信任的，则会满足老年人的次要需求。若是在机构里，帮助老年人建立与其他老年人的关系，也是照护人员应发挥的作用。老年人在生活中进行的自我决定，可让老年人感受到自己是生活的主体，能够满足自尊心的需求。此外，注意到"可用勺子吃饭了""可用轮椅顺利自行前进了"这些细微的变化，并传达给老年人，会有助于满足老年人第4层次的认可需求。尊重自主性及多样性价值观，可满足老年人第5层次的自我实现需求。照护人员满足老年人的次要需求，也可以说是为了使老年人过上有自己个性特点的生活而进行的自立支援。照护人员不仅是"进行照护的人"，而是要关心并努力理解老年人。而且，还应与老年人一起探索生活的目标，并建立支援关系，才是满足老年人次要需求的照护。

（四）提高意欲的支援

1．意欲与恶性循环

由于 ADL 降低而导致日常生活中需要照护的老年人，有时会丧失"欲望"等需求以及由这些需求所激发的意欲。一旦失去意欲，就会对生活丧失积极性及自主性，导致 ADL 进一步降低。这就导致卧床不起的恶性循环（连锁反应）。照护目标之一就是要将恶性循环变换为良性循环，过着有自己个性特点的、生气勃勃的生活。

2．真正的需求与意欲

老年人所说出来的需求是由于身体衰退而引起的失望，以及对家人及照护人员的顾虑而产生的，实际上还存在着本人都没意识到的潜在需求。通过不断与口口声声说着"什么都不想做"的老年人进行亲切地交流，可能会找到在其话语里隐藏着的真正的需求和积极性。

"无法按照想法走路，好痛苦"

"移动时需要养老照护"

"给别人添麻烦很苦恼"

"但是真的很想一个人去厕所"

对真正的需求提供支援可唤起老年人的积极性，使他们为满足需求而行动起来。

3．满足需求的体验与意欲

一个需求得到满足后，人就会获得自信及成就感，并激发面向新目标的意欲。这时，照护人员若能理解老年人的需求并与老年人共同分享那种需求被满足时的喜悦，还能让老年人感受到获得了他人的认可，从而满足了被认可的需求。另一方面，若老年人对照护人员过于依赖，或照护人员进行过度照护，这不仅会剥夺老年人的生活能力，也无法使其获得自信及成就感。照护人员要充分观察老年人的身体动作及病情，从而考虑如何进行可激发老年人意欲的支援。并非任何事情都要照护，也不是要满足老年人的所有要求，而是要为了让老年人实现自己的需求而进行支援。这点与老年人自身的喜悦与进一步的意欲密切相关。

4. 激发意欲的支援

（1）用可达成的目标激发意欲

若制定要花多年才可达成的目标，或就老年人身体能力而言无论怎样努力都无法达成的目标，则很难激发人的意欲。在努力到达目标的途中遇到了挫折时，若有什么手段能把失败的体验转换为有益的事情当然会好一些，但有时也会出现降低自我评价、产生自卑感的情况。为老年人制定生活目标时，要能推测出达成此目标的时期，要确定达成的这个目标对于老年人来说是非常开心的事，更重要的是选择可达成的目标，这样就能激发出老年人的生活热情。

（2）通过让老年人自己决定来激发意欲

若在生活中没有自我决定及自我选择的机会，老年人可能会失去自主性并陷入没精神的状态。相反，对自己决定的事情，可以自觉并积极地想办法去完成。如自己决定当天穿的衣服。"今天下午有访问康复训练呢""可能穿易于运动的衣服比较好哦"等，通过与照护人员谈话来选择衣服的老年人可能会关心自己当天的着衣打扮，当发现轻快的服装确实比较适合康复运动时，会对自己决定的事产生满足感与自信。另外，尊重老年人的意志也就是重视其价值和存在。对于自尊心的自我评价及自我价值降低了的老年人来说，能够从照护人员对自己的重视中提升自尊心，并对生活产生热情。

（3）从有事可做的生活中激发意欲

让老年人做叠衣物、擦餐具等一些生活中力所能及的事情并持续下去。若向其传达表示感谢及认可的言语，激发那些感到"全是别人给予的生活"的老年人的生活热情。可提升老年人自尊心。

（五）个性 / 个别护理

1. 以老年人为本的自立支援

老年人在各自漫长的人生中培养出了自己的个性及价值观。并且，在个性及价值观的指导下，老年人在个别的身体条件及环境中为完成自我实现和充实的生活而努力着。因此，照护人员按照个人的价值观及"对这种疾病及障碍这样做比较好吧"这种统一的判断来应对，便与以老年人为本的立场及个性化的养老照护原则背道而驰。对于老年人的个体性，如老年人度过怎样的人生、在生活中珍惜什么、接下来期望什么样的生活等，照护人员要接受老年人的这些个体性并对其提供支援。这是维护老年人尊严、尊重其个性的自立支援。另外，对老年人来说，在与照护人员的互动中感受到自己的个体性被包容，也是其存在及生活方式得到认可的一种形式。这些体验以及与照护人员间的互动可提高老年人的自尊心，并成为生活下去的力量。

2. 个别护理

照护人员对有不同需求的老年人提供相应支援。例如2名老年人的身体状况相同，但若心理层面及环境层面不同，生活上的问题就会不同。解决问题的方法及目标，也因老年人的价值观而异。照护人员要理解这些老年人生活的多样性及个体性，做到个别支援。

3. 照护人员的自我觉悟与个性的尊重

在家庭形态及雇佣形态多样化、信息化的社会中，可以预想将要面对的照护对象会拥有各种各样的生活方式和多样的价值观。照护人员自身也拥有各自的价值观，要以照护人员应有的姿态来面对老年人。不对这些多样的价值观进行评价，照原样接受它的存在对于个别护理而言是不可或缺的一部分。照护人员可能有时也会苦恼、会纠结。对此有效的方法是努力做到客观看待自己的"自我觉悟"。事先了解自己思考方式的倾向和价值观、优点和缺点，便可在和老年人建立关系时有意识地控制自己。要事先把握自己的种种倾向，如"容易感情用事""在体育队接受过严格训练，有时会对他人严厉一些""喜欢照顾人，有点爱管闲事儿""不擅长表达自己的想法，有点消极"等，便会避免以照护人员自身的价值观来评价老年人，也会主动控制给老年人及其家人带来不快的不当言行。另外，若照护人员将自己的价值观及生活方式视为"个性"并认可它，就有可能做到接受并尊重老年人的个性。

二、失能预防的理念

（一）失能预防的概念

失能预防指的是尽量防止或延迟老年人进入到需要日常照护的状态。此外，即使处于需要日常照护的状态，也要尽量防止、延缓其恶化，这也是失能预防的内容之一。在失能预防中，延续老年人与社会之间的关系、创造能够使老年人充满活力地度过每一天的社区非常重要。另外，在需要照护时，有一个在正常生活圈内附近就有可接受照护环境能让老年人尽可能地度过自立的日常生活。

（二）失能预防的目的

处于任何状态的老年人都要积极地寻求生活功能的维持与改善，以此来预防需要日常照护的状态的发生，并减轻其程度严重化。相对来说，失能预防能够延长积极主动地生活的时间，有助于老年人各自达成自我实现的需求和提高生活质量（QOL）。这种观点与自立支援一致。失能预防不止针对生活功能降低的老年人，而是把所有的老年人作为对象。

失能预防的宗旨与目的

- 对老年人提供支援以帮助老年人实现个人的人生意义与自我实现。
- 以提高 QOL 为目标。
- 改善身心功能并提高生活功能（活动等级）。
- 通过调整环境来提高其参与度（职责等级）。
- 不依赖于日常照护，能够身心健康地生活。

第二章

养老照护
中的沟通

第一节 概 述

一、养老照护中沟通的意义、目的和作用

就职于养老照护职位就需要为初次见面的老年人或者是近似于初次见面的老年人提供照护。作为老年人来讲，他们更衣、进餐、入浴、排泄等都要依赖他人。上门照护中，照护人员的烹饪、洗涤、清扫等日常生活援助跟老年人生活紧密相关。对于老年人而言，每天生活的"舒适"与"不适"都是由照护人员决定的。为了成为一名让老年人感到"舒适"的照护人员，从第一次见面开始沟通建立起来的相互关系非常关键。

（一）沟通的意义和目的

沟通是"倾听"和"传达"的相互作用。从相互作用的角度来看，照护中沟通的意义和目的如图2-1所述。照护人员通过沟通可以传达自己的作用、了解恰当的援助方法、理解老年人的想法等，以此来加深和老年人之间的关系。除此之外，也能够让老年人对未来抱有希望。

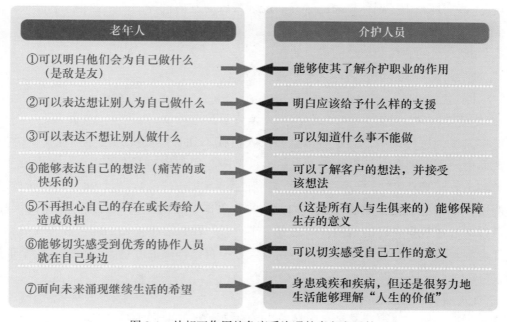

图 2-1 从相互作用的角度看沟通的意义和目的

（二）沟通的作用

1．从提供照护的场景来看沟通的作用

例如，居家护理的生活援助之一的烹饪场景。

"材料切成多大？"

"怎样调味呢？"

若是不询问老年人的生活习惯及其家庭规则的话，照护将无法实行。此外，通过这种简短的沟通积累可以促进老年人决定自己的生活方式，让他们"自立"。在进行身体照护时，沟通也是很关键的。翻身、起身、站立、移乘等所有行为都需要沟通来相互理解，进而让老年人感到"安全、放心、舒适"。

"身体状况怎样？"

"您想怎样起来呢？"

"有哪里疼吗？"

通过和老年人沟通来构建双方的信赖关系，老年人身体状况不适等信息也就能迅速地让照护人员知道。此外，如果照护人员对老年人予以关心的话，老年人有任何微小的变化都能被马上发现。

2．人与人相互沟通的作用

社会生活建立在人与人的联系当中。这种联系是通过沟通建立起来的。通过沟通，人可以确认"自己和其他人或社会保持着联系"。因为有沟通，才能够切实地感觉到"自己并不孤独"。特别是经历了退休、家庭独立、配偶或者朋友离世等之后，老年人和其他人之间的联系变少了，因此对于他们来讲，人与人之间的沟通作用非常关键。

3．分享自己的想法和情感的沟通的作用

"要是给其他人添麻烦的话，这辈子就完了"

"今后该怎么办呢"

"即使活着也只是受苦……还不如早点死掉算了"

老年人说的这些话中，有很多都是照护人员找不到答案或没办法予以回答的。但是，老年人通过向愿意倾听自己讲话的人表达出自己内心的苦楚和不安的心境，可以发泄自己的痛苦和不安。"说话"是自己将内心的情感转换为"语言"的行为。通过这一转换过程，让不明所以的情感演变成语言形式，如此一来也就减少了莫名的痛苦感和沉重的不安感，最后可以冷静地观察自己的情感。要是有"倾听者"愿意聆听他们的痛苦和不安的话，那会更加有利，因为这样能够让老年人感到有人分担自己郁闷的心情或者情感，会更能感到心情放松。

4．促进照护人员成长的沟通的作用

开始沟通之后，可以让照护人员感到和老年人相处的时间变得愉快、充实，并感觉到工作的价值。对老年人越关心，照护人员就会越变得"想提高照护专业技术"，并且通过沟通，照护人员会发现从中得到了成长和鼓舞。这并不是照护的人和被照护的人这种关系，而是相互提高、人与人之间的对等关系。照护人员应该能理解倾听老年人讲话的重要性和益处，并实际感受到倾听他人心声、接受他人心情令人尊敬。

二、贝斯提克七原则

（一）理解需要援助的老年人的立场

照护人员作为照护专业人员，有必要建立和老年人之间的援助关系。援助关系和与家人或朋友的关系不同，强调通过专业性的照护来实现老年人目标的关系。在这之中，最重要的是理解作为援助对象的老年人的立场。照护人员需要理解老年人接受援助时处于如下所述的立场，需要照护人员积极主动和老年人进行沟通。

（1）很多接受援助的老年人都是身心存在某种障碍的人。因此，在面对照护人员时，大部分人都不能很好地表达出自己的意愿或不满等。

（2）很多接受援助的老年人在面对照护人员时，都抱有"麻烦别人"的回避意识。因此，在面对照护人员时，他们只表现出正面的情感（感谢或者赞成等），而难于表现他们的负面情感（不满或者要求、批评等）。

照护人员在和老年人构建援助关系时要意识到这两点。

（二）形成援助关系的七个原则

"贝斯提克七原则"明确地提出了照护人员应该建立何种援助关系。50 多年前由美国学者贝斯提克（F.P. Biestek）提出，它建立在"所有人都有他们的价值和尊严"这一观点的基础上。直到现在，很多从事对人援助工作的人仍然继承着贝斯提克七原则（表 2-1）。

表 2-1　贝斯提克七原则

① "个别化" 　将老年人作为个体来看待	每位老年人各不相同，所以援助者需要将每位老年人当作是"不同于其他任何人的你"来对待
② "有目的的情感流露" 　对老年人的情感表现予以关注	老年人容易陷入不愿倾诉苦恼和痛苦等情感中，所以要求援助者为推动该情感自然地表现出来而努力
③ "受控制的情绪干预" 　援助者会意识到并体会自己的情感	援助者不仅需要在头脑中了解老年人的心情，还需要通过情感反映出来，这时老年人才会有"有人懂自己了"的感觉
④ "接纳"　接受	老年人抱有的不安情绪和愤怒情绪、对自身予以否定的情感以及其他各种各样的想法等，面对这种情况，援助者需要积极地接受他们的情感

续表

⑤ "非评判性态度" 　　不要单方面地对老年人加以指责	因为老年人知道援助者不会责备他们，才会将他们的真实想法说出来。这是构建对等援助关系的第一步
⑥ "老年人自己决定" 　　需要对老年人自己决定予以鼓励和尊重	自己决定是所有人的基本权利。为了能让老年人自己做决定，援助者有必要有效地提供选择信息
⑦ "保密" 　　保守秘密以增进信任感	援助者较多地接触到老年人的个人信息，所以需要保密，这点有必要引起注意。信赖关系也就是建立在保密的基础上

※ 上表中将"委托人"换成了"老年人"。

出处：F.P. Biestek 著，尾崎新等译：个案工作原则（新译改订版）

—援助关系形成的技巧，诚信书房，2006 年，参考制作

三、倾听和共鸣性应答

（一）倾听与"闻"和"听"的区别

据说，沟通一词在拉丁语中的词源是"共享"。共享是指两人以上共同拥有某种东西。也就是说，为了建立人与人之间的沟通，需要完全接受传达的信息，这点很重要。其中，最重要的则是"听"对方讲话。沟通的第一步是仔细听对方讲话、感受对方的表情和态度。相反，没有听对方讲话，双方各自说着各自想说的话，这样无法构成沟通。"闻"和"听"都有"倾听"的意思。"听"较"闻"而言，更常用于聚精会神地听的场合（图 2-2）。

倾听是指"用自己的内心来听对方的心声"。通过倾听，可以实现老年人与照护人员心与心之间的沟通。

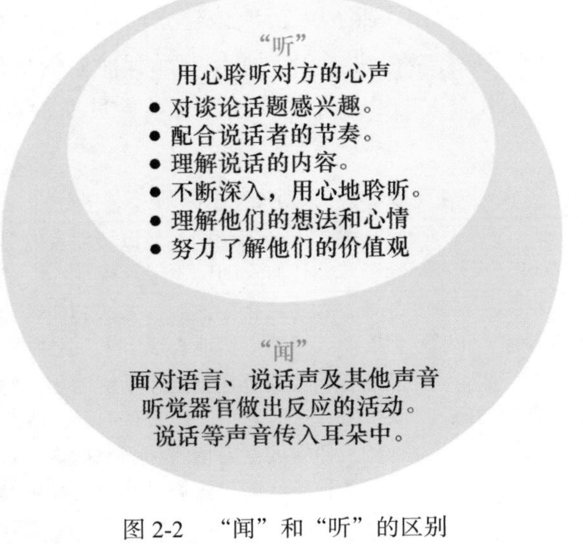

"听"
用心聆听对方的心声
● 对谈论话题感兴趣。
● 配合说话者的节奏。
● 理解说话的内容。
● 不断深入，用心地聆听。
● 理解他们的想法和心情
● 努力了解他们的价值观

"闻"
面对语言、说话声及其他声音
听觉器官做出反应的活动。
说话等声音传入耳朵中。

图 2-2 "闻"和"听"的区别

出处：新村出（编）：广辞苑第 6 版，岩波书店，2008 年，参考制作

（二）共鸣性应答

"眼前的这个人在倾听自己的'想法'"

当出现这种感觉时，就表明老年人切实感受到和照护人员之间的"联系"。共鸣是指对他人的意见、行动表示赞同。那么，怎么做才能让老年人感觉到照护人员"正在倾听自己的想法呢"。这就需要做出共鸣性应答。共鸣性应答的具体例子有"点头"和"附和"，后面会讲述。对老年人的想法和价值观从心底表示赞同、附和，老年人就能从这种附和声中切实感受到自己的想法已经传达给了倾听者。但是共鸣性应答并不是这么容易的事情。大多数被照护者都是老年人。老年人和照护人员所经历的时代不同。在文化、见解和思考方式方面都存在着不同。为了对对方的话题感兴趣以及理解对方的话，有必要建立接纳对方的话，并产生共鸣的照护援助关系。

共鸣和同情的区别。"同情"是共鸣的近义词，但是二者却有着本质上的区别。同情是怜惜或者关怀，是对对方的悲伤或者痛苦等"负面"情感予以回应的行为，而共鸣则是体会对方的喜悦或者快乐等"正面"情感。"共鸣性的理解"则是用老年人一样的角度思考、感受，然后再将这种想法原原本本地吸纳和接受，以此来构建和老年人之间的信赖关系，从而提供更高质量的援助。照护人员在理解这些的基础上和老年人沟通交流很重要。

第二节　沟通的技巧

一、语言性沟通和非语言性沟通

沟通中，通过语言或文字沟通的方式叫作语言性沟通（verbal communication）。通过肢体动作、表情、声音等非语言性方法沟通的方式称为非语言性沟通（non-verbal communication）。在人与人的沟通中，人们会使用语言性沟通和非语言性沟通这两种方式，二者具有一体的、相辅相成的关系。照护中的沟通也是一样，二者作为一个整体来看待，语言性的信息和非语言性的信息相辅相成、配合使用，以传达双方的想法和情感，这点尤为重要。

（一）语言性沟通的特征

1. 沟通的基本方法

语言在人类不断进化过程中得到发展。因此，也就能够有逻辑性地传达自己的想法和情感。人与其他动物不同，人是理性动物，因为人能够驾驭和使用语言。语言性沟通是人与人之间相互传达想法和情感的主要方法。除了对话之外，语言性沟通还可以包括文字、书信、电话、电子邮件等方式，是社会生活中不可缺少的部分。

2．详细的、具有逻辑性的信息传达

照护基本上通过语言性沟通来传达彼此的想法、情感。老年人想要表达他们当前的情感时，大多是通过语言进行表达，如老年人为了表达"现在自己感到很开心"等情况时，会运用语言来表达出具体的情感种类或者其情感的程度。另一方面，面对老年人通过语言表达的内容，照护人员能够通过语言性沟通的方式将自己的理解传达给老年人。

（二）非语言性沟通的特征

1．非语言性方式的辅助性活用

非语言性沟通包括：表情、态度、举止、手势、语调、发型、服装、化妆，身体性接触（skinship）等。照护人员掌握老年人身心状态时，不仅要观察他们的语言，还要着眼于他们的非语言性信息，这点很重要。照护中老年人的非语言性表现中包含很多信息，如"因为昨晚睡得好，所以体力得到恢复"等，老年人就有关自己的身体状况展开谈论时，照护人员需要根据他们说话时的表情、腔调等非语言性沟通来了解信息，这很重要。将这种非语言沟通信息和语言性沟通信息结合，综合性地了解老年人的身心状态。发现有什么担忧的情况时，需要进一步地和老年人沟通，以此来确认老年人的真实状况。

2．表情

表情肌在人类进化过程中不断得到发展。表情肌制造出丰富的面部表情，通过眼睛、鼻子、嘴唇、脸颊、额头、眉毛等细微而复杂的活动，来表现高兴、愤怒、哀伤、快乐、震惊、恐惧、喜欢、厌恶等情感。这种细微的、丰富的面部表情是人特有的，它和通过语言沟通获得的信息一样，也是谋求人与人之间沟通的重要信息。有句话"眉目传情"就是说表情比语言更易透露一个人的感情。照护时需要观察老年人的表情，这点很重要。

3．态度、举止和手势

人们在传达信息的时候，除了使用语言和表情外，还会无意识的从态度中流露出来。专心地倾听对方说话时，会无意识地将身体朝向说话方，与之相反，抱有抗拒情绪则会将视线或脸朝向其他方向。此外，极力地想要传达某些内容时，会大幅度地使用肢体语言。如果发现老年人日常生活活动变得缓慢，或感到他们在接受照护时采取抗拒的态度，表明老年人可能存在着某些不安或不满。即使老年人没说，仍然有可能存在身体不适或疲劳的情况。因此，不要忽视照护需要，这点很重要。

4．语调

声音的高低和强弱、语速以及说话时的停顿方法等，无论哪一种都包含有语言性沟通的情感信息。它可以作为老年人语言性传达信息的补充，照护人员需要注意。

5. 发型、服装和化妆

通过发型、服装和化妆等仪容仪表也能够给人以"愉快""不快"的印象。作为一名照护人员，仪容仪表是和老年人相处时的关键因素，所以在这方面需要给予足够的重视。

6. 身体性接触

身体照护中，伴随有很多身体性接触，这种照护本身就是一种通过皮肤感觉来实现的非语言性沟通。因为身体性接触会让维持个人空间变得困难，影响老年人的感觉。照护中要向老年人说明这种接触是需要，并根据需要征得老年人的同意，这点很重要。

二、照护中的沟通技巧

照护人员需要不断努力地提高自己的沟通能力，谋求和老年人相互理解，建立更加和谐的人际关系。构建和老年人及其老年人家属的信赖关系，有利于发现老年人的需要，并提供恰当照护。为此，学习沟通的技巧必不可少。

（一）说话方式和询问方式

1. 讲礼貌、微笑面对

沟通的第一阶段是营造和老年人容易沟通的环境。人们常说"人的第一印象往往靠不住"，人与人之间需要在不断的接触、沟通中才能发现对方的优点，但照护中，包括了整洁的仪容仪表的第一印象却很重要。照护人员需要在站姿和行礼方面加以注意，需要将身背挺直，彬彬有礼地问候老年人。问候是相互认识、沟通的起点。此外，面带微笑也很重要，对老年人持有敬意，让他们感到自己是被人接受的，照护人员需要保持这种姿态。

2. 说话方式的原则

说话方式的原则是要将自己的声音传送到对方的耳朵。如果句末含糊，或者声音不明快、不清晰，就不能传达"想要说的话"，也容易产生误会。声音的大小，以及说话距离的远近会影响传达的话语。在照护的沟通中，哪怕稍微留意下想要表达的内容能否清楚地传达给老年人的话，老年人的反应也会发生改变。

3. 询问方式

在和老年人建立关系时，询问方式是一种重要的沟通技巧。和老年人的沟通中，要求照护人员能够明确的引导出包含老年人的诉求或需要的想法。照护中询问老年人的诉求和需要、身处情况等的方法（提问的技巧）包括以下几种。此处将介绍有关封闭式提问（closed question）和开放式提问（open question）的相关内容。

（1）封闭式提问

这种提问方式包括回答"是"或"不是"以及带有选择项的提问，这样一来提前将答案的范围缩小。想要将老年人从简单回答阶段引向建立信赖关系阶段时，或者想要具体、明确地了解对方的意向和状况时，可以使用诸如："昨晚睡得好吗？""现在吃饭吗？"等问题来进行询问。因为回答的范围已经有所限制，所以比那种需要费力思考的提问方法更容易回答。但是，若想让老年人能够自由地回答问题，顺着自己的思路深入问题时，这种"封闭式提问"便受到了限制。

（2）开放式提问

类似于"想吃什么呀？"这样一种询问方法。它不会像封闭式提问那样事先就将答案限定在某个范围内，而是让回答者对回答内容自由地思考、展开，从而传达自己的意向。照护时这种提问方法可以说是促进老年人的自主性和自立性，挖掘出更多信息的方法。习惯这种方式之后，则可以根据老年人的障碍状况或者信赖关系的阶段等来组合两种提问的方法，从而使意向和需求明确化，不断展开话题，以便相互进行更深层次的沟通。

（二）以倾听态度为基础的技巧

为了不断推进照护中的沟通，更加容易地让老年人表达出他们的想法和情感，照护人员需要掌握其中的技巧。在听对方讲话时，除了注意"说话方式和询问方式"外，还需要了解在倾听态度的基础上采取"点头""附和""鼓励""重复""变换说法"等技巧，这都很有效果。

1. 点头、附和和鼓励

倾听的基本要求是配合对方说话的内容，做出"点头"动作或者是附和性地说"是吗""确实是这样啊"之类的反应。此外，类似的还有"是这样啊。那后来呢？""我还真没注意到。能够更加详细地告诉我吗？"诸如此类的附和语，表示认真接受老年人说的话，对话题的展开表现出足够兴趣的"鼓励"用语也很有效果。这样一来，能够让老年人切实感受到"这个人是在认真听自己讲话"或者"对方能够接纳自己"，从而便于老年人更容易地说出自己想说的话。此外，通过这种方法还容易得到对方的信赖，让老年人觉得"下次还想和这个人聊天""让他听完自己讲话后感到很开心"。

2. 重复、变换说法

在和老年人的沟通中，通过倾听，可以让照护人员了解谈话内容的关键，以及把握老年人真正想要表达的内容等。当了解了这些时，照护人员为了确认自己的理解，可以重复老年人之前说过的话，试着对他们询问。这就是所谓的"重复"技巧。此外，这种方法并不是鹦鹉学舌般的重复，而是通过汲取话中含义，用不同的话语换一种说法的方法，即"变换说法"。通过使用"重复""变换说法"技巧之后，会让老年人感到"对方是在认真听自己讲话，而且为了更好地理解讲话的内容，还试图向自己确认"，因此沟通交流也得以加深。

第三章
照护人员的安全

第一节　照护人员的身心健康管理

一、照护人员的健康管理

（一）照护人员的工作和健康

照护工作是为身心功能低下和有残疾的人士提供生活支持的工作，这样的工作虽会获得价值感及充实感，但另一方面也会给身心造成负担。入浴护理及排泄护理、床和轮椅间的移乘护理、移动护理等有身体接触的护理，不仅会给肉体带来负担，为对方着想以及避免发生事故的周到考虑等也会给精神上带来负担。另外，照护是团队工作，职场环境及人际关系若不协调好也会引起精神负担，如在福利机构的话，会因上夜班等工作形态而造成肉体上的负担。正因如此，照护人员在工作的同时也要充分留意自己的身心健康，这一点不可或缺。

（二）照护人员的健康与养老照护质量

照护人员的身心健康对养老照护的质量有很大影响。身心若处于健康状态，即可保持心情开朗、体力充沛，并能轻松自如地实施照护，因此老年人也可以安心接受照护。当然照护人员自身也可感到工作的价值，生活过得充实。但是，身心若处于不健康状态，就会时不时感到焦躁、烦恼情绪充斥大脑造成注意力不集中，可能会引发事故。另外，若存在腰痛及疲劳堆积等体力上的问题，不仅照护会变得非常辛苦，而且也无法感到工作的价值。照护人员若处于这种状态，老年人则无法安心接受照护。因此，为了照护人员提供照护时以及老年人接受照护时都能够保持良好的心情，照护人员保持良好的健康状态是不可或缺的。

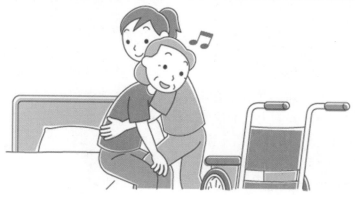

二、压力管理

若是由于压力的原因损害了照护人员的健康，毫无疑问会影响日常照护的质量，也会给照护人员自身的生活及人生带来重大的影响。因此，为了让照护人员给老年人提供更好的养老照护、精神饱满地工作，针对压力采取相应措施的压力管理就显得尤为重要。

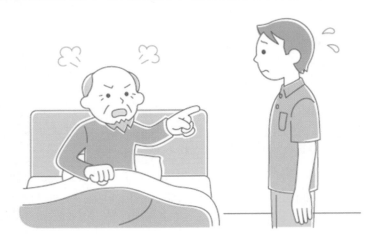

（一）职场的压力管理

职场的压力管理是指采取措施以消除造成照护人员压力的因素。可以通过改善薪资待遇、采取可安心实施紧急应对的体制、关注职员的健康管理、下功夫创造便于照护人员休息放松的工作环境，对职员的工作状况进行正确评价等举措来进行压力管理。另外，为职员创造一个可以诉说压力烦恼的环境也非常必要。虽然与职员进行交流时往往只是谈论与老年人有关的话题，但创造一个职员可倾诉自身情况的环境有利于工作的顺利开展，这点也非常重要。

（二）照护人员自身的压力管理

职场应该针对压力问题采取各种对策，但照护人员自身努力提高处理压力的能力也很重要，例如"消除压力""提高抗压能力"等。身心耗竭综合征是指照护人员易患的心理疾病之一。一般认为一丝不苟、性格专一的人容易出现这种症状。由于对照护太过投入，会出现力量突然全部耗尽、没有力气的情况，对自己的生活也会产生影响。为避免这种情况发生，压力管理不可或缺。以下介绍几种压力管理的具体方法。

1. 保持健康的生活习惯（吃饭、休息、睡眠、运动）

身体健康也会直接影响到心理健康，因此首先应保证身体健康。

2．要认识到自己的压力状况

如果知道"自己容易对什么感到压力""自己现在是否在承受压力"，就可采取相应措施。

3．找到适合自己的放松方法

找到在午休等短时间内也可让自己心境平和的放松方法，并在工作前或休息时间等加以应用。

4．把握转换心情的机会

休息日等不需工作的时候，找到可忘记工作、轻松转换心情的事情，在此期间尽情享受。

5．找到可以向其诉说自己情绪的人

感到压力时，会有"想努力，但是很累"这样纠结的情绪。找到能向其坦白诉说自己情绪的人，并且不完全为这种情绪所左右，进行交谈。

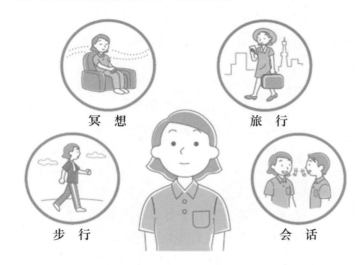

冥　想　　　　　旅　行

步　行　　　　　会　话

三、腰痛预防相关知识

（一）照护和腰痛的相互关系

照护人员易患的身体上的问题多为腰痛。照护工作中，由于老年人移乘、改变体位、挂杖步行或坐轮椅时进行移动护理等，重复进行这种带来身体负担照护会引起疲劳堆积。由于老年人的体格、照护场所的物理环境、进行照护的内容等，无论怎样都会使腰部负担增加，这样的情况不断积累，很容易引发腰痛。

一旦有了腰痛，不仅无法再进行必要的照护，对自己自身的日常生活也会产生影响。严重时，甚至有可能无法再继续照护工作，所以运用预防腰痛的相关知识，避免发生腰痛非常重要。

（二）应用人体力学预防腰痛

首先，塑造不易引发腰痛的强健体魄很重要。平时要有意识地保持良好的姿势，锻炼能减轻腰部负担的胸大肌、背肌、腹肌、股四头肌等。另外，根据人体力学来使用身体不易引发腰痛。提举重物时，要屈膝放低腰部以降低重心，通过膝盖的屈伸保持身体垂直进行提举。弯腰并用臂力提举重物时，会使不上劲，给腰部造成巨大负担。

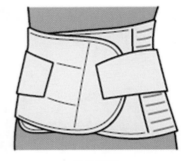

（三）使用工具预防腰痛

学习利用身体力学来预防腰痛非常重要。但是也存在由于环境原因无法使用身体力学的情况，因此单靠改进身体的使用方法并不能完全预防腰痛。因此作为有效的对策，使用预防腰痛的工具能够更好提高安全性。

1. 紧身腰带

即使在易引发腰痛的前倾姿势中，也可通过牢牢固定腰椎与骨盆减轻腰部负担。但是，若只依靠紧身腰带，有时会造成腹肌、背肌、腰周边肌肉的力量下降，因此推荐只在必要时适当穿着。

2. 移动护理用具

从床上向轮椅移乘老年人时，站起来移乘反而变得困难的时候可以使用滑板。这种状态下若硬要以站姿进行移乘的话就会加重腰部负担，发现老年人本人的支撑力量下降、护理量增加时，出于安全可以考虑使用。另外，即便是长期卧床、体格较大的老年人，使用活动座椅的话无需使用太大力气就能移动老年人身体，非常方便。

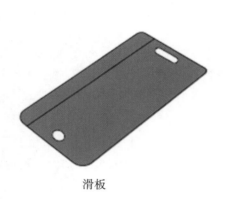

滑板

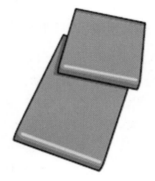

活动座椅

3．电动床

在为卧床不起的老年人换尿布等护理中，可将床调整到符合照护人员身高且易于护理的高度。另外，在体格较大的老年人起身时，也可将上半身抬高到易于护理的高度，利用好电动床的功能，创造一个可减轻腰部负担的环境。

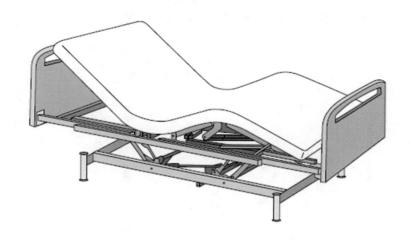

第二节 人体力学的活用

一、了解重心、重力的移动

（一）重心、重力的知识

物体通过地球的重力作用向下被拉扯。重心是该重力的作用点，是重力的集中之地。重心与质量（也称作重量）的中心保持一致。

重心的位置决定稳定。当拿着提包的时候，如果将重的东西偏向一边放置的话，不仅会很难提而且还容易疲倦。这就是重心偏移到重的一边而引起的现象。如果以提箱中的重物为中心去提箱子，重心就会移向中央位置，也就易于提拿。重心高度不同也会改变稳定性，重心较高时，会出现不稳定状态。例如，如果和大人全身的平衡相比较，刚开始走路的小孩因为头部较大使得重心位置偏高，所以也就容易绊倒。与之相反，如果重心处于较低的地方，则会比较稳定。

（二）重心、重力的活用

1. 重力和支撑力的关系

重力是向下运动的，要想阻止该重力作用则需要提供"从下支撑的力量"使得它往上运动。当保持平衡状态时，从下支撑的力量几乎和重力处于同一位置。但是，物体倾斜而失去平衡时，重力和从下支撑力量的位置就会出现偏差（图3-1）。

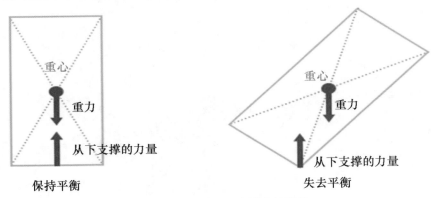

图 3-1 重力和从下支撑力的关系

2. 支撑基底面和压力中心点

支撑物体重量的一面是支持基底面。从重心往下使垂线笔直拉下垂，与支撑基底面接触的点称为压力中心点。支撑基底面较宽、重心位置较低的情况下会很容易在支撑基底面上形成压力重心点，而且还比较稳定（图3-2）。

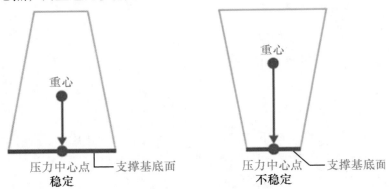

图 3-2 重心的高度、支撑基底面的宽度和稳定性

3. 重心、重力的活用

虽然存在着个体差异，但是人站立时重心都是大约位于身高的55%高度（肚脐的下方附近）的位置上。通过打开双腿放低腰的位置可以让支撑基底面变宽重心下移，姿势也更稳定（图3-3）。

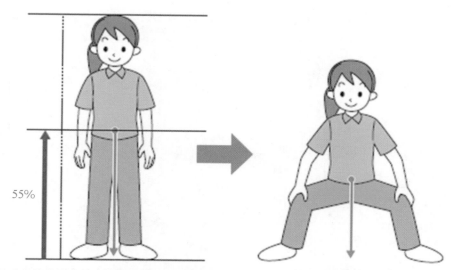

重心的位置大约在身高的55%高度的地方　　　　打开双腿、弯腰使得姿势稳定

图 3-3　重心的位置和姿势的稳定

　　重心的上下移动。重心的上下移动是失去平衡的重要原因。另外，重心从下往上移动时，仅逆重力这点就需要体力。如坐在榻榻米上这种生活方式，起身站立时等，重心会出现大幅度的上下移动，所以对于老年人和照护人员双方来讲，这可以说是让身体负担变大，以及失去平衡致使倾倒等伴随着危险的生活方式。照护人员需要尽可能尊重老年人对于生活方式的想法和期望等，但还需要了解伴随重心上下移动的这种生活方式和进行护理时会出现的身体上的负担以及危险性，所以有必要建议最小限度所需的生活环境以及进行照护方法的制定。

二、人体力学的原理

　　所谓的人体力学，是指从力学的角度来阐述人的骨、关节和肌肉等的特性，通过它们之间的相互关系，来实现更有效率地运动和姿势。根据人体力学的活用，可以减轻伴随照护动作给用户带来的负担，从而实现安全舒适的移动，也可以给照护人员带来预防腰痛等方面的好处。

三、照护动作中人体力学的活用

1. 拓宽支撑基底面
打开双脚，拓宽支持身体的面积（图 3-4）。身体前后移动时将双腿前后大幅度叉开，身体左右移动时将双腿左右大幅度叉开。通过这样的动作来拓宽支撑基底面，从而进行稳定的照护动作。

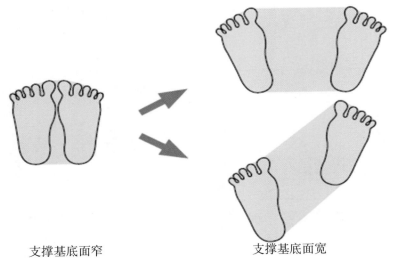

支撑基底面窄　　　　　　　　　　　　支撑基底面宽

图 3-4　叉开双腿，拓宽支撑基底面

2．蜷缩身体

让老年人的手和脚交叉起来，缩小接触面积（图 3-5）。通过这样的方式，减少移动时的摩擦，还能减轻移动时的负担。

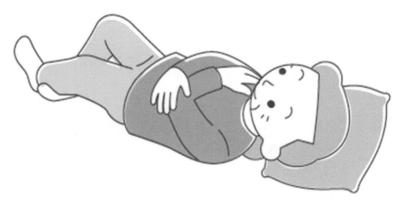

图 3-5　将老年人的身体蜷缩起来

3．靠近老年人

在抬起老年人上半身时，要尽可能地靠近老年人（图 3-6）。两者的重心越接近越能够减少移动时所需的力量。此外，不要用手和前臂，而用靠近肩部的上臂进行支撑的话，动作会更加稳定。

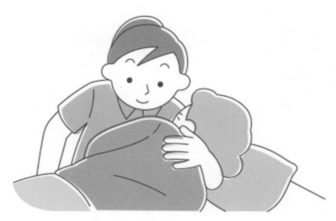

图 3-6　尽可能地靠近老年人进行支撑

4．降低重心

通过弯曲膝盖放下重心来稳定骨盆（图 3-7）。活用膝盖的屈伸性，保持身体直立状态将重物提起的话，就能进行更稳定的照护。

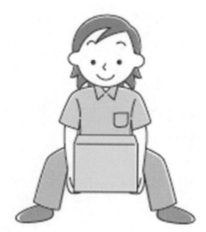

图 3-7　降低重心

5．使用大肌群

不使用手和前臂等这些小肌群，而是使用胸大肌、背阔肌、股四头肌等大肌肉群的话会发挥出更大的力量。

6．水平移动

保持老年人的重心进行水平移动。通过这样的方式可以不受重力影响来达到移动的目的。

7．拉至跟前

与其推老年人还不如拉老年人，这样可以让照护人员的体重更多地叠加进来，使得照护工作更加轻松（图 3-8）。

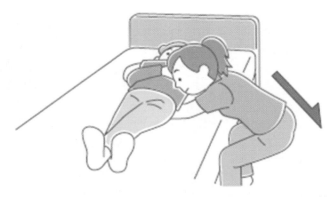

图 3-8　降低重心，使用大肌群，以水平移动的方式拉至跟前

8. 利用杠杆原理和力量旋转

指利用将小力量转变成大力量的"力量旋转"和"杠杆原理"（图 3-9、图 3-10）。利用杠杆原理，力量回旋可以使较小的力量转变成较大的力量，可以使用更小的力量轻松地移动。

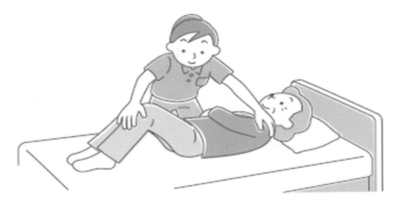

图 3-9　让老年人竖起膝盖

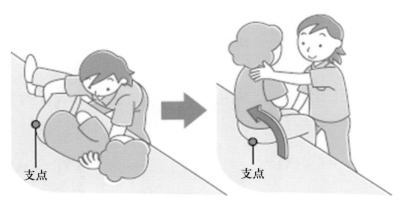

图 3-10　让膝盖倒向跟前转换成侧卧位后，就可以轻松地旋转老年人
的身体并能够直立起来

第四章

老年人
生活照护

第一节　老年人日常生活照护的目标与要点

国际老龄联合会在 2002 年提出全球养老新理念：养老的理念已从满足物质需求向满足精神需求方面发展；养老照护的原则已从经验养生向科学养生发展；养老的目标已不仅是长寿，健康才是现代养老的目标；养老的意义已实现从安身立命之本向情感心理依托转变。

照护人员要运用现代照护理念，以老年人为中心，以维持老年人独立生活、促进康复和最大限度减少致残为目标，在不同条件下利用科学照护技术对老年人实施照护活动，指导老年人维持独立生活能力、提高其生活质量。

一、老年人日常生活照护的目标

照护人员要从生理、心理和社会全方位为老年人服务，开展健康教育，提高老年人自我保护意识，预防并发症的发生，防止伤残；同时善于运用老年人自身资源，采取不同的措施，增强老年人的自我照顾能力，以避免过分地依赖他人照护，提高生活质量。

二、老年人日常生活照护的前期准备

（一）照护人员准备

老年人照护是一件长期的辛苦事，繁重的照护工作容易让照护人员出现精神、体力的压力。为了让照护工作顺利开展，照护人员需做好如下准备：

关注项目	关注重点
老年人状态	照护前了解老年人日常生活能力，精神状况
自身能力	了解自身照护能力，优势及劣势，量力而行
心理调适	定时进行心理疏导，放松心情

（二）照护环境准备

1. 光线充足

确保室内光线充足，有足够的照明，但避免太刺眼、反光，室内整体亮度一致，避免差距太大。室内配有夜灯，方便夜晚使用。

2. 温度与湿度适宜

最适宜老年人的室内温、湿度：

（1）冬天温度为 18 ~ 22℃。

（2）夏天温度为 28 ~ 30℃。

（3）湿度为 50% ~ 60%。

夏季温度过高可用电扇、空调降温，但不可将电扇或空调对着老年人直吹，以免着凉。湿度较低时可用加湿器，或在角落放置水盆增加湿度。

3. 保持通风换气

经常通风换气，保持室内空气新鲜。勿在室内摆放有浓烈香味的鲜花或喷洒空气清新剂。

4. 选择舒适的床铺（图 4-1）

根据被照护老年人的身体状态选择合适床铺（普通床铺、护理床等）。床铺尽量安排靠墙，与墙壁留出一定空隙，以免灰尘和食物碎屑在床缝堆积不易清扫。床铺高度以等高或略高于被照护老年人的膝盖 1 ~ 2cm 为宜，床宽 1.2 ~ 1.5m 为宜。

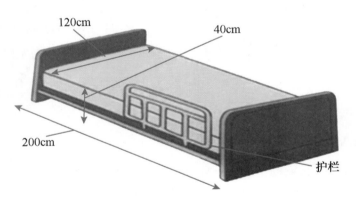

图 4-1 老年人床的适配

5. 床边设有床头柜和置物柜

为照护时方便取用，床头柜最顶层放置老年人常用药物及急救药物，日常护理用品和老年人衣物分类放置在置物柜内。

6. 减少障碍物，加装扶手和防滑垫

老年人由于视力下降、肌力下降或原发病的限制，活动能力受限且容易跌倒。照护人员应尽可能减少老年人活动区域的障碍，去除地面堆积物和障碍物，消除门槛高度差和不

平整处（图 4-2）。

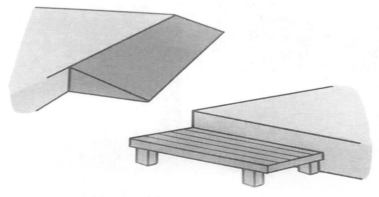

图 4-2　消除门槛高度差

在易滑倒的地方安置防跌倒装置（图 4-3），如在便池、浴室、床边、座椅、楼梯等区域安装扶手、铺设防滑地垫或地毯，且扶手颜色应明显，与墙壁呈鲜明对比。

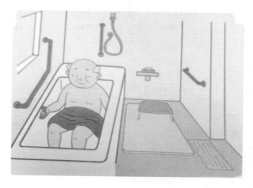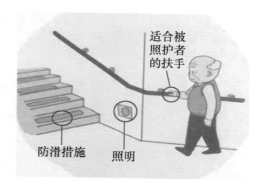

图 4-3　防跌倒装置

（三）照护用品准备

当生命步入老年，身体的各项功能也逐渐退化，体力、听力、视力、协调性、反应速度变差，如患上疾病后情况则会更糟糕，所以在照护前，为老年人选择方便其日常生活的各种用品也尤为重要。

老年人的照护用品主要分为餐具类、如厕盥洗类、行动移位类等。

1. 餐具类

（1）床上餐桌（图 4-4）：适用于卧床的老年人在床上进餐，可根据床的高度进行调节。

（2）夹式筷子（图 4-5）：方便手指握力减弱或无法使用一般筷子的老年人夹取食物，减少手部控制的要求。

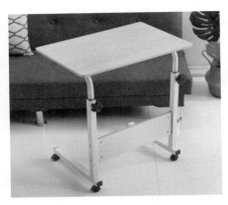

图 4-4 床上餐桌

老人自助进食筷子
（可抓握，省力，可靠）

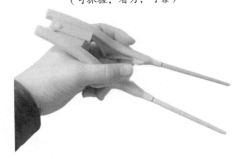

图 4-5 夹式筷子

（3）可弯可调整的汤勺、叉子（图 4-6）：用汤勺或叉子替代筷子便于老年人进食；带有可调式的绑带，可固定于老年人手中，不易掉落餐具；餐具本身的弯折角度，让关节炎或精细功能不佳者能方便用餐具自行用餐。

防抖绑绳弯头叉子
（可根据左右手进行折弯）

防抖绑绳弯头勺子
（可根据左右手进行折弯）

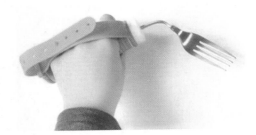 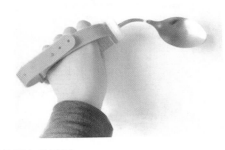

图 4-6 可弯可调整的汤勺和叉子

（4）带吸盘的碗（图 4-7）、盘：底座设有吸盘，可将碗、盘牢牢吸在桌面上，不会因老年人的震颤而跌落。

（5）握把加粗防烫的杯子：不会将内部液体温度传导至老年人手中，加粗加大的握把有助于更好掌握杯身，供温度敏感度较低的老年人使用。

2. 如厕、盥洗类

（1）尿壶：让卧床、无法到厕所如厕的老年人方便排尿，材质宜透明，带有刻度为佳，方便观察尿液情况。

（2）移动坐便椅：年长者排便宜取坐位。为了方便

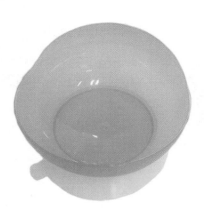

图 4-7 带吸盘的碗

长期卧床，且到厕所如厕困难的老年人在床边进行排便。

（3）沐浴椅（图4-8）：便于不能站立或久站的老年人进行淋浴。椅面止滑，有空洞让多余的水排出，座椅底部有橡胶防滑垫，增加坐时稳定。

3．行动、移动类

（1）助行器：通过器械的支撑，帮助腿脚不方便的老年人行走。

（2）拐杖：帮助腿脚不利索或身体平衡能力下降的老年人外出行走。

（3）轮椅：下肢行动不便或丧失功能的老年人重要代步工具。根据经济状况和意识状态可选用手动式和电动式（图4-9）。

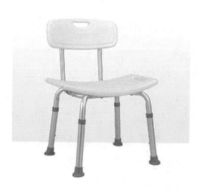

图4-8 沐浴椅

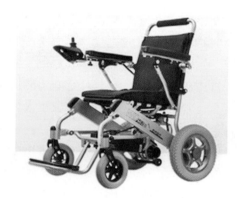

图4-9 电动式轮椅

三、老年人日常生活照护的注意事项

（一）鼓励老年人充分发挥其自理能力

照护人员要树立健康的照护理念，明确包揽一切的做法有害无益。既要满足老年人的生理需要，还要充分调动其自身的主动性，最大限度地发挥其残存功能，尽可能使其基本的日常生活能够自理，同时提供一些针对性的心理照护。尽量让其作为一个独立自主的个体参与家庭和社会生活，满足其精神需要。

（二）注意保护老年人的安全

1．针对相关心理状态进行护理 一般有两种心理状态可能会危及老年人的安全，一是不服老，二是不愿麻烦他人，尤其是个人生活上的小事，愿意自己动手。如：有的老年人明知不能独自如厕，但却不要别人帮助，结果难以走回自己的房间甚至发生跌倒；有的老年人想自己倒水，但提起暖瓶后，就没有力量控制好暖瓶而导致烫伤等。对此要多做健康指导，使老年人了解自身的健康状况和能力，对于有可能出现的危险因素多加提醒注意。照护人员应熟悉老年人的生活规律和习惯，及时给予指导和帮助满足其生活所需，并特别要注意给予足够的尊重以尽量减少其因需要他人照顾而带来的无用感、无助感。

2．其他防护措施　老化的生理改变、疾病带来的生活能力下降以及其生活环境所造成的不安全因素，可严重威胁老年人的健康，甚至生命。老年人常见的安全问题有：跌倒（详见本书第九章）、噎食（详见本书第十章）、用药安全问题（详见本书第五章）以及坠床、交叉感染、用电安全问题等，照护人员应意识到防范重要性，采取有效措施，保证老年人的安全。

（1）防坠床：经评估有坠床危险的老年人入睡期间应有专人守护或定时巡视。睡眠中翻身幅度较大或身材高大的老年人，应在床旁有相应护档；如果发现老年人睡近床边缘时，要及时护挡，必要时把老年人移向床中央，以防坠床摔伤；意识障碍的老年人应加床档。

（2）防止交叉感染：老年人免疫功能低下，对疾病的抵抗力弱，应注意预防感染。不宜过多会客，必要时可谢绝会客。老年人之间尽量避免互相走访，尤其有发热、咳嗽等感染症状的老年人更不应串门。

（3）注意用电安全：向老年人宣传用电安全知识，强调不要在电热器具旁放置易燃物品；及时检修、淘汰陈旧的电器；经常维护供电线路和安装漏电保护装置；在不使用和离开时应关闭电源和熄灭火源。对记忆力明显减退的老年人，应尽量选择带有明显温度标志、控温功能或过热／超时断电保护或鸣叫提醒功能的电器，可减少因遗忘引发意外。

（三）尊重老年人的个性和隐私

1．尊重老年人的个性

生活中的每一个个体由于有着自己独特的社会经历和生活史，思维方式和价值观也不尽相同。人们常能从自己的个性中发现自我价值。尤其是老年人有丰富的社会经验，为社会贡献了毕生精力，为家庭做了很大贡献，从生活经历而来的自我意识很强烈，如果受到侵害，其尊严将被损伤。对老年人个性的关怀，首先是尊重其本性，关怀其人格和尊严。

2．尊重老年人的隐私

日常生活中部分生活行为需要在私人空间中开展，如排泄、沐浴等。为保证老年人的隐私和舒适的生活，有必要为其提供适当的独立空间。但在现实生活中，由于老年人的身体状况、生活方式、价值观、经济情况等有个体差异，很难对此作出统一的规定。理想状况下老年人最好能有其单独的房间，且要与家人的卧室、厕所相连，以方便联系；窗帘最好为两层，薄的纱层既可透光，又可遮挡屋内情况，而厚的则可遮住阳光以利于睡眠。家庭或老年照护机构，可因地制宜地采取一些措施以保护老年人的隐私，如在多人房间时应用拉帘或屏风进行遮蔽。

第二节　老年人的饮食照护

饮食与营养是维持生命的基本生理需求，是维持、恢复、促进健康的基本手段。在相对单调的老年生活中，饮食的制作和摄入对老年人来说还可以带来精神的满足与享受。因此老年人的饮食照护也是其日常生活照护中一个重要课题。

一、老年人的营养摄入需求及影响因素

老年人由于年龄的增长，身体各个器官的功能都存在一定程度的退化，尤其是牙齿的脱落导致对食物的咀嚼有明显的影响，因此对于饮食的制作和摄入过程要更加严格。加之老年人可能使用过多的药物，部分药物的副作用会直接影响食物的吸收利用。照护人员需掌握老年人饮食相关的知识和技术，了解老年人对饮食的需求，采取有效措施，满足老年人的营养需求。

（一）老年人的营养需求

1. 能量

是一切生物维持生命和生长发育及从事各种活动所必需的。老年人对能量的需要量随年龄增加而逐渐减少，60 岁以后，能量的提供应较年轻时期减少 20%，70 岁以后要减少 30%（表 4-1）。人体的主要能量来源是碳水化合物，其次是脂肪、蛋白质。它们产生的能量分别为：碳水化合物 4kcal/g，脂肪 9kcal/g，蛋白质 4kcal/g。

表 4-1　中国推荐的中、老年人每日能量摄入量（RNI）

性别	年龄（岁）	能量（MJ/kcal）		
		轻度劳动	中度劳动	重度劳动
男	50 ~ 60 ~ 70 ~ 80 ~	9.62（2300） 7.94（1900） 7.94（1900） 7.94（1900）	10.87（2600） 9.20（2200） 8.80（2100）	13.0（3100）

续表

性别	年龄（岁）	能量（MJ/kcal）		
		轻度劳动	中度劳动	重度劳动
女	50 ~	7.94（1900）	8.36（2000）	9.20（2200）
	60 ~	7.53（1800）	8.36（2000）	
	70 ~	7.10（1700）	7.94（2000）	
	80 ~	7.10（1700）		

注：能量摄入以男性体重 65kg、女性体重 55kg 为参考基准。老年人的能量摄入量与消耗量应以保持平衡并能维持正常体重为宜。

2. 营养素

是能够在生物体内被利用，具有供给能量、构成机体，调试和维持生理功能的物质。

人体所需的营养素有六大类：蛋白质、脂肪、碳水化合物矿物质、微量元素、维生素和水。各种营养素的主要来源及每日供应量（表 4-2）。

表 4-2　各种营养素来源与供给

营养素	作用	主要来源	每日供给量
蛋白质	提供能量	肉蛋、乳及豆类	1.2g/kg
脂肪	提供脂溶性维生素	动物性食品、食用油、坚果类等	占总热量的 20% ~ 30%
碳水化合物	也称糖类，由碳、氢、氧 3 种元素组成。人体最主要能量来源	谷类和根茎类食品（如粮食和薯类），各种食糖（蔗糖、麦芽糖等）	占总热能的 55% ~ 65%
膳食纤维	通便、吸附致癌和促癌物质、降脂	谷、薯、豆、蔬果类等	30g
钙	维持强健骨骼	奶及奶制品、海带、小虾米皮、芝麻酱、豆类、绿色蔬菜、骨粉、蛋壳粉	800mg
磷	维持强健骨骼	广泛存在于动、植物食品中	700mg
镁	防止骨质钙化，维护神经、降低血压	大黄米、大麦、黑米、麦皮、黄豆等	350mg
铁	运输储存氧气、补血	动物肝脏、动物全血、肉蛋类、豆类、绿色蔬菜	男性：15mg 女性：20mg
锌	促进食欲，增强免疫力	动物食品、海产品、奶、蛋、坚果类等	15mg
维生素	维持身体健康、调节生理功能、调节及推迟衰老	蔬菜、水果、薯类，动物内脏等	5 种蔬菜以及薯类（500g）、水果（100g）
水	帮助血液流动、促进营养物质消化吸收	饮用水、食物中水、体内代谢水	2000 ~ 3000ml

（二）影响老年人营养摄入的因素

1．生理因素

老年人随着年龄的增加，功能下降，味觉下降、牙齿缺失、手部握力及吞咽反射能力降低、便秘，导致老年人进食量减少，所摄取的食物不能有效地被机体所利用。

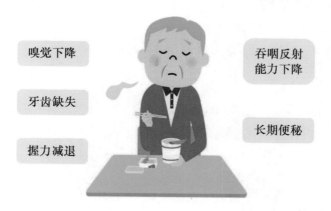

2．心理因素

饮食摄入异常常见于以下老年人：厌世或孤独者，入住养老院或医院而感到不适应者，精神状态异常者等。排泄功能异常而又不能自理的老年人，有时考虑到照护人员的需求，往往自己控制饮食的摄入量。对于失智老年人，如果照护人员不加控制，将会导致饮食过量、过少或异食行为。

3．社会因素

老年人的社会地位、经济实力、生活环境以及价值观等对其饮食习惯影响很大。

4．疾病因素

疾病也是影响食物消化收的重要因素。特别是患有消化性溃疡、癌症、动脉硬化、高血压、心脏疾病、肾脏疾病、糖尿病和骨质疏松等疾病的老年人，控制疾病的发展，防止疾病恶化可有效改善其营养状况。

二、老年人的饮食与营养状况评估

（一）基本信息评估

1．日常饮食习惯

询问老年人的饮食习惯、饮食嗜好、有无特殊的饮食要求及食物过敏史，判断其摄食是否合理。在饮食习惯方面，应了解老年人的宗教信仰和文化背景，询问每天就餐时间、次数、进食环境以及共餐人员。在饮食嗜好方面，应了解老年人喜爱的食物和不喜爱的食物类型，有无饮酒史，有哪些因素使老年人食欲增加或减退。

2．饮食知识

询问老年人是否熟悉食物的类型，各类食物所包含的品种及其在膳食中的重要性，每日推荐摄入量。对于需治疗性饮食的老年人，应询问其是否了解自己的饮食方案，是否知道如何具体实施。饮食知识的评估不仅可判断老年人是否存在知识缺乏，而且可为照护人员制定健康教育计划提供参考。

3．健康状况

询问老年人有无影响营养摄入、吸收等相关生理或疾病情况。

（二）膳食评估

膳食评估的目的在于了解老年人自食物中摄取的热量以及各种营养素的质和量，确认其膳食的合理性。通过询问，了解老年人每天主食、蔬菜、水果、奶制品、肉类、豆类、鱼类和脂肪的摄入情况（表4-3）。

表4-3　膳食评估方法及评价

方法	评　价
24小时回顾法	由老年人回忆并记录前24小时内所摄取的全部食物的种类和量，包括正餐、点心及饮料。此方法的主要缺点为调查期间的饮食可能无法代表日常饮食
食物摄取频率法	由老年人回顾并记录某类食物在一定期间（如1周或1个月）内摄取的次数。此方法的主要缺点为只提供食物的摄取频率，未提供食物的摄取量
饮食日记	由老年人记录3～7天内的食物摄取情况，用于评估饮食种类、量和进食情况，作为照护人员制订饮食照护计划以及纠正老年人不良饮食行为的依据。其缺点为对受试者要求高，并有记录不实的可能
食物摄取观察法	由老年人在餐前记录所有食物的种类和重量，并于餐后称量剩余食物，两者相减，即可得出老年人的实际进食量。此方法可较准确地评估食物的摄取量，缺点为复杂、适用范围小

（三）营养状态评估

可通过测量身高、体重、皮褶厚度、肌肉厚度以及皮肤、头发、指甲、骨骼系统检查等做出综合判断（表4-4）

表4-4　营养状态的评估

指标	评　估
身高与体重	测量老年人的身高和体重，计算体重指数是否在正常范围。询问近期体重有无增加或减少，有明显改变者，应进一步了解引起体重变化的原因及其对体重变化所持的态度
皮褶和肌肉厚度	皮褶和肌肉厚度可反映老年人的营养状况

续表

指标	评 估
皮肤、头发、指甲	评估皮肤的颜色、弹性、光滑度、温度以及有无出血、水肿和破损，是否存在头发稀疏、干燥无光泽、易断、易脱落，有无指甲苍白易碎、中间线状隆起、匙状甲
骨骼系统	关节活动度

（四）心理、社会评估

1. 心理评估

心理问题或精神创伤可通过影响食欲而使摄食发生改变。可询问老年人："什么情况使您的食欲增加或降低？""您对目前的体重是否满意？""是否想改变您的身体形象？是否节食"。

2. 社会方面

询问老年人的经济收入和受教育水平，对食品的购买力受经济水平的影响，而对食物的选择则更多地受教育水平的影响。注意有无喜好肥胖或消瘦体形的民族文化习俗。

根据对老年人饮食、营养状况的评估，结合疾病特点，照护人员可以为老年人制定有针对性的营养计划，并根据计划对老年人进行相应的饮食照护，可帮助和指导老年人摄入足量、合理的营养，促进老年人的健康。

三、老年人的饮食原则与注意事项

（一）老年人的饮食原则

1. 平衡膳食

老年人易患的消化系统疾病、心血管系统疾病及各种运动系统疾病，往往与营养失衡有关。因此，应保持营养的平衡，适当限制热量的摄入，保证足够的优质蛋白、低脂肪、低糖、低盐、高维生素和适量的含钙、铁食物。

2. 饮食易于消化吸收

老年人由于消化功能减弱，咀嚼能力也因为牙齿松动、脱落和咀嚼肌力的降低而受到一定的影响，因此食物应细、软、松，既给牙齿咀嚼锻炼的机会，又便于消化。

3. 食物温度适宜

老年人消化道对食物的温度较为敏感，饮食宜温偏热。一般口服温度为 37℃ 左右，根据老年人的饮食习惯，适当地给予加温。两餐之间可加用温热饮料，以解除疲劳。

4. 饮水充足

正确的饮水方法是主动少量多次饮水，每次 50～100ml，清晨一杯温开水，睡前 1～2 小时 1 杯水，不应在感到口渴时才饮水，应养成定时和主动饮水的习惯。

5．良好的饮食习惯

根据老年人的生理特点，少吃多餐的饮食习惯较为适合，要避免暴饮暴食或过饥过饱，膳食内容的改变也不宜过快，要照顾到个人爱好。由于老年人肝脏中储存肝糖原的能力较差，而对低血糖的耐受能力不强，容易饥饿，所以在两餐之间可适当增加点心，同时晚餐不宜过饱。

6．维持适宜体重

老年人体重过低，增加营养不良和死亡率风险。原则上建议老年人 BMI（表 4-5）［即体质指数，又称体重指数，等于体重 / 身高 ^{2}（kg/m^2）］，最好不低于 20.0kg/m^2，最高不超过 26.9kg/m^2。

表 4-5　BMI（体质指数）测评表

	WHO 标准	亚洲标准	中国标准
偏瘦	< 18.5		
正常	18.5 ~ 24.9	18.5 ~ 22.9	18.5 ~ 23.9
超重	≥ 25.0	≥ 23.0	≥ 24.0
偏胖	25.0 ~ 29.9	23.0 ~ 24.9	24.0 ~ 27.9
肥胖	30.0 ~ 34.9	25.0 ~ 29.9	≥ 28
重度肥胖	35.0 ~ 39.9	≥ 30.0	—
极重度肥胖	≥ 40.0		

老年人应时常监测体重变化，使体重保持在一个适宜的稳定水平。如果体重在 30 天内降低 5% 以上，或 6 个月内减低 10% 以上，就要引起高度注意，应到医院进行必要的检查。

（二）老年人的饮食注意事项

1．食物种类多样化

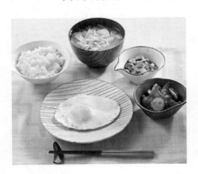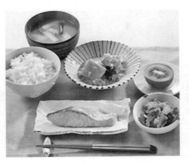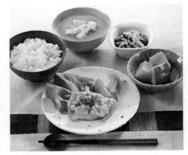

（1）一般每日吃300～500g的谷类，适量吃奶类和豆类，少吃肥肉、荤油和动物内脏副食注意控制盐和腌制食物的摄入，如腊肉、咸菜和腐乳。

（2）老年人的味觉、嗅觉低下，所以喜好味道浓厚的食物，特别是盐和糖，而盐和糖食用过多对健康不利，用量要注意适宜。

2. 烹制的食物要容易咀嚼和消化吸收

蔬菜要切细，肉类最好制成肉馅或将肉的纤维横向切断；尽量使用清蒸或炖煮、红烧的方法；尽量少吃油炸、烧烤、煎炒的比较硬、不易消化的食物。

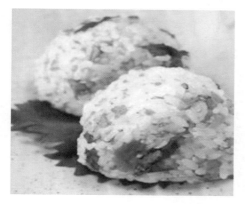

肉类食物可切成肉丝或肉片后烹饪，也可剁碎成肉糜制作成肉丸食用；鱼虾类可做成鱼片、鱼丸、鱼羹、虾仁等

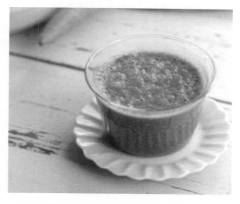

质地较硬的水果或蔬菜可粉碎榨汁食用

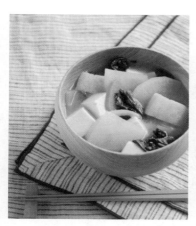
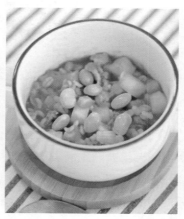
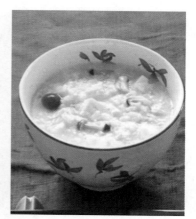

吞咽功能下降老人食物应去骨、剔刺、切细、煮软；食物制成黏稠度高的状态，如稠米粥、糊状饭菜等

四、老年人的饮食照护措施

（一）老年人饮食照护一般要求

1．进餐时，室内空气要新鲜，应定时通风换气、去除异味。

2．老年人单独进餐会影响食欲，应尽量安排与他人一起进餐以增加进食量。

3．鼓励自行进食，对卧床的老年人要根据其病情采取相应的措施，如帮助其坐在床上并使用特制的餐具（如床上餐桌等）进餐。

4．在老年人不能自行进餐，或因自己单独进餐而摄取量少，并有疲劳感时，可协助喂饭，但应注意尊重其生活习惯，掌握适当的速度与其相互配合。

（二）老年人饮食照护要点

1．根据老年人的身体状况安排正确的用餐坐姿

（1）坐姿（图4-10）：食物应在老年人面前清楚能见，深坐座椅，背部伸直，身体稍微前倾，进食方便。

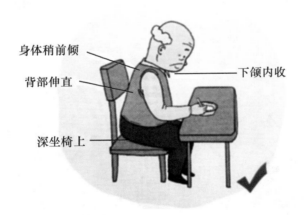

图4-10　正确进食坐姿

（2）半坐姿（图4-11）：食物在老年人的正前方向，床被抬高使头部呈正坐位，背后用靠垫垫起使下颌内收，膝部抬高，脚下用靠垫垫起，保持姿势稳定。

2．进食前对饭菜内容向老年人进行说明，促进食欲

3．配合老年人肢体活动情况，选用合适的餐具，鼓励老年人尽量独立进食

4．对于不能独立进食的老年人，要准确地喂食（图4-12）

（1）喂食时照护者要与老年人在同一高度，平行或从下方给食。

（2）偏瘫的老年人喂食时，要从健侧嘴角喂进口腔。

（3）注意掌握喂食量与频率，确定已咽下食物再跟进喂食。

（4）主食、主菜及配菜交替喂，有利于舌根运送食物。

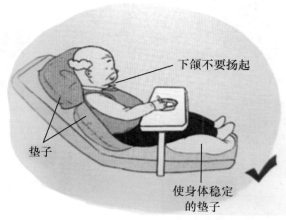

图 4-11　正确的进食半坐姿

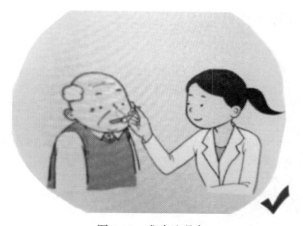

图 4-12　准确地喂食

5. 进食结束后，忌躺下、运动。对于卧床的老年人要保持坐姿至少30分钟，可活动的老年人，站坐交替30分钟。

6. 预防口腔细菌感染，养成饭后刷牙、漱口、清洗义齿的习惯：

（1）漱口：小口含着清水或漱口液，分次进行漱口。

（2）刷洗：对于有意识障碍的老年人，照护者用示指和中指卷着干净纱布擦拭牙齿、牙龈、牙龈内侧、上腭、舌头等，纱布要翻折使用。

（3）清洗义齿：每餐后摘下义齿冲洗干净，再行佩戴，忌用热水消毒。

（三）不同身体状况的老年人的饮食照护措施

进食姿势	食物性状	进食姿势	辅具适配	注意事项
卧床	正常或软食	半卧位或仰卧位，头偏向健侧	协助进食勺子、叉子筷子	避免使用吸管；进食速度宜慢，一口咽下再进食下一口
上肢功能障碍	正常或软食	坐位		增强自我进食能力
视力障碍	正常或软食	坐位	20.5cm	注意温度避免烫伤；将食物摆放位置作为一个时钟来考虑，如"在12点的方向有汤"食物的味道和香味，促进食欲
吞咽障碍	泥状或糊状食物（可使用增稠剂）	坐位或半坐位，头偏向健侧		一口量以5～20ml为宜；进食后清除口内残留物

（四）饮食照护操作：协助卧床老年人进食

1. 操作步骤（表4-6）

表4-6　协助卧床老年人进食的操作步骤

步骤	操作要点
操作准备	1. 老年人准备：照护人员需告知饮食的重要性，取得老年人的配合，同时协助老年人如厕，询问是否有餐前、餐时药物 2. 照护人员准备：工作服干净整洁，清洁双手 3. 用物准备：餐具（碗、筷子、汤勺）、小毛巾、餐巾、吸管、刷牙或漱口用具、洗手用具等 4. 环境准备：整洁、整齐、空气新鲜、气氛轻松愉快
操作过程	1. 协助老年人呈坐位或半坐位 ● 根据老年人身体情况选择舒适、安全得进餐体位 2. 协助洗手，征得老年人同意后将餐巾围于老年人胸前，保持衣服和床单的清洁 3. 先喂适量的温水以湿润口腔，再小口喂固体食物，偏瘫老年人送食入口腔健侧。小口喂食，固体、流质食物交替喂，防止噎食 ● 有餐前、餐时药时，提醒老年人用 ● 进食过程中不催促老年人，鼓励其小口进食、细嚼慢咽 4. 流质食物可用吸管引用 ● 注意食物温度，预防烫伤

续表

步骤	操作要点
操作后	1. 进食完毕，协助老年人刷牙或漱口 2. 协助老年人取舒适的半坐卧位或右侧卧位 　　● 进食结束后不要立即平卧，防止食物反流 3. 整理用物

2．操作注意事项

（1）尊重老年人的饮食习惯和喜好。

（2）食物因去骨、剔刺、切细、煮软，必要时可将食物加工成糊状。

（3）进食过程中不催促老年人，鼓励其小口进食、细嚼慢咽。

（4）对于进食过量或过少的老年人应该查明原因加以改善。

第三节　排泄照护

排泄是机体将新陈代谢所产生的终产物排出体外的生理过程，是人体的基本生理需要之一，也是维持生命的必要条件之一。人体排泄体内终产物的主要途径是泌尿道及消化道，主要表现为排尿和排便。

一、老年人排泄功能改变及影响因素

老年人随着年龄的增长，机体调节功能逐渐减弱、自理能力下降，或者因疾病导致排泄功能出现异常。常给老年人造成很大的生理、心理上的压力，照护人员应掌握与排泄有关的护理知识和技术，帮助或指导老年人维持正常的排泄功能，满足其排泄的需要，使之获得最佳的健康和舒适状态。

（一）与排泄有关的身体结构与老化改变

泌尿系统产生的尿液可将人体新陈代谢的最终产物、过剩盐类、有毒物质和药物等排出体外，同时调节水电解质及酸碱平衡，维持人体内环境的相对稳定。

1. 与排尿相关的身体结构

泌尿系统是由肾脏、输尿管、膀胱及尿道组成，其功能对维持人体健康尤为重要。

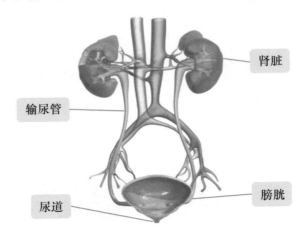

与排尿相关身体结构	解剖位置	功 能	与排尿相关的老化改变
肾脏	脊柱两侧，第12胸椎和第13腰椎之间，紧贴腹后壁	产生尿液、排泄人体新陈代谢的终末产物、过剩盐类、有毒物质和药物。同时调节水、电解质及酸碱平衡	肾小管浓缩稀释功能明显减退；肾脏内分泌功能减退；酸负荷后老年人肾小管代偿作用明显减弱
输尿管	连接肾脏和膀胱的细长肌性管道，左右各一	将尿液由肾脏输送至膀胱，此时尿液是无菌的	平滑肌层变薄，支配肌肉活动的神经细胞减少，输尿管收缩降低，将尿液送入膀胱的速度减慢，且容易反流，使肾盂肾炎的发生率提高
膀胱	连接肾脏和膀胱的细长肌性管道，左右各一	贮存和排泄尿液，一般膀胱内储存的尿液达到300~500ml时，才会产生尿意	肌肉萎缩、肌层变薄、纤维组织增生，使膀胱括约肌收缩无力，膀胱缩小，容量减少至一般成人的一半左右；尿外溢、残余尿增多、尿频、夜尿量增多，感染、失禁等症状
尿道	起自膀胱内称为尿道内口，末端直接开口于体表称为尿道外口	将尿液从膀胱排出体外	肌肉萎缩、纤维化变硬、括约肌松弛，尿道黏膜出现皱褶或狭窄等，易发生感染、排尿无力或排尿困难

2. 与排便相关的身体结构

人体参与排便运动的主要器官是大肠。主要吸收水分、电解质和维生素；形成粪便并排出体外；利用肠内细菌制造维生素的功能。大肠全长1.5m，起自回肠末端，止于肛门，分盲肠、结肠、直肠和肛管四个部分。

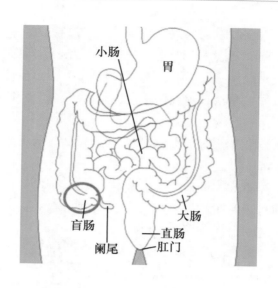

与排便相关 身体结构	解剖位置	功　　能	与排便相关的老化改变
盲肠	为大肠与小肠的衔接部分，其内有回盲瓣	起括约肌的作用，既可控制回肠内容物进入盲肠的速度，又可防止大肠内容物逆流	1．老年人结肠黏膜萎缩，结肠壁的肌肉或结缔组织变薄而易形成结肠憩室。 2．老年人活动减少，使肠内容物通过时间延长，水分重吸收增加，易发生或加重便秘。
结肠	分升结肠、横结肠、降结肠和乙状结肠，围绕在小肠周围	吸收水分和电解质，将食物残渣形成粪便	
直肠	全长约16cm，从矢状面上看，有两个弯曲，骶曲和会阴曲	有承托粪便的作用	
肛门	上续直肠下止于肛门，长约4cm，为肛门内外括约肌包绕	内括约肌为平滑肌，有协助排便的作用	

（二）影响老年人排泄的因素

正常情况下排尿，排便受意识控制，无痛苦无障碍。但诸多因素影响着老年人排泄，如老年人年龄增大，机体功能降低，导致尿频、尿急，便秘；排泄的环境是否隐蔽；液体和饮食的摄入是否正常以及神经或肾脏等疾病均会影响排尿、排便进行。

二、老年人排泄的评估与判断

（一）排尿评估与异常情况判断

1．排尿的评估内容

（1）排尿次数：一般成人白天排尿3~5次，夜间0~2次。

（2）尿量：尿量是反应肾脏功能的重要指标之一。正常情况下每次尿量约 200～400ml，24 小时尿量约 1000～2000ml，平均在 1500ml 左右。尿量和排尿次数受多方面因素的影响。

（3）尿液的性状

1）颜色：正常新鲜尿液呈淡黄色或深黄色，是由于尿胆原和尿色素所致当尿液浓缩时，可见量少色深。

2）透明度：正常新鲜尿液清澈透明，放置后可出现微量絮状沉淀物，系黏蛋白、核蛋白、盐类及上皮细胞凝结而成。

3）酸碱反应：正常人尿液呈弱酸性，pH 为 4.5～7.5，平均为 6。

4）比重：尿比重的高低主要取决于肾脏的浓缩功能。成人在正常情况下，尿比重波动于 1.015～1.025 之间，一般尿比重与尿量成反比。

5）气味：正常尿液气味来自尿内的挥发性酸。尿液久置后，因尿素分解产生氨，故有氨臭味。

2．异常排尿的判断

症　　　状	定　　义	原　　因	常见疾病
多尿	24 小时尿量超过 2500ml	正常情况下饮用大量液体；病理情况下多由内分泌代谢障碍或肾小管浓缩功能不全引起	糖尿病、尿崩症、急性肾功能不全（多尿期）
少尿	24 小时尿量少于 400ml 或每小时尿量少于 17ml	发热、液体摄入过少、休克等老年人体内血液循环不足	心脏、肾脏、肝脏功能衰竭
无尿或尿闭	24 小时尿量少于 100ml 或 12 小时内无尿液产生		严重休克、急性肾衰竭、药物中毒
膀胱刺激征	尿频、尿急、尿痛	膀胱及尿道感染和机械性刺激	—
尿潴留	尿液大量存留在膀胱内而不能自主排出	机械性或动力性梗阻	前列腺肥大或肿瘤压迫尿道，造成排尿受阻膀胱过度充盈，致使膀胱收缩无力
尿失禁	排尿失去意识控制或不受意识控制，尿液不自主地流出	膀胱括约肌张力降低、骨盆底部肌肉及韧带松、肥胖或神经系统疾病	昏迷、截瘫或老年女性

（二）排便评估与异常情况判断

1．排便的评估内容

（1）排便次数：排便次数因人而异。一般成人每天排便 1～3 次。老年人每天排便超过 3 次或每周少于 3 次，应视为排便异常，如腹泻、便秘。排便量：正常成人每天排便量约 100～300g。

（2）粪便的性状：布里斯托大便分类法是一种医学上的分类法，它将大便分为七类。

布里斯托大便分类法

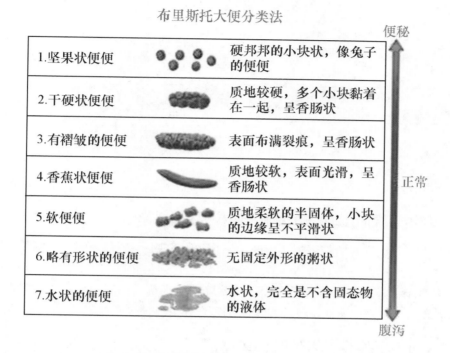

（3）颜色：正常成人的粪便颜色呈黄褐色或棕黄色。如发生变化提示消化系统有病理变化存在。

（4）内容物：粪便内容物主要为食物残渣、脱落的大量肠上皮细胞、细菌以及机体代谢后的废物。当消化道有感染或出血时粪便中可混有血液、脓液或肉眼可见的黏液。

（5）气味：正常时粪便气味强度由腐败菌的活动性及动物蛋白质的量而定。肉食者味重，素食者味轻。严重腹泻老年人因未消化的蛋白质与腐败菌作用，粪便呈碱性反应，气味极恶臭；下消化道溃疡、恶性肿瘤老年人粪便呈腐败臭。

2．异常排便的判断

症　状	定　义	原　因	症　状
便秘	排便次数减少，排出过干过硬的粪便，且排便不畅、困难	饮食结构不合理，长期卧床，活动减少或疾病等原因	腹胀、腹痛、食欲不佳，触诊腹部较硬实且紧张，肛诊可触及粪块
粪便嵌塞	粪便持久滞留堆积在直肠内，坚硬不能排出	便秘未能及时解除，水分被持续吸收而乙状结肠排下的粪便又不断加入，最终使粪块变得又大又硬不能排出	有排便冲动，腹部胀痛，肛门处有少量液化的粪便渗出，但不能排出粪便

续表

症　　状	定　　义	原　　因	症　　状
腹泻	正常排便形态改变，频繁排出松散稀薄的粪便甚至水样便	饮食不当或使用泻剂不当或胃肠道疾病	腹痛、肠痉挛、疲乏、恶心、呕吐、肠鸣、有急于排便的需要和难以控制的感觉。粪便松散或呈液体样
排便失禁	肛门括约肌不受意识的控制而不自主地排便	神经肌肉系统的病变或损伤	不自主地排出粪便

三、老年人的排泄照护措施

（一）老年人排泄照护一般措施及照护要点

协助老年人养成良好清洁习惯，定时清洁尿道及肛周；选择浅色纯棉内裤，避免过紧，做好皮肤护理工作；保证每日摄入量在 2000ml 以上，避免饮用咖啡、浓茶、酒，定期康复训练，延缓功能下降：可行盆底肌肉训练与膀胱功能训练。同时在老年人排泄时需要提供隐蔽舒适的环境，注意安全照护避免发生跌倒等意外情况。

（二）老年人异常排泄的照护措施

1. 排尿异常的照护措施

（1）尿潴留的照护措施

1）及时报告：发现老年人有尿潴留的情况，要及时上报，并评估确定引起老年人尿潴留的原因。

2）提供隐蔽环境：关闭门窗或用屏风遮挡，请无关人员回避，为老年人提供隐蔽的排尿环境。

3）调整体位和姿势：确保排尿时舒适。如有可能，尽量让老年人采取习惯的姿势排尿。如男性老年人，协助其站立排尿；对于卧床使用便盆的老年人，可酌情协助抬高上身，双膝弯曲或者坐起排尿。

4）诱导排尿：利用条件反射诱导排尿。如让老年人听流水声或用温水冲洗会阴。

5）热敷、按摩：照护人员用热敷、按摩老年人下腹部，以便接触肌肉紧张，促进排尿。切记热敷时不要烫伤老年人；按摩不可强力按压，以防膀胱破裂。

（2）尿失禁的照护措施

1）皮肤护理：注意保持皮肤清洁。照护人员需及时为老年人更换尿失禁护理用具，如失禁尿垫、纸尿裤等，注意会阴部的清洁卫生，每日用温水擦洗。

2）饮水：指导老年人每日白天摄入的液体量在 2000～3000ml。多饮水可以促进排尿反射，还可预防泌尿系统的感染。睡前限制饮水，以减少夜间尿量。

3）饮食：指导老年人平衡饮食，保证足够热量和蛋白质供给，摄入足够的纤维素，同时要注意保持大便的通畅，防止便秘的发生。

4）康复活动：指导老年人重建排尿功能，鼓励老年人坚持做盆底肌肉训练与膀胱训练。

盆底肌肉训练：可分别在不同体位时进行训练。

a．站位：双脚分开与肩同宽，尽量收缩骨盆底肌肉尽量收缩骨盆底肌并保持10秒钟，然后放松10秒钟，重复收缩与放松15次。

b．坐位：双脚平放于地面，双膝微微分开，与肩同宽，双手放于大腿上，身体微前倾，尽量收缩骨盆底肌肉并保持10秒钟，然后放松10秒钟，重复收缩与放松15次。

c．仰卧位：双膝微屈约45°，尽量收缩骨盆底肌肉并保持10秒钟，然后放松10秒钟，重复收缩与放松15次。

膀胱训练：可增加膀胱容量，以应对急迫性的感觉，并延长排尿间隔时间。具体步骤如下：

a．病情允许情况下，让老年人在白天每小时饮水150～200ml，并记录饮水量及饮入时间。

b．根据老年人平常的排尿间隔，鼓励老年人在急迫性尿意感发生之前如厕排尿。

c．若能自行控制排尿，2小时没有尿失禁现象，则可将排尿间隔再延长30分钟。直到将排尿时间逐渐延长至3～4小时。

5）心理调适：从老年人的角度思考及处理问题。注意老年人的感受，进行尿失禁护理操作时用屏风等遮挡保护其隐私。告诉老年人尿失禁问题可以处理好，增强其应对尿失禁的信心，缓解焦虑情绪，同时顾及老年人的尊严，用心聆听老年人抒发的困扰及愤怒情绪，帮助其舒缓压力。

2．排便异常的照护措施

排便异常共性照护措施包括：

（1）评估老年人症状，给予相应的照护措施。

（2）老年人提供单独隐蔽的环境及充裕的排便时间，及时更换床单位，保持清洁。

（3）最好采取坐姿或抬高床头，利用重力作用增加腹内压促进排便。病情允许时让老年人下床如厕排便。

（4）注意保护皮肤，及时清洗，同时给予心理支持。

症　状	饮　食	禁　忌	运　动	药　物
便秘（粪便嵌塞）	每日的液体摄入量不少于2000ml左右，酌情添加粗制面粉、玉米粉、豆制品、芹菜及韭菜等粗纤维，多食产气食物及维生素B丰富的食物，如白薯、香蕉、生蒜、生葱、木耳等	生冷、辛辣及煎炸刺激性食物，	根据情况进行床下或床上运动，每天保持30～60分钟活动时间，给予腹部按摩，必要时进行人工取便	勿长期服用泻药，防止生理依赖的发生。必要时根据医嘱口服缓泻药物

续表

症　状	饮　食	禁　忌	运　动	药　物
腹泻	多饮水，酌情给予清淡的流质或半流质食物。严重腹泻时可暂时禁食	避免摄入油腻、辛辣、高纤维食物		给予止泻剂、口服补液盐或静脉输液
便失禁	协助老年人重建控制排便的能力，给予心理支持			

　　注：1. 腹部按摩方法：取仰卧位，用手掌从右下腹开始沿顺时针向上向左、再向下至左下腹，按摩至左下腹时应加强力度，每天 2～3 次，每次 5～15 回，站立时亦可进行。

　　2. 人工取便：具体方法为：照护人员戴上手套，将涂润滑剂的示指慢慢插入老年人直肠内，触到硬物时注意大小、硬度，然后机械地破碎粪块，一块一块地取出。操作时应注意动作轻柔，避免损伤直肠黏膜。用人工取便易刺激迷走神经，故心脏病、脊椎受损者须慎重使用。操作中如老年人出现心悸、头晕时需立刻停止。

　　3. 帮助重建控制排便的能力：了解老年人排便时间，掌握排便规律，指导老年人取立、坐或卧位，试做排便动作，先慢慢收缩肌肉，然后再慢慢放松，每次 10 秒左右，连续 10 次，每次锻炼 20～30 分钟，每日数次，以老年人感觉不疲乏为宜。

（三）排泄照护操作

　　1. 卧床老年人的排尿照护操作：协助卧床老年人排尿

　　（1）操作步骤（表 4-7）。

表 4-7　协助卧床老年人排尿的操作步骤

步骤	操作要点
操作准备	1. 老年人准备：老年人了解床上排尿的目的、过程和意义，告知老年人应该如何配合 2. 照护人员准备：工作服干净整洁，清洁双手 3. 用物准备：尿壶（图 4-13、图 4-14）、一次性护理垫、卫生纸。必要时准备温水、水盆和毛巾 4. 环境准备：清洁宽敞，温湿度适宜。关闭门窗，必要时用屏风遮挡
操作过程	1. 协助老年人取仰卧位，掀开下身被折向远侧，协助其脱下裤子至膝部 2. 叮嘱老年人配合屈膝抬高臀部，同时一手托起老年人的臀部，另一手将次性护理垫垫于老年人臀下 　●为了保暖和保护老年人隐私，照护人员可用浴巾盖住老年人的会阴及大腿 3. 叮嘱女性老年人屈膝，双腿呈八字分开，照护人员放稳尿壶，盖好盖被 4. 老年男性面向照护人员取侧卧位，双膝并拢，将阴茎插入尿壶接尿口，用手握住尿壶把手固定，盖好被子 　●老年人自己无力把持尿壶时，照护人员需协助完成

续表

步骤	操作要点
操作后	1. 老年人排尿后，照护人员撤下尿壶。用卫生纸擦干老年人会阴部，必要时，照护人员为老年人清洗或擦拭会阴部 ●老年人排尿完毕，可呼叫照护人员进入卫生间，老年人难以擦净会阴部时，可帮助其擦净 2. 撤去一次性护理垫，协助老年人穿好裤子，整理床单位，必要时协助老年人洗手 3. 开窗通风，观察、倾倒尿液，冲洗尿壶晾干备用

附：尿壶

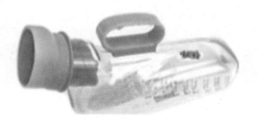

图 4-13　男款

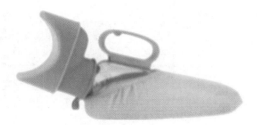

图 4-14　女款

（2）操作注意事项：

1）如果老年女性使用尿壶时，应注意确定贴紧会阴部，以免漏尿打湿床单位。

2）避免长时间暴露身体，导致受凉。

3）尿壶及时倾倒并清洗消毒，减少异味及尿渍附着。

4）耐心对待老年人的排泄要求，尊重老年人的排泄习惯。

2. 卧床老年人的排便照护操作：协助卧床老年人排便

（1）操作步骤（表 4-8）。

表 4-8　协助卧床老年人排便的操作步骤

步骤	操作要点
操作准备	1. 老年人准备：老年人了解床上排便的目的、过程和意义，告知老年人应该如何配合 2. 照护人员准备：工作服干净整洁，清洗双手，必要时戴口罩 3. 用物准备：便盆（图 4-15）、一次性护理垫、卫生纸。必要时准备温水、水盆和毛巾 4. 环境准备：清洁宽敞，温湿度适宜。关闭门窗，必要时用屏风遮挡
操作过程	1. 协助老年人取仰卧位，掀开下身被折向远侧，协助其脱下裤子至膝部 2. 叮嘱老年人配合屈膝抬高臀部，同时一手托起老年人的臀部，另一手将次性护理垫垫于老年人臀下为了保暖和保护老年人隐私，照护人员可用浴巾盖住老年人的会阴及大腿 ●为了保暖和保护老年人隐私，照护人员可用浴巾盖住老年人的会阴及大腿

续表

步骤	操作要点
操作过程	3. 能配合的老年人，嘱其屈膝，双腿呈八字分开，双脚向下蹬床，抬起背部和臀部，照护人员一手协助老年人托起腰部，一手放便盆于臀下。照护人员放稳便盆，盖好盖被 如老年人无力配合，可协助老年人取侧卧，将便盆放置于老年人臀部后，照护人员一手紧按便盆，另一手帮助老年人恢复平卧位；或者两名照护人员抬起老年人臀部放置便盆 ● 不可强行塞、拉便盆，以免损伤老年人骶尾部皮肤 ● 注意保护老年人安全，防止坠床
操作后	1. 老年人排便后，用卫生纸擦净肛门 2. 取出便盆协助老年人将臀部抬起，照护人员一手抬高老年人腰和骶尾部，一手取出便盆，盖上便盆盖 3. 撤去一次性护理垫，协助老年人穿好裤子，整理床单位，必要时协助老年人洗手 开窗通风，观察、倾倒尿液，冲洗尿壶晾干备用 ● 老年人排便完毕，可呼叫照护人员进入卫生间，老年人难以擦净臀部时，可帮助其擦净

附：便盆

（2）操作注意事项

1）使用便盆前检查便盆是否洁净完好。

2）避免长时间暴露身体，导致老年人受凉。

3）便盆及时倾倒并清洗消毒，避免污渍附着。

4）为老年人放置便盆时不可硬塞，避免损伤皮肤。

5）只帮助老年人做自己力所不能及的事情。

6）排泄时不催促老年人。

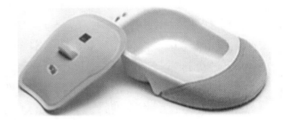

图 4-15　小型插入式便盆

第四节　睡眠照护

睡眠是休息的一种重要形式，任何人都需要睡眠，通过睡眠可以使人的精力和体力得到恢复，可以保持良好的觉醒状态，这样人才能精力充沛地从事劳动或其他活动。睡眠对于维持人类的健康，尤其是促进疾病的康复，具有十分重要的意义。

一、老年人的睡眠特点及影响因素

（一）老年人睡眠特点

老年人大脑皮质功能减弱，新陈代谢减慢，体力活动减少，所需睡眠时间也随之减少，一般老年人每天睡眠时间约 6 小时；老年人晚上睡眠特点是深睡减少、浅睡增加、觉醒增加和睡眠片段化，而白天出现以微睡为主要表现的打盹。

（二）影响老年人睡眠的因素

睡眠照护中，应减少影响老年人睡眠的因素，减少任何种类的身心强烈刺激，保持睡眠环境的安静整洁，同时积极治疗原发病，注意治疗上的药物选择，生活中的事件，诸如退休、丧偶、社会角色改变、经济拮据、生活困难、睡眠卫生不良等会给老年人造成心理上的压力，直接导致老年人情绪不良，进而引起包括睡眠障碍在内的各种适应性障碍。

（三）老年人常见睡眠障碍

睡眠障碍是指睡眠量及质的异常，或在睡眠时出现某些临床症状，也包括影响入睡或保持正常睡眠能力的障碍，如睡眠减少或睡眠过多，以及异常的睡眠相关行为。

睡眠障碍分类		
失眠	入睡性失眠	入睡时间大于 30 分钟
	睡眠维持障碍	整夜觉醒次数 ≥ 2 次
	早醒性失眠	入睡并不困难，但睡眠持续时间不长，醒后不能再睡
嗜睡		指白天睡眠过多。表现为日间经常困乏思睡，严重者可不分场合和时机，甚至在需要十分清醒的情况下出现不可抗拒的睡眠
发作性睡眠		是指不可抗拒的突然发生的睡眠，并伴有摔倒症、睡眠瘫痪和入睡幻觉，是一种特殊的睡眠障碍。一般睡眠程度不深，易唤醒，但醒后又入睡。一天可发作数次至数十次不等，持续时间一般为十余分钟
睡眠过度		表现为过多的睡眠，可持续几小时或几天，难以唤醒。还可见于严重的忧郁、焦虑等心理疾病
呼吸暂停综合征		是以睡眠中呼吸反复停顿为特征的一组综合征。每次停顿 ≥ 10 秒，通常每小时停顿次数 > 20 次
睡惊		表现为睡眠中突然惊醒，两眼直视，表情紧张恐惧，呼吸急促，心率增快，伴有大声喊叫、骚动不安，发作历时 1~2 分钟，发作后又复入睡，晨醒后对发作不能回忆，是一种"觉醒障碍"

续表

睡眠障碍分类	
梦魇	睡眠时出现噩梦，梦中见到可怕的景象或遇到可怕的事情。如被猛兽追赶，突然跌落悬崖等，因而呼叫呻吟，突然惊醒，醒后仍有短暂的意识模糊，情绪紧张、心悸、面色苍白或出冷汗等

二、老年人睡眠状况评估

通过了解老年人基础疾病情况、心理状况及生活方式等方面，并询问日常睡眠与觉醒的时间和节律。了解睡眠时间、睡眠时段、入睡时间、夜间觉醒次数以及白天睡眠的时间和方式等。

例如，每晚习惯睡多少小时？日常什么时间入睡？入睡常需要多长时间？睡着后是否易醒？醒来的次数及原因是什么？醒来之后能马上重新入睡吗？睡眠过程中有无打鼾、说梦话、梦游等情况？一天通常小睡几次？都在什么时间？晨起后是不是觉得睡眠很好？有无不断打哈欠？等等。如有可能，可让老年人记睡眠日记，以获得更为准确的资料。

三、老年人的睡眠照护措施

（一）老年人睡眠照护一般措施

1. 建立舒适的环境

提供舒适的睡眠环境，调节卧室的光线和温度。保证周围环境的安静，避免大声喧哗。就寝前应做好老年人的晚间护理。

2. 养成良好的睡眠习惯

老年人的睡眠存在个体差异，应提倡早睡早起、午睡的习惯。对于已养成的特殊睡眠习惯，不能强迫立即纠正，需要多解释并进行诱导，使其睡眠时间尽量正常化。限制白天睡眠时间在 1 小时左右。

3. 调整饮食

晚餐应避免吃得过饱，睡前不饮用咖啡、酒或大量水分。

4. 调节心理状态

老年人常存在焦虑、抑郁、恐惧、紧张等不良情绪，照护人员应耐心地开导、安慰老年人，理解老年人的痛苦，多与老年人交谈。

5. 必要时合理用药

镇静剂或安眠药可帮助睡眠，但也有许多副作用，如抑制机体功能、降低血压、影响胃肠道蠕动和意识活动等。对于顽固性失眠的老年人根据医嘱给予适量的镇静催眠药，用药后应严密观察药物的不良反应，如肝肾损害、跌倒倾向，注意有无药物依赖性，以免导致严重后果。

（二）老年人异常睡眠的照护措施

1. 睡眠呼吸暂停综合征（SAS）

SAS是一种睡眠期疾病，被认为是高血压、冠心病、脑卒中的危险因素，且与夜间猝死关系密切。主要照护措施：

（1）老年人尤其是肥胖者易出现SAS，故应增加活动、控制饮食，以达到减肥的目的。

（2）养成侧卧睡眠习惯，以避免使气道狭窄加重。

（3）睡前避免饮酒和服用镇静安眠药。

（4）积极治疗有关疾病，如肥胖症、扁桃体肥大、黏液性水肿、甲状腺肿大等。

（5）根据老年人情况指导选用合适的医疗器械装置，如鼻扩张器适用于鼻前庭塌陷者，可改善通气；舌后保持器可防止舌后坠引起的阻塞。

（6）根据老年人的情况指导选用合适的药物，包括呼吸刺激剂以及增加上气道开放的药物。

（7）病情严重者可选择手术治疗，包括腭垂腭咽成形术、气管切开造口术、舌骨悬吊术和下颌骨成形术等。

2. 睡眠剥夺

睡眠剥夺是指长期缺乏持续、自然、周期性的睡眠。它是睡眠紊乱最常见的形式。主要照护措施：

（1）减少噪声。

（2）精心安排照护过程：努力减少对老年人睡眠的干扰，如在老年人醒着时给药，同时进行照护行为和测量生命体征。

（3）避免夜间排尿干扰睡眠：限制夜间液体摄入量，并在上床前排尿。午后限制进食含咖啡因的饮料。

（4）和老年人制订白天活动时间表：如果白天睡眠过多（超过1小时），应限制白天睡眠次数和时间。和老年人及其家人评估其平常的睡眠规律，包括睡眠时间、个人卫生、睡前习惯，并且尽可能坚持这一规律。

（5）健康教育：向老年人和相关人员解释睡眠、休息紊乱的诱因和避免方法，如避免饮酒；起居有常；睡前放松，如饮草药茶、淋热水浴；保持卧室空气清新；如果有噪声，戴上耳塞；睡前不要剧烈运动。

（三）老年人睡眠照护操作

1. 操作步骤（表4-9）。

表 4-9　老年人睡眠照护的操作步骤

步骤	操作要点
操作准备	1. 老年人准备：照护人员需告知睡眠的重要性，取得老年人的配合 2. 照护人员准备：工作服干净整洁，清洁双手 3. 用物准备：准备水盆、热水、毛巾、牙膏、牙刷、便器等 4. 环境准备：控制室内温度、湿度、空气、光线和声音，室内温度，一般冬天 18 ~ 22℃，夏季 25℃。湿度 50% ~ 60%

操作过程	1. 向老年人讲清要做的事情，征询老年人意见，协助如厕
	2. 协助铺好被子，拍松枕头，冬天可先用热水袋热被子，待老年人入睡时取出
	   ● 睡觉时不使用热水袋，防止烫伤老年人
	3. 协助老年人做好睡前卫生，刷牙、洗脸、洗会阴、洗脚。睡前可用热水泡脚，有利于促进睡眠
	   ● 操作中注意保暖和水温，防受凉、烫伤
	4. 协助老年人取舒适卧位，便器放于床边，方便老年人取用。有呼叫器时，将呼叫器放在枕边或老年人方便拿的地方
	   ● 防止老年人坠床，必要时加装床栏
	5. 依老年人习惯，拉上窗帘，根据气候调节室温或增减盖被
	6. 关灯，关电视机等电器，可根据老年人习惯决定是否地灯。保持周围环境安静

2. 操作注意事项

（1）了解老年人的作息习惯，按时休息，养成良好的睡眠习惯。

（2）对于晚间失眠的老年人，白天可适当安排活动，减少午睡时间。

（3）保持情绪平和，睡前适当活动，但避免过于疲劳。

（4）避免睡前饮用咖啡、浓茶等刺激性饮料。

（5）备好晚间需要的物品如呼叫器、尿壶等，并放在便于老年人取用的位置。

第五节　特殊清洁与感染照护

老年人由于身体功能逐日减弱，机体免疫力和防御功能下降，容易发生各种疾病。做好老年人居室环境及用物的特殊清洁与感染照护，可以减少老年人患病概率或控制病情发展，主要包括如下内容：对感染老年人的照护与终末消毒照护、老年人居室环境、使用物品的清洁消毒。做好感染的预防，切断感染传播途径，促进老年人的健康，减少感染的发生。

一、特殊清洁的概念、意义与原则

（一）特殊清洁的分类及概念

类　别	概　念	适　用
清洁	用清水、肥皂水或洗涤剂通过物理的方法去除物品表面的污垢（如尘埃、油脂和分泌物等）和有机物（包括有害微生物）	清洁适用于老年人居室中地面、墙壁、家具、衣物等物品的处理和消毒灭菌前的准备
消毒	用物理或化学方法清除或杀灭环境中和媒介物上除芽胞（细菌的休眠体）以外的所有病原微生物的过程	适用于老年人居室中地面、墙壁、家具、衣物等物品的处理，根据物品性质选择不同的消毒方法
灭菌	用物理或化学方法消除或者杀灭物体上的一切微生物，包括致病微生物和非致病微生物，也包括细菌芽胞和真菌孢子	凡是需要进入老年人体内（血液、肌肉组织、体腔等）的物品必须经过灭菌处理。居家使用较少

（二）清洁、消毒的意义及原则

当机体抵抗力下降时极易导致疾病，严重时甚至危及生命。在老年照护工作中正确应用清洁、消毒是预防感染的重要措施。根据引起感染的途径、传播的媒介、疾病微生物的种类，明确清洁和消毒的对象，有针对性地选择消毒剂和消毒方法。消毒剂类型、消毒温度等都会影响消毒效果不同类型的病原微生物对消毒剂的抵抗力不同，进行消毒时必须区别对待。

二、感染的相关概念及常见感染性疾病

（一）感染的分类及发生条件

感染的发生包括三个环节即感染源、传播途径和易感宿主。三者同时存在并互相联系，就构成了感染链，缺少或切断任一环节，将不会发生感染。

1. 感染源

内源性感染的感染源是老年人自身，寄居在老年人身体某些特定部位（皮肤、泌尿生殖道、胃肠道、呼吸道及口腔黏膜等）或来自外部环境并定植在这些部位的正常菌群，在一定条件下，个体的抵抗力下降或发生菌群易位时，可能引起老年人自身感染或传播感染。

外源性感染的感染源主要有已感染的老年人及病原携带；养老机构中空气、水源、设备、器械、药品、食品以及垃圾等受各种病原微生物的污染而成为感染源；动物感染源：各种动物如鼠、蚊、蝇、蟑螂、蜱、螨等都可能感染或携带病原微生物而成为动物感染源。

2．传播途径

内源性感染主要通过病原体在机体的易位而实现，属于自身直接接触感染；外源性感染的发生可有一种或多种传播途径，主要的传播途径有：

（1）接触传播：指病原体通过手、媒介物直接或间接接触导致的传播，是感染中最常见也是最重要的传播方式之一。

1）直接接触传播：感染源直接将病原微生物传播给易感宿主。

2）间接接触传播：感染源排出的病原微生物通过媒介传递给易感宿主。最常见的传播媒介是照护人员的手。

（2）空气传播：指带有病原微生物的微粒子（≤5μm）如飞沫、菌尘，通过空气流动导致的疾病传播。如开放性肺结核老年人排出结核杆菌通过空气传播给易感人群。

（3）飞沫传播：指带有病原微生物的飞沫核（>5μm）在空气中短距离（1m内）移动到易感人群的口、鼻黏膜或眼结膜等导致的传播。

3．易感宿主

病原体传播到宿主后是否引起感染主要取决于病原体的毒力和宿主的易感性。

影响宿主防御能力的因素包括年龄、性别、种族及遗传；正常的防御机制（包括良好的生理、心理状态）是否健全；疾病与治疗情况；营养状态；生活形态；精神面貌；持续压力等。老年人是最常见的易感人群。

（二）老年人感染后特点及常见感染性疾病

随着年龄增长，老年人各组织器官生理代谢功能和免疫功能下降因而易患各种感染性疾病。

1．老年人感染后的特点

起病急、病情进展快，发热不明显，常有水、电解质障碍，出现代谢性酸碱平衡失调，易致感染性休克、感染器官功能衰竭、多脏器功能衰竭

2．老年人常见的感染性疾病

常见感染疾病		临床特点
老年人肺炎	支气管肺炎	临床表现哮喘样症状，呼吸困难、发绀，不能平卧，常因有心血管疾病而误认为"心源性哮喘"
	吸入性肺炎	由于老年人常有呼吸睡眠障碍，加之老年人牙齿缺损，牙周病，易把口腔内的病原菌误吸到下呼吸道。尤其脑血管疾病老年人由于咳嗽反射不健全、下呼吸道清除能力下降，易发生吸入性肺炎
泌尿系感染		男性泌尿系统感染有时与前列腺炎并存。前列腺增生梗阻性泌尿系感染常很难治且易反复发作，需解除梗阻后感染才可治愈
		尿路结石是发生尿路感染的重要因素之一。无论膀胱结石或输尿管或肾盂结石均易造成泌尿系统炎症，出现血尿
		长期卧床、留置导尿管的老年人更易增加感染机会

三、感染性疾病老年人的照护措施

	肺炎老年人照护	泌尿系感染老年人照护
一般照护	1. 急性期应卧床休息，保持居室环境舒适，空气流通。室温冬天 18～22℃，夏季 25℃。湿度 50%～60% 2. 注意保暖，鼓励多饮 3. 少量多餐，进食优质蛋白、高热量、高维生素的饮食。例如：蛋类、动物肝脏、糙米、玉米面、荞麦面、水果和蔬菜等，可多给予木耳、紫菜、海带和蘑菇等 4. 忌烟酒、忌过咸食物的刺激，易引发支气管的反应，加重咳嗽、气喘等症状	1. 合理安排作息，保证充足的睡眠，保持居室环境舒适，空气流通。室温冬天 18～22℃，夏季 25℃。湿度 50%～60% 2. 进食清淡、营养丰富、易消化的食物 3. 鼓励大量饮水。无其他限制饮水疾病时，鼓励每日饮水量 2000～3000ml 4. 勤排尿。嘱咐老年人白天每 2～3 小时进行 1 次排尿，夜晚 1～2 次，尽量排空膀胱，防止发生膀胱过度膨胀和尿潴留的情况
病情观察	1. 观察痰液颜色和量，必要时留痰标本送检 2. 观察生命体征及面色、神志、尿量等变化，如出现烦躁、少尿、发绀、体温骤降、脉速、血压下降等情况，应立即送 3. 注意有无并发症（心功能不全、心律失常、肾功能障碍等）发生，如病程延长，或经治疗后发热不退，或体温退后复升，多表示并发症存在 4. 遵医嘱使用抗生素，注意观察疗效和不良反应	1. 密切观察老年人的体温、脉搏、呼吸、血压、尿量、尿液性状等的变化，尤其体温的变化 2. 观察尿路刺激征（尿频、尿急、尿痛）、腰痛的情况，有无伴随症状 3. 观察有无高热持续不退或体温升高，伴腰痛加剧等，一旦出现常提示肾周脓肿、肾乳头坏死等并发症，应及时就医 4. 遵医嘱按时按量服药，注意观察疗效和不良反应
对症处理	1. 高热老年人头部放置冰袋或温水擦浴，鼓励多饮水 2. 做好口腔护理，可选择合适的漱口溶液，抑制细菌的生长和口腔溃疡的发生 3. 气急、发绀的老年人给予吸氧 4. 咳嗽、咳痰的老年人按医嘱服用祛痰剂，痰黏稠者可用雾化吸入等 5. 剧咳胸痛的老年人，可取患侧卧位或用胶布固定胸壁 6. 烦躁、失眠的老年人可按医嘱给水合氯醛等 7. 腹胀、鼓肠的老年人可用局部热敷、肛管排气	1. 高热时应卧床休息，头部放置冰袋或用温水擦身；做好口腔护理，可选择合适的漱口溶液，抑制细菌的生长和口腔溃疡的发生 2. 局部热敷。可在腹部膀胱位置行局部热敷，有助于减轻老年人痉挛及疼痛感 3. 肾区疼痛明显时，应卧床休息，减少站立或弯腰，必要时遵医嘱给予镇痛剂 4. 尿频的老年人可提供床边小便用具
预防	1. 寒冷季节或气候骤然变化时，应注意保暖，外出戴口罩，避免寒冷空气刺激 2. 注意劳逸结合，避免过度疲劳，加强锻炼，增强体质 3. 保持室内空气新鲜、阳光充足 4. 在流行季节，尽量少去人群密集的公共场所 5. 多饮水，勤排尿，不可憋尿 6. 用温水对会阴进行清洗，避免长期使用高锰酸钾或其他消毒剂对会阴冲洗	

续表

	肺炎老年人照护	泌尿系感染老年人照护
终末处理	1. 老年人的终末处理：老年人痊愈，照护人员予以洗澡，更换清洁衣服，个人用物需清毒后方能再使用 2. 老年人床单位的终末处理：建议老年人感染后，尤其是患有传染病的老年人用过的物品应分类进行消毒	

四、老年人居室环境与用物的清洁与消毒

（一）老年人居室环境的消毒

1. 老年人居室环境的物理消毒方法

（1）通风换气自然净化法：老年人的居室应每日早晚各进行开窗通风换气一次，每次通风换气时间为 30 分钟。如老年人呕吐、排泄等动作后，也应进行通风换气。通风时避免过堂风，同时注意老年人的保暖。

（2）紫外线消毒法：利用紫外线杀灭细菌，是一种普遍使用的消毒方法。

1）紫外线消毒应用范围：应用范围较广，尤其对空气，物品表面灭菌十分有效。常用于：①老年人行动不方便，较少外出；②居住在不通风、很少能触及用光的居室；③卫生间或者厨房不通风，常年接触不到阳光等环境的消毒；④伴有传染病或呼吸道疾病的老年人的居室；⑤抵抗力弱，容易感冒或者腹泻的老年人居室；⑥有皮肤病或喂养猫狗等动物的老年人的居室。

2）紫外线消毒设备：紫外线消毒常用可以发出紫外线的灯管，即紫外线灯。常用的紫外线灯管有 15W、20W、30W、40W4 种，可采用悬吊式、移动式灯架照射，或紫外线消毒箱内照射。紫外线灯配用抛光铝板作为反向罩，可增强消毒效果。紫外线波长在 210~328nm，其中 210~275nm 波段消毒效果最佳。紫外线灯所发出的辐照强度，与被照消毒物的距离成反比。当辐照强度一定时，被照消毒物停留时间愈久，离灯管愈近，其杀菌效果愈好，反之愈差。

3）紫外线灯的使用方式：①用于物品消毒时，可选用 30W 紫外线灯管，有效照射距离为 25~60cm，时间为 25~30 分钟（物品要摊开或挂起，扩大照射面）；②用于空气消毒时，室内每 $10m^2$ 可安装 30W 紫外线灯管 1 支，有效距离不超过 2m，照射时间为 30~60 分钟。照射前清扫尘埃，照射时关闭门窗，停止人员走动，以保证紫外线消毒效果。

4）紫外线灯的使用注意事项：

为了保证紫外线消毒效果最佳，居室的适宜温度为 20~40℃，适宜湿度为 40%~60%。

紫外线灯是逐渐发出稳定的紫外线，所以消毒时间应从灯亮5~7分钟后开始计时。关灯后应间隔3~4分钟才能再次开启。一次可连续使用4小时，照射后应开窗通风，开窗通风30分钟后，才可让老年人进入室内。

紫外线虽有益于人类，但对人体也会造成极大伤害。进行紫外线消毒时，为了安全，所有人员都应离开房间。对老年人不能移出房间时，不可使用垂直紫外线灯管进行照射，应距离老年人至少2m，同时注意眼睛、皮肤的保护，以免引起眼炎或皮肤红斑。

紫外线灯管上的灰尘会影响紫外线消毒效果，所以每2周1次，用无水酒精纱布或棉球轻轻擦拭以除去灰尘和污垢，保持灯管清洁。

灯管的照射强度随使用时间的增加而减弱。为保证灯管照射强度，务必按要求使用及定时检测紫外线灯。检测方法：使用紫外线强度计或化学指示卡置于所检测紫外线灯的正中垂直距离1m处，开灯照射5分钟后判断结果：新紫外线灯管（30W）不低于$100\mu W/cm^2$；使用中的旧紫外线灯管在50~70$\mu W/cm^2$，则需延长消毒时间，低于50$\mu W/cm^2$者需更换灯管；或记录使用时间，凡使用时间超过1000小时，需更换灯管。

2. 老年人居室环境的化学消毒方法

利用具有清除或杀灭微生物的消毒液进行消毒。

（1）应用方法：适用于不能耐受热力消毒灭菌的物品，如周围环境、皮肤、黏膜、排泄物、金属锐器等。严格掌握消毒剂的有效浓度、消毒时间和使用方法。浸泡前将物品先洗净、擦干，再浸没在消毒液内。浸泡过的物品，使用前需用无菌蒸馏水或无菌生理盐水冲净。

（2）常用化学消毒剂：根据所要消毒物品选择合适的消毒剂，如碘酊、过氧乙酸、高浓度的碘和含氯消毒剂；酒精、氯己定、苯扎溴铵等。

（3）常用化学消毒剂使用方法

1）熏蒸法：加热或加入氧化剂，使消毒剂呈气体，在标准浓度和时间里达到消毒灭菌目的。适用于老年人室内物品及空气或精密贵重仪器和不能蒸、煮、浸泡的物品（血压计、听诊器以及患传染性疾病老年人用过的票证等）的消毒。

2）喷雾法：用喷雾器均匀喷洒消毒液。适用于空气和物体表面的消毒。

3）擦拭法：选用易溶于水、穿透性强、无显著刺激的消毒液，擦拭物品表面，在标准浓度和时间内达到消毒灭菌目的。适用于桌椅、地面、墙壁、厕所等的消毒。

4）浸泡法：选用杀菌谱广、腐蚀性弱、水溶性消毒剂，将物品浸没于清毒剂内，在标准的浓度和时间内，达到消毒灭菌目的。被浸泡物品及消毒剂的性质不同，使用消毒剂的浓度及浸泡时间也不同。

5）环氧乙烷气体密闭消毒法：用于精密仪器、医疗器械、塑料制品等的消毒。

（4）居家环境化学消毒方法

1）食醋：在食醋（用量：5~10ml/m³）加热水（用量：1~2m³），闭门加热熏蒸到食醋蒸发完为止。

2）臭氧：使用臭氧灭菌灯，将空气中的氧气转换成高纯度臭氧进行消毒。使用过程中老年人必须离开，待消毒结束后 20~30 分钟方可进入。

3）二氧化氯：二氧化氯为美国食品药品管理局和环保局经长期试验确定的安全广谱高效杀菌剂，无致癌、致畸性，且刺激气味小，因此世界卫生组织（WHO）将其列为 A1 级高效安全消毒剂。2500mg/L 二氧化氯按 5ml/m³ 喷雾消毒空气 30 分钟，对细菌杀灭率达到 92.39%。

4）中药消毒

药片药香点燃法：将艾叶、苍术、蛇床子、茵陈蒿、黄柏等中药粉碎，加助燃剂，加工成药片或药香点燃，达到消毒的作用。

电热散香法：提取药物有效组分，浸渍空白电蚊片，晾干后用电蚊香加热器加热挥发来进行空气消毒。

中药气雾剂：以板蓝根、苍术、薄荷、藿香等中药制成的板蓝根空气清新剂进行消毒。

中药液喷雾法：中药经一定工艺提取有效成分制成药液，经喷雾器、雾化器而形成雾粒、气溶胶，粒子直径可达 20~60μm，扩散作用更快更强。其不仅具有消毒作用，还能使尘埃沉降，湿化、清新空气等。

（二）老年人用物的清洁、消毒方法

	应用范围	方　　法	注意事项
清洗法	适用于老年人双手及身体的消毒。在外出归来、饭前、便后用肥皂水或洗手液将双手各个部位充分清洗，在流动水下冲洗干净		
日光暴晒法	老年人的毛巾、墩布（抹布）、衣服、被单、床单、枕套等	用肥皂水清洗过水后，拿到阳光下直接暴晒 6~8 小时。床垫、褥子、毛毯、棉被、枕头，直接拿到阳光下暴晒	经常翻动，一般每隔 2 小时翻动 1 次，使物品的各个面都能直接与日光接触，暴晒后把毛巾、墩布（抹布）等放在通风干燥处备用
沸煮消毒法	适用于耐湿耐高温的物品，如金属、玻璃和橡胶类等。如老年人的餐具、必要时的衣服和被单等	将物品刷洗干净，再将其全部浸没于水中，然后加热煮沸，水沸时开始计时。5~10 分钟可杀灭细菌繁殖体，15 分钟可将多数细菌芽胞杀灭，破伤风杆菌需煮沸 60 分钟才可杀灭	1. 玻璃（水杯）类用洗涤剂清洗或刷洗后，用纱布包好。空腔导管预先注水 2. 玻璃、金属及搪瓷类物品在水温不高时放入，消毒 10~15 分钟。橡胶类物品用纱布包好，水沸后放入，消毒 5~10 分钟 3. 在水中加入碳酸氢钠使之成 1%~2% 浓度时，沸点可达 105℃，可增强杀菌和去污防锈作用 4. 带盖的物品煮沸时必须要打开盖；物品放置要合理，各面要与水充分接触，大小相等的碗或容器可重叠，使内面与水充分接触 5. 在煮沸后不可再加入物品，如中途一定要加入物品，应重新计量消毒时间 6. 盖紧锅盖，不可漏气

续表

	应用范围	方 法	注意事项
浸泡消毒法	适用于老年人使用过的盆具、痰杯、便器的消毒法	1. 盆具：先用肥皂或去污粉清除污垢，并用流动水冲洗。盆具中约 2/3 水，当水沸后持续煮沸 5~15 分钟，然后用毛巾包绕双手将盆具拿离火源，倒掉盆中水后，放在固定的盆架上备用。 2. 痰杯、便器、便池：先将其中的污物倒掉、冲净，用去污粉或稀盐酸刷洗，冲水后，倒入 0.5% 漂白粉澄清液对其进行浸泡消毒。消毒时必须将痰杯和便器的盖子打开，物品要完全浸没在消毒液中。一般浸泡消毒 30 分钟	
擦拭消毒法	适用于老年人的床、桌椅、轮椅等物品的消毒	1. 物体表面：用蘸取消毒液的抹布将老年人使用过的床、桌椅、轮椅表面和老年人的日常用物进行擦拭，抹布用后消毒 2. 地面：先用蘸水的扫帚将地面的污物清扫干净，再用墩布蘸取消毒液擦拭地面 3. 空间：配餐室、居室、洗手间、厕所应分别设置专用拖洗工具，标记明确，分开清洗和消毒，并及时悬挂晒干	1. 扫床时床刷罩上湿布套，以避免灰尘的污染。床铺的清扫要做到一人一布套，用后将湿布套进行消毒 2. 使用时注意消毒液的浓度要符合要求，同时注意地面不可过湿，以防老年人滑倒。如果地面有血迹、粪便、体液等污物时，应先用消毒液处理后再清洁

（三）紫外线环境消毒操作

1. 操作步骤（表 4-10）

表 4-10　紫外线消毒环境的操作步骤

步骤	操作要点
操作准备	1. 老年人准备：协助能走动的老年人离开房间；卧床老年人给予屏风挡护，并以床单盖护身体，头部要用支架，支架外覆盖稍厚的棉布遮挡头部，保证老年人正常呼吸，并告诉老年人闭上眼睛或用眼罩，对于躁动或不能进行有效沟通交流的老年人必要时可使用约束带约束肢体 2. 照护人员准备：工作服干净整洁，向老年人讲解紫外线消毒的方法和注意事项，做好告知工作 3. 用物准备：紫外线消毒设备 4. 环境准备：停止打扫、避免人员走动

续表

步骤	操作要点
操作过程	1. 将紫外线车携至室内，距床至少 2m，远离卧床老年人头部 2. 打开灯管保护门 3. 轻轻将灯管抬平，松开即可，灯管可自动卡住保持不动 4. 连接电源 　●将电源插头插向插座底部 5. 打开开关消毒 　●顺时针旋转时间控制旋钮，调节消毒时间 　●向"开"字方向按下开关，对房间进行消毒 　●关闭日光灯 紫外线灯使用过程中，要定时巡视房间情况，确保老年人的安全
操作后	1. 照射完成后，紫外线灯会自动熄灭，向"关"字方向按下按钮关闭紫外线灯 2. 打开日光灯 3. 拔掉电源插头，断开电源 4. 向下轻按灯管，将灯管放回保护门内，并扣好铁扣 5. 拉开窗帘，打开门窗（卧床老年人：拿去保护其所用的床单或棉布；对于能活动的老年人，查看老年人情况，开窗通风 30 分钟后请室外老年人回房间） 6. 将紫外线车移走，放回原处 在紫外线登记本上登记并签字

2. 注意事项

（1）紫外线对细胞有杀伤力，避免直接对皮肤及眼睛进行照射。

（2）若老年人在消毒过程中，出现恶心、呕吐、心悸、气促、面色苍白、抽搐等症状，应及时停止消毒，并报告医护人员。

（3）如老年人情绪躁动，暂不进行紫外线消毒。若必须消毒，则应注意安全，适当约束，专人看护。

（4）开窗通风时，注意室内老年人的保暖，切勿着凉。

（四）化学消毒剂消毒操作

1. 操作步骤（表 4-11）

表 4-11　化学消毒剂消毒的操作步骤

步骤	操作要点
操作准备	1. 老年人准备：协助能走动的老年人离开房间；卧床老年人戴口罩、闭上眼睛，必要时遮挡面部并佩戴眼罩 2. 物品准备：用桶作为容器配制消毒液备用；准备脸盆 1 个、抹布 1 块、拖布 1 把等 3. 护理员准备：着装整洁，洗手，戴口罩，必要时戴手套 4. 环境准备：环境清洁宽敞、干燥平坦，停止清扫工作，减少走动，避免尘埃飞扬

续表

步骤	操作要点
操作过程	1. 携用物至老年人床旁，关闭门窗 2. 浸泡用物 　● 向脸盆内倒入适量配制好的消毒液 　● 将需浸泡消毒的物品，如餐（茶）具、老年人使用的物品（金属、有色针织物禁用）等放入消毒液中 3. 擦拭物品 　● 用抹布蘸取桶内消毒液对家具、墙面、窗台进行擦拭 4. 消毒地面 　● 用拖布蘸取桶内消毒液拖地
操作后	1. 将浸泡的物品取出，用清水刷洗干净后晾干，将剩余消毒液倒入水池 2. 开窗通风 30 分钟 3. 搀扶老年人回房间

2. 注意事项：

（1）消毒地面前，先安置老年人于床上或沙发上，并嘱其勿走动。

（2）配置消毒液之前，备好所需塑料容器、含氯消毒（片）液、手套、口罩、量杯。

（3）消毒液是有刺激性和腐蚀性的，在配置时需戴好口罩、橡胶手套。

（4）消毒液对金属有腐蚀作用，对织物有漂白作用，故不宜用于金属制品、有色衣服、油漆家具的消毒。

（5）为保证消毒液的消毒效果，消毒液尽量现配现用，保存于密闭容器内，置于阴凉、干燥、通风处。

（五）日光消毒用物操作

1. 操作步骤（表 4-12）

表 4-12　日光消毒用物操作步骤

步骤	操作要点
操作准备	1. 照护人员准备：衣帽整洁、洗手、戴口罩 2. 用物物品：肥皂、清水、晾衣竿、椅子 3. 环境准备：阳光充足、空气新鲜
操作过程	1. 将床垫、褥子、毛毯、棉被、枕头拿到阳光下（毛巾、墩布、衣服、被单、床单、枕套等，需用肥皂水或洗衣粉清洗过水甩干） 2. 直接暴晒 6~8 小时 3. 每隔 2 小时翻动物品 1 次 4. 物品的各个面直接被阳光照射

续表

步骤	操作要点
操作后	1. 清扫物品表面 2. 将物品放回原处

2. 注意事项

（1）态度认真，动作轻稳。

（2）需在户外的阳光下直接照射。

（3）为保持清洁，上述物品应经常暴晒。

第五章

老年人基础
照护技术

第一节 老年人用药评估与照护

老化改变了机体的构成成分，并可触发药物的吸收、分布、代谢和排泄变化，这些都将导致药物剂量及给药方式发生变化。由于生理因素、联合用药、理解能力的下降及多种社会经济学因素，老年人更难遵从药物疗程。为保证依从性，老年人需要家庭成员及其照护者、医生、药师及其他健康护理专业人士监督服药情况，同时接受药物的服用指导。即使老年人用药剂量适宜，仍有可能发生药物不良反应。因此，照护人员应熟练掌握老年人用药的相关知识和技能，确保老年人安全用药。

一、安全用药基本概念与老年人用药特点

（一）药品及安全用药的概念

1. 药品是指用于预防、治疗、诊断人的疾病，有目的地调节人的生理功能并规定有适应证或者功能主治、用法和用量的物质，包括中药材、中药饮片、中成药、化学原料药及其制剂、抗生素、生化药品、放射性药品、血清、疫苗、血液制品和诊断药品等。

2. 安全用药是根据患者个人的基因、病情、体质、家族遗传病史和药物的成分等做全面情况的检测，准确的选择药物、真正做到"对症下药"，同时以适当的方法、适当的剂量、适当的时间准确用药，并注意药物的禁忌、不良反应、相互作用等，以做到安全、合理、有效、经济地用药。

（二）老年人药效学特点

老年人由于生理学的改变，引起药效学方面发生变化。

1. 对心血管系统药物反应性改变

（1）对洋地黄类强心苷的正性肌力作用敏感性降低，而对其毒性反应的敏感性增高。

（2）在应用 β 受体阻断剂及肾上腺素能阻滞剂等降压药时容易发生直立性低血压。

（3）抗心律失常药物可能引起窦性停搏，甚至阿 - 斯综合征。

2. 对内分泌药物反应性改变

（1）老年人对胰岛素耐受能力下降，胰岛素和口服降糖药物均可引起低血糖反应。同

时，老年人大脑耐受低血糖能力也差，如不及时纠正低血糖可引起严重或永久性脑损害。因此，老年患者在选用降糖药物时，应以短效药物为宜。

（2）老年患者应用糖皮质激素类药物较年轻人更易引发消化性溃疡、出血和穿孔，并容易引起骨质疏松症。

3．中枢神经系统药物敏感性改变　老年人中枢神经系统退行变化使其对中枢性抑制药物特别敏感，包括催眠镇静药、安定类药、抗抑郁药、镇痛药等，也可对某些药物出现异常反应。如服用地西泮可引起精神错乱；服用苯巴比妥引起兴奋不安；服用氯丙嗪引起自杀；服用氟喹诺酮类药在常用剂量下引起惊厥等。

4．对抗凝药物敏感性改变　老年人对肝素和口服抗凝血药敏感性增高。一般治疗剂量可能引起较长久的凝血障碍，甚至发生自发性出血的危险。这可能与以下因素有关：老年人饮食中维生素 K 含量不足；胃肠道对维生素 K 吸收能力下降；对维生素 K 清除率增高，或凝血酶原复合物对维生素 K 的反应性降低；肝脏合成凝血因子能力下降；在受体水平对华法林的敏感性增高；血管变性而致止血反应障碍等。

二、老年人用药的评估与判断

服药能力评估	基础情况	理解力、记忆力、吞咽功能、肢体功能、口腔功能、饮食习惯、肝、肾功能等方面情况
	经济状况	是否由于经济上不宽裕而自行节省用药或减量服用
用药史评估		用药和既往用药情况进行全面、详细的评估，评估老年人对药物相关知识的了解程度、有无药物过敏史等，据此建立完整的用药档案。还需要确认他所服用的所有药物
心理–社会状况评估		评估老年人对目前治疗方案及护理计划的认知度、满意度，是否对药物存在依赖、期望、恐惧、焦虑、抑郁、反感等情绪反应
判断药物不良反应	药物性尿潴留	抗帕金森病、三环类抗抑郁药、阿米替林，抗胆碱能作用药、呋塞米、依他尼酸等药物可引起药物性尿潴留
	直立性低血压	服用血管扩张药、降压药、利尿药等的老年人，容易出现直立性低血压
	神经精神症状	中枢神经系统受药物的影响较大，对多数药物的敏感性增高，易引发神经衰弱、共济失调、失眠健忘、精神错乱、抑郁、痴呆等
	耳毒性	老年人内耳毛细胞数目减少，听力逐步下降，有些药物的使用可以引发老年人的前庭损害（主要表现为眩晕、恶心、头痛、共济失调等）和耳蜗损害（主要表现为耳鸣和耳聋，甚至出现永久性耳聋）
	肝肾功能异常	老年人机体功能衰退，尤其是肝肾功能下降，导致老年人对药物的代谢及排泄能力下降，使得药物的半衰期延长，在体内蓄积，增加肝脏及肾脏的负担，引起肝肾功能异常
	消化系统症状	老年人服用药物多采用口服，很多药物都能影响消化功能或直接对消化道造成损伤

续表

判断药物不良反应	心律失常	有些药物应用不当（如剂量选择不合适）或老年人伴有其他严重的基础疾病时可出现心律失常，如洋地黄、吗啡、麻黄碱、阿托品、普萘洛尔、奎尼丁等
	对其他系统的损害	药物对老年人血液系统的损害常表现为白细胞减少症、血小板减少、出血倾向；对呼吸系统的损害常表现为发绀、呼吸衰竭以及药物成瘾等

三、老年人用药原则与照护措施

（一）老年人的用药原则

1. 受益原则　老年人用药必须权衡利弊，根据病情和药物性能合理选择药物品种与给药方法，以确保用药对其有益，并注意药物的相互作用与禁忌证，预防药物过敏。老年人除急症和器质性病变外，应尽量少用药。

2. 慎多药联用原则　研究结果显示，药物种类越多，发生毒副作用的概率越大。老年人常同时服用多种药物，发生毒副作用的可能更大。所以，老年人用药品种不宜过多，一种最好，若需联合用药，以不超过两种为好，最多不超过 5 种。最大限度发挥药物作用，尽可能降低毒副作用。

3. 选择时间原则　据时间生物学和时间药理学原理及疾病发作、加重与缓解的昼夜节律变化特点，选择最合适的用药时间进行治疗（表 5-1）。

表 5-1　老年人常用药物最佳用药时间

药物名称	治疗疾病	药物制剂	用药时间
降压药	非杓型高血压[注1]	长效降压药	早、晚
	杓型高血压[注2]	长效降压药	早晨
抗心绞痛药	变异型心绞痛	长效钙拮抗剂	睡前
	劳力型心绞痛	长效硝酸盐、β 受体阻滞剂、钙拮抗剂	早晨
降糖药		格列本脲、格列喹酮	饭前半小时
		二甲双胍	饭后
		阿卡波糖	饭时

注：1：血压在夜间休息期间比白天活动期要高，为非杓型高血压；

2：血压在夜间休息期间比白天活动期要低，为杓型高血压。

4. 小剂量原则　老年人除了维生素、微量元素、消化酶类药物等可用普通成人剂量外，其他所有药物都应低于成人剂量。60 岁及以上的老年人一般药物剂量为成人量的 3/4，个别特殊的药物如洋地黄类药物剂量为成人用量的 1/3 ~ 1/2。对于治疗剂量范围狭窄的药物，易引起不良反应，所以剂量应由小到大，一般可以从 1/2 量开始，然后根据疗效和不良反应进行调整，直到达到成人剂量的 2/3 或 3/4；对于治疗剂量范围大的药物，亦不宜随意服用。

5. 暂停用药原则　老年人用药期间应密切观察，一旦发生任何新症状，都应考虑不良反应或病情进展，暂停用药，并根据病情选择停药或加药。

6. 忌随意滥用药物和保健制品　凡是药物都有一定的毒副作用，所以一定要掌握用药的适应证，遵从医嘱用药。

（二）老年人用药照护措施

1. 制订个体化给药方案　根据老年人的生理特点，各器官的功能状况，结合其所患疾病的种类，所患疾病的严重程度，制订个体化的用药方案。

2. 协助服药操作流程详见表 5-2。

表 5-2　协助服药操作流程

操作步骤	操作内容
操作准备	1. 老年人准备：了解服药的目的、方法、注意事项和配合要点 2. 照护者准备：衣帽整齐，修剪指甲，洗手，戴口罩 3. 药物准备：根据医嘱备所服用药物 4. 用物准备：服药本、小药卡、药车、引水管、水壶（内盛温开水） 5. 环境准备：环境清洁、安静、光线充足
核对评估	1. 核对老年人基本信息，评估老年人病情，意识状态及治疗情况 2. 老年人的吞咽能力，有无口腔、食管疾患 3. 是否配合服药
操作过程	1. 在规定时间内送药至老年人床前 2. 将药袋打开，核对药物（依据服药本核对药物，准确无误后才能发药） 3. 核对老年人姓名，并询问老年人姓名，得到准确回答后才可发药（如老年人提出疑问，应重新核对后再发药） 4. 协助老年人取舒适卧位，解释服药的目的及注意事项 5. 提供温开水，协助老年人服药，并确认老年人服下 6. 如老年人不在或因故暂时不能服药，应将药物带回保管，适时再发或交班 7. 对危重及不能自行服药的老年人应喂药，鼻饲老年人需将药物碾碎，用水溶解后，从胃管注入，再用少量温开水冲净胃管 8. 药袋放回时再查对 1 次

操作后	1. 发药完毕后，药袋按要求作相应处理，清洁发药车
	  ● 防止交叉感染
	2. 观察与洗手，记录
	  ● 观察药物疗效及有无不良反应，如有异常，及时与医生联系

协助服药注意事项：

（1）严格执行查对制度，无菌操作原则。

（2）需吞服的药物通常用 40～60℃温开水送下，不要用茶水服药。

（3）鼻饲的老年人所用的固体药，发药前需将药片研碎。

（4）注意药物之间的配伍禁忌。

3. 提高用药依从性　老年人一般都健忘，常常忘了服药或不按时服药。照护人员应该根据医嘱协助和监护老年人的用药。按医嘱服药是提高疗效和减少不良反应的重要保证。

（1）进行药物标记：根据药物的名称、药效、用量、服用时间（饭前、饭后、睡前等）为老年人做详尽的讲解，并使用大字、明显颜色标识进行区分。如有红色标识的药袋为早晨服用药物，白色标识为午间用药，晚间用绿色标识等。每次用药后应检查药物是否确实已经服用。

（2）按时用药：可使用闹钟或其他方法加强老年人的时间观念，并将药物放在固定的、易看到的地方，提醒其准时用药，防止间歇性服用或漏服。

（3）注意用药剂量与配伍禁忌：服药过程中如需减量或改变剂量都要经过医生许可，且要注意配伍禁忌（如麻黄碱不能与呋喃唑酮合用，红霉素与阿司匹林不可同服，服用磺胺类药物时禁止服用维生素 C）、药物与食物之间的相互关系等。

4. 使用合适的服药方法　服用刺激性或异味较重的药品时，可根据药物性质将药物溶于水，用吸水管饮服。服药后要多饮水，如果医生允许，片剂可研碎、胶囊剂可去除胶囊将粉状物溶于水后饮用，但需注意糖衣片不可碾碎服用。对每次服用药物种类较多的老年人，要协助其分次吞服，以免发生误咽或哽噎。

5. 妥善放置、保管药品　不将药物放在老年人的床头桌上。因为其在睡意朦胧之际，很容易吃错药或服药过量。

6. 监测服药的情况　经常监测老年人的生命体征（体温、脉搏、呼吸与血压等），并检查老年人用药方案，停服无益或无病症的用药，如果有些治疗药物不良反应较大而老年人不能耐受的，应及时调整不良反应较小的同类药物。

7. 注意停药不良反应　有些药物停药后可引起一系列临床症状及体征，出现生理性停药反应或使原患疾病加剧。最常发生停药不良反应的药物是 β 阻断剂、激素和苯二氮䓬类。

8. 特殊情况处理　面部肌肉麻痹的老年人口内可能残留药物，服药后应让老年人张口以确认有无残留。患脑血管病的老年人多患有肢体瘫痪、手指颤抖及吞咽困难等症状，药物应由照护人员喂下。吞咽障碍、神志不清的老年患者，通常通过鼻饲给药。对神志清楚但吞咽障碍的老年患者，将药物加工制作成糊状物后再给药。

9. 用药指导

（1）服用药物以前应检查药物是否有过期、变质等情况。

（2）若老年人理解能力尚好，照护者应在服用药物之前，将服药后可能出现的副作用或不良反应通俗易懂地向老年人描述。

（3）服药期间应关心老年人，并经常与其沟通，了解老年人是否有不适或异常感觉。老年人在服药期间一旦出现异常症状应立即停止用药，保存好残药，到院就诊。

（4）用药期间应控制烟、酒、糖、茶等嗜好，这些可能影响药物疗效，应按照各种药品的说明书注意饮食忌口，以免与药物发生反应。照护人员需指导老年人对膳食结构进行调整，合理的膳食有利于药效的发挥。

（5）一些老年人有将各种各样的药堆积在药柜中的习惯，这样做有弊无益。应指导老年人只保留其正在服用的药物和常用的药物，而将其他已部分服用过的药物全部弃去。如果药物过期，其疗效不仅减低，甚至可能对人体有害。

第二节　老年人血压评估与照护

血压是推动血液流动的驱动力，它必须达到一定的数值，并且保持相对稳定，才能保证全身各器官有足够的血液供应，各器官的代谢和功能活动才能正常进行。通过血压，可以判断心脏功能与外周血管阻力，也是诊断疾病、观察病情变化与判断治疗效果的一项重要内容。

一、血压的概念、影响因素、生理变化及老年人血压特点

（一）血压相关概念

1. 血压　血管内流动着的血液对单位面积血管壁的侧压力（压强）。在不同血管内，血压被分别称为动脉血压、毛细血管压和静脉血压，而一般所说的血压是指动脉血压。

2. 收缩压与舒张压　在一个心动周期中，动脉血压随着心室的收缩和舒张而发生规律性的波动。在心室收缩时，动脉血压上升达到的最高值称为收缩压。在心室舒张末期，动脉血压下降达到的最低值称为舒张压。一般的记录方式为"收缩压/舒张压"。

3. 脉压　收缩压与舒张压的差值称为脉搏压，简称脉压。在一个心动周期中，动脉血压的平均值称为平均动脉压，约等于舒张压加1/3脉压。

（二）血压的影响因素

凡与动脉血压形成有关的因素如每搏量、心率、外周阻力、动脉管壁的弹性、循环血

量及血容量发生改变时，都可影响动脉血压。

（三）血压的生理变化及特点

1. 血压升高：血压随着年龄的增加而升高，女性更年期后血压容易升高，晨起、低温环境、站立位、体型高大及肥胖者血压均会增高，右侧肢体血压高于左侧肢体，兴奋、紧张及运动时血压均会升高。

2. 血压降低：夜间、高热环境及坐位时血压会降低。

3. 特点：随着年龄的增长收缩压在人的一生中逐渐增高，而舒张压在中年后期达顶峰并处于平台期，此后轻微下降。常见血压昼夜规律异常，表现为夜间血压下降，血压晨起增高，在降压过程中常出现直立性低血压，同时多种疾病并存，使其治疗变得更为复杂，致残、致死率增高。

二、老年人血压的评估与判断

（一）老年人的健康史评估

1. 内在因素 包括与血压有关的各种老化因素，如血管粥样与纤维性硬化的程度、激素反应性减低的情况以及压力感受器敏感性的变化等。

2. 外在因素 指各种不良的生活方式，如缺乏体育锻炼和活动、超重、中度以上饮酒、吸烟、寒冷的气候、高盐饮食等。

（二）老年人的血压测量与判断

1. 正常血压 正常成人安静状态下的血压范围比较稳定，其正常范围为收缩压 90 ~ 139mmHg，舒张压 60 ~ 89mmHg，脉压 30 ~ 40mmHg。

2. 不同血压值的判断（表 5-3）

表 5-3 血压值的判断标准（《中国高血压防治指南 2018》）

分 类	收缩压（mmHg）	舒张压（mmHg）
正常血压	< 120 和	< 80
正常高值	120 ~ 139 和 / 或	80 ~ 90
高血压	≥ 140 和 / 或	≥ 90
1 级高血压（轻度）	140 ~ 159 和 / 或	90 ~ 99
2 级高血压（中度）	160 ~ 179 和 / 或	100 ~ 109

续表

分　　类	收缩压（mmHg）	舒张压（mmHg）
3 级高血压（重度）	≥ 180 和 / 或	≥ 110
单纯收缩期高血压	≥ 140 和	< 90

说明：当收缩压和舒张压分属于不同级别时，以较高的分级为准

3．血压的测量

（1）测量目的

1）判断血压有无异常。

2）动态监测血压的动态变化，间接了解循环系统的功能状况。

3）为疾病的临床诊断、预防、治疗、康复和护理提供依据。

（2）测量方法

1）常用血压计的种类

①水银血压计（图 5-1）：又称汞柱血压计。由玻璃管、标尺、水银槽三部分组成。在血压计盒盖内面固定一根玻璃管，管面上标有双刻度（标尺）0～300mmHg，最小分度值分别为 2mmHg，玻璃管上端盖以金属帽与大气相通，玻璃管下端和水银槽（贮有水银 60g）相连。水银血压计的优点是测得数值准确可靠，但较笨重且玻璃管部分易破裂；②无液血压计（图 5-2）：又称弹簧式血压计、压力表式血压计。外形呈圆盘状，正面盘上标有刻度，盘中央有一指针提示血压数值。其优点是携带方便，但可信度差；③电子血压计（图 5-3）：袖袋内有一换能器，有自动采样电脑控制数字运算及自动放气程序。数秒内可得到收缩压、舒张压、脉搏数值。其优点是操作方便，不用听诊器，省略放气系统，排除听觉不灵敏，噪声干扰等造成的误差，但准确性较差。

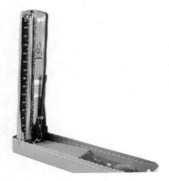
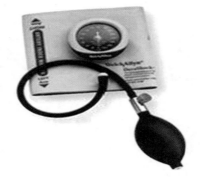
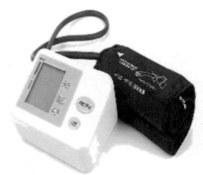

图 5-1　水银血压计　　　　图 5-2　无液血压计　　　　图 5-3　电子血压计

2）血压测量操作流程（表 5-4）

表 5-4　血压测量操作流程

操作步骤	操作内容
操作准备	1. 环境准备：整洁、安静、光线充足 2. 操作者准备：衣帽整洁，洗手，戴口罩 3. 用物准备：血压计、听诊器、记录本（体温单）、笔
核对评估	1. 确认：老年人姓名 2. 确认：测血压前，老年人应至少坐位安静休息 5 分钟，30 分钟内禁止吸烟或饮咖啡，排空膀胱
操作过程	1. 核对解释：携用物至老年人床旁，核对姓名，向其及家属解释测量血压的目的、过程及配合方法 2. 环境准备：环境清洁、安静，光线适宜 3. 患者准备：根据病情采取坐位或仰卧位，被测肢体和心脏处于同一水平位（坐位平第 4 肋骨，卧位平腋中线） 4. 缠绕袖带： 　●手臂放置：卷袖过肘，手掌朝上，肘部伸直（如患者衣袖过紧需脱衣袖） 　●放血压计：打开血压计，垂直放置，打开水银槽开关 　●缠绕袖带：驱尽袖带内空气，袖袋橡胶管向下，袖带中部对准肘窝，袖带下缘距肘窝 2～3cm，平整无褶缠绕，松紧以只能伸进一指为宜 5. 加压注气： 　●置听诊器：先摸肱动脉搏动，听诊器胸件放在肱动脉搏动最明显处，一手稍固定，另一手握气球，关闭压力阀门 　●充气：充气至肱动脉搏动音消失后，再充 20～30mmHg 6. 缓慢放气：以每秒 4mmHg 的速度缓慢放气，注意倾听肱动脉搏动音的变化 7. 判断：听到第一声搏动音时所对的水银计标尺上的刻度所指为收缩压；搏动音突然减弱或消失时所对应的水银计标尺上的刻度所指为舒张压 8. 整理： 　●整理袖带：测量后，驱尽袖带内气体，整理折叠袖带，放于盒内 　●关水银槽开关：血压计右倾 45°，待水银全部回流完，关水银槽开关，放平血压计
操作后	1. 整理安置：安置老年人于舒适卧位，整理床单位 2. 清理用物：用物妥善处理，物归原处 3. 记录：以分数形式记录，记作：收缩压 / 舒张压 mmHg，如 120/80mmHg

（3）测量注意事项

1）定期检测、校对血压计。

2）测量血压应做到四定：定部位、定体位、定血压计、定时间。

3）为偏瘫、肢体外伤或手术后的老年人测血压时应选择健侧肢体。测量上肢的肱动脉与心脏处于同一水平位置、卧位时平腋中线，坐位时平第4肋骨。

4）应排除影响血压的外界因素：袖带过宽、袖带过紧，使测得的血压值偏低；袖带过窄、过松，使测得的血压值偏高。

5）测量血压前如有吸烟、运动、情绪变化等，应休息20～30分钟后再测量。

6）当发现血压听不清或异常时，需重测。重测时必须使水银柱降至"0"点，稍等片刻后再行测量，必要时可双侧对照。

7）如变音与消失音之间有差异时，两个读数都应记录，记录方法为：收缩压/变音/消失音，如180/90/60mmHg。

4. 实验室及其他辅助检查　老年高血压患者在心电图、胸部X线、眼底检查等方面表现与一般成人高血压没有太大区别，不同点为：

（1）24小时动态血压监测：老年患者血压波动性较大，有些高龄老年人血压昼夜节律消失。

（2）血脂、血糖检测：老年高血压患者常合并高血脂、高血糖。

（3）内分泌检测：老年高血压多为低肾素型，表现为血浆肾素活性、醛固酮水平、β受体数目及反应性均低。

5. 心理—社会状况评估老年人有无对疾病发展、治疗方面的焦虑和猜疑；有无对终生用药的担心和忧虑；靶器官受损的程度是否影响到老年人的生活及社交活动；老年人的家庭和社区支持度如何。

三、血压异常老年人的照护原则与措施

（一）照护原则

明确控制血压的重要性，指导老年人及其照护者学会血压监测的技术，明确定期监测血压、长期坚持治疗的重要性，养成定时、定量服药，定时、定体位、定部位测量血压的习惯，改变膳食结构、戒烟戒酒。缓解恐惧、焦虑、抑郁、烦躁等易引起血压波动的不良情绪，甚至诱发心脑血管急性事件了解有关药物的用法及副作用，提高他们对疾病的认识。

（二）老年高血压患者的表现与照护措施

1. 高血压的临床表现及并发症

（1）临床表现：老年人对血压升高可无任何自觉症状，或仅有轻度头晕、头痛、乏力、心悸、记忆力减退等症状，而往往以并发症为首发症状，如心力衰竭、突发的脑血管意外、合并冠心病、肾功能不全等。

（2）并发症：老年高血压患者随着病情进展，血压持续升高，造成靶器官损害，最终导致各种并发症，冠心病、脑卒中为常见且严重的并发症。常见靶器官损害有：

1）心脏改变：多可导致心肌肥厚、左心衰竭、心绞痛、心肌梗死、心力衰竭及猝死。

2）脑部改变：小动脉的微动脉瘤、脑动脉粥样硬化、缺血性脑血管病。

3）肾功能改变：肾小动脉硬化、肾动脉粥样硬化。

4）血管病变：除心、脑、肾、血管病变外，严重高血压可促使形成主动脉夹层并破裂，常可致命。

2. 高血压老年人的照护措施

（1）一般照护

1）休息：轻度高血压可通过调整生活节奏、保证休息和睡眠而恢复正常。故高血压初期可不限制一般的体力活动，避免重体力活动，保证足够的睡眠。血压较高、症状较多或有并发症的病人应卧床休息。

2）控制体重：应限制每日摄入总热量，以达到控制和减轻体重的目的。

3）合理运动：如跑步、行走、游泳等。运动量指标为收缩压升高、心率的增快，但舒张压不升高，一段时间后，血压下降，心率增加的幅度下降。

4）避免诱因：应指导老年人控制情绪，避免寒冷，注意保暖。避免蒸汽浴和过热的水洗浴。保持排便通畅，避免剧烈运动和用力。避免突然改变体位和禁止长时间站立。

5）合理饮食：选择易消化、低脂、低胆固醇、低盐、高维生素、富含纤维素的食物。高血压老年人应减少钠盐摄入，逐步降至世界卫生组织（WHO）推荐的每人每日食盐 6g 的标准。

（2）用药照护

1）提高老年人的用药依从性，本病需长期服药，不自行增减和撤换药物。

2）某些降压药物可有直立性低血压副作用，指导老年人在改变体位时要动作缓慢，当出现头晕、眼花时，立即平卧。

3）用药一般从小剂量开始，可联合数种药物，以增强疗效，减少副作用。应根据血压的变化，遵医嘱调整剂量。

4）降压不宜过快过低，尤其老年人，可因血压过低而影响脑部供血。

（3）心理照护

老年高血压患者的情绪波动会进一步加重病情，故应鼓励其使用正向的调适方法，如通过与家人、朋友建立良好的关系得到情感支持，从而获得愉悦感受。

（4）健康指导

1）限制钠摄入：钠摄入＜ 6g/d，可减少水钠潴留，减轻心脏负荷，降低外周阻力，达到降低血压，改善心功能的目的。

2）减轻体重：血压与体重指数呈正相关，特别是向心性肥胖，可使血容量增加，内分泌失调，是高血压的重要危险因素。应限制患者每日摄入总热量，以达到控制和减轻体重的目的。

3）运动：运动时（如跑步、行走、游泳）收缩压升高，伴心排血量和心率的增高，但舒张压不升高，达一段时间后，静息血压下降，心排血量和心率增加的幅度下降。

4）坚持合理服药：因人而异确定服药时间、提供药物说明书，注意药物不良反应，并教会患者自己观察用药后的反应。

5）指导老年患者或照护者学会观察技能：自测血压、每日定时、定位测量血压，定期随诊复查，病情变化如胸痛、水肿、鼻出血、血压突然升高、心悸、剧烈头痛、视物模糊、恶心、呕吐、肢体麻木、偏瘫、嗜睡、昏迷等症状立即就医。

（三）老年低血压患者的表现与照护措施

1. 低血压的临床表现

低血压是指血压低于 90/60mmHg。

产生低血压的原因很多，其表现也不尽相同。主要因血压下降，导致血液循环缓慢，远端毛细血管缺血，以致影响组织细胞氧气和营养的供应，二氧化碳及代谢废物的排泄，尤其影响了大脑和心脏的血液供应。轻微的症状可有：头晕、头痛、食欲不振、疲劳、脸色苍白、消化不良等。严重症状包括：直立性眩晕、四肢冷、心悸、呼吸困难、共济失调、发音含糊，甚至晕厥。还可能诱发脑梗死，心肌缺血，影响了老年患者生活质量，给其及家庭和社会带来严重问题。

2. 低血压老年人的照护措施

（1）一般照护

1）适当锻炼：应适当加强锻炼，生活要有规律，防止过度疲劳，因为极度疲劳会使血压下降。根据自身情况选择运动项目，如太极拳、散步、健身操等。

2）保持良好的精神状态，提高身体素质，改善神经、血管的调节功能，加速血液循环，减少直立性低血压的发作。

3）每餐不宜过饱，因为太饱会使回流心脏的血液相对减少，低血压的老年患者每日清晨可以饮些淡盐水，或吃稍咸的食物以增加饮水量，较多的水分进入血液可增加血容量，从而提高血压。

（2）心理照护

了解有关疾病知识，使老年患者对疾病有正确的认识。指导老年患者避免危险因素，包括心理方面的因素如紧张，焦虑，烦躁，恐惧，抑郁等负性情绪。减轻压力，每日保证充足的睡眠。

（3）用药照护

1）服药前要仔细阅读药品说明书，凡可引起头晕及低血压的药物应慎用，用药期间注意观察有无头晕、头痛以及视力改变等症状。一旦有这些症状发生，应立即坐下或躺下，并测量血压，防止病情加重。

2）因其他疾病求医时，应主动告诉医生自己有低血压，以便医生用药避免使用明显降低血压的药物。

3）有脑缺血症状或病情较重者给予药物治疗，主要是为了增加组织器官的血液灌注，升高血压。

4）治疗期间注意观察药物的疗效及禁忌、副作用，注意观察血压的变化。

（4）健康指导

1）注意体位：低血压与体位有关时，起立时不能突然，要转身缓缓而起，肢体屈伸动作不要过猛过快，例如提起，举起重物或排便后起立动作都要慢些．晚上睡觉将头部垫高，早上起床时应缓慢地改变体位防止因血压突然下降，脑供血不足而晕倒。

2）加强体育锻炼：良好的运动习惯，可以增加心肌收缩力，增加心排血，从而改善人体对血压的调节。持之以恒的运动有助于减少低血压发生，消除低血压带来的种种不适症状。但应注意运动量不宜过大，也不可做体位变动过大的运动，以步行，慢跑，游泳等项目为宜，运动后应无气喘，心率不超过 110 次 / 分钟。

3）调整饮食：应少量多餐，荤素兼吃，多食易消化，高胆固醇，高蛋白食物，如：鸡蛋黄，鱼子，乳酪牛奶，大豆等。餐后不宜马上活动。

（5）预防和处理直立性低血压：直立性低血压是指突然站立时血压急剧下降，以自主神经功能障碍为主要表现的一类综合征，可分为原发性直立性低血压和继发性直立性低血压。原发性直立性低血压可出现黑矇、眩晕甚至晕厥等，严重者可引起冠状动脉供血不足等并发症。常发生于自主神经系统疾病患者和老年人，对该类老年人，应注意以下几点：

1）要告诉老年人在联合用药、服首剂药物或加量时特别注意。避免长时间站立，尤其在服药后最初几个小时。

2）改变姿势、特别是从卧、坐位起立时动作宜缓慢。

3）服药时间可选在平静休息时，服药后继续休息一段时间再下床活动；如在睡前服药，夜间起床排尿时应注意。

4）避免用过热的水洗澡，更不宜大量饮酒。

5）发生直立性低血压时应取头低足高位平卧，可抬高下肢超过头部，屈曲股部肌肉和活动脚趾，以促进下肢血液回流。

第三节　老年人血糖评估与照护

血液中的糖分称为血糖，绝大多数情况下都是葡萄糖。体内各组织细胞活动所需的能量大部分来自葡萄糖，所以血糖必须保持一定的水平才能维持体内各器官和组织的需要。

一、血糖的相关概念与影响因素

（一）血糖相关概念

1. 血糖　血液中的葡萄糖称为血糖。空腹血糖为 8～10 小时不进食所监测的血糖值；餐后血糖通常以进食第一口饭计时，餐后 2 小时所监测的血糖值。

2. 低血糖　低血糖是指由多种原因其引起的血糖浓度过低所导致的综合征，一般以血浆血糖浓度小于 3.9mmol/L 为低血糖的诊断标准。

3. 糖尿病　糖尿病是一种以高血糖为特征的代谢性疾病。主要是由于绝对或相对胰岛素分泌不足，以及靶组织细胞对胰岛素敏感性降低所引起的代谢紊乱。糖尿病时长期存在的高血糖，导致各种组织，特别是眼、肾、心脏、血管、神经的慢性损害、功能障碍。可分为 1 型、2 型、妊娠型和其他型四大类，最常见的是 1 型、2 型。1 型糖尿病常发于幼儿或青少年，2 型糖尿病多发于成年人，尤其是中老年人居多。

（二）异常血糖的影响因素

1. 低血糖　胰岛素或磺脲类药物治疗患者或新近饮酒者，在治疗期间，老年人原血糖较高，经用降糖药（尤其是胰岛素）后在短时间内血糖下降过快或下降幅度过大，出现低血糖症状，但测血糖仍在正常范围。糖尿病初期及应用降糖药的老年人尤为明显。

2. 糖尿病　与老年人年龄增长，长期缺乏身体活动、不合理的饮食习惯、肥胖，精神压力过大导致焦虑、抑郁，高血压高血脂及遗传等因素有关。减少这些因素的发生可有效减少糖尿病的发生。

二、老年人血糖的评估与判断

（一）老年人的血糖测量与判断

项目	空腹	餐后 2 小时	糖耐量试验	糖化血红蛋白
正常值	3.8 ~ 6.1mmol/L	4.4 ~ 7.8mmol/L	—	—
低血糖	> 3.9mmol/L	—	—	—
糖尿病	≥ 7.0mmol/L	≥ 11.1 mmol/L	≥ 11.1 mmol/L	≥ 6.5%

（1）口服糖耐量实验，服糖后两小时的血糖 ≥ 11.1 mmol/L

（2）以糖化血红蛋白测定反映过去 3 个月内血糖的平均水平。

（3）以上诊断方式有一种满足即可诊断为糖尿病。

（4）血糖测量操作流程（表 5-5）。

表 5-5　血糖测量操作流程

操作步骤	操作内容
操作准备	1. 环境准备：整洁、安静、光线充足 2. 操作者准备：衣帽整洁，洗手，戴口罩 3. 用物准备：采血笔、采血针头、血糖仪、试纸条、75% 酒精、棉签
核对评估	1. 确认：老年人姓名 2. 确认：检查试纸条的有效期及条码是否符合
操作过程	1. 核对解释：携用物至老年人床旁，核对老年人、姓名，向老年人及家属解释测量血糖的目的、过程及配合方法 2. 环境准备：环境清洁、安静，光线适宜 3. 老年人准备：用肥皂或温水洗净并擦干双手，采血前手臂下垂 10 ~ 15 秒 4. 开机、安装试条 ● 打开试纸桶取出试纸，把试条插入血糖仪内 ● 打开显示屏保护盖，按 ON/OFF 键，血糖仪开启，并自动送出一片试纸 5. 消毒、采血 ● 消毒：用 75% 酒精消毒手指尖侧面部位，待干后进行皮肤穿刺 ● 部位：采血部位通常采用指尖、足跟两侧（婴儿）等末梢毛细血管全血，水肿或感染的部位不宜采血 ● 穿刺后等待几秒钟，然后由掌心往采血部位方向抚摸挤压手及手指，促进血滴的形成，弃去第一滴血液，将第二滴血液置于试纸上指定区域 6. 滴血：屏幕显示闪烁的手和血滴符号，等血糖仪发出"哗"声提示音，即可滴加血滴到试纸前端的黑槽上，试纸自动吸血 7. 读取结果：15 秒后屏幕显示测量结果 8. 关机：按 ON/OFF 键，血糖仪关机，使用过的试纸取出，盖上显示屏保护盖 9. 整理：血糖仪、试纸、酒精等放置回原位

续表

操作步骤	操作内容
操作后	1. 整理安置：安置老年人于舒适卧位，整理床单位 2. 清理用物：用物按规定妥善处理 3. 记录：记录此次测量血糖值

（二）糖尿病的高危人群与主要表现

1. 糖尿病的高危人群

符合以下条件之一者，视为糖尿病高危人群，需及时进行血糖筛查：

（1）有糖调节受损史者（空腹血糖受损或糖耐量受损）。

（2）年龄 ≥ 45 岁。

（3）超重或肥胖（BMI ≥ 24kg/m²，男性腰围 ≥ 85cm，女性腰围 ≥ 80cm）。

（4）2 型糖尿病的一级亲属。

（5）年龄 ≥ 30 岁的妊娠妇女；有妊娠糖尿病史者；曾有分娩巨大儿（出生体重 ≥ 4kg）者；有不能解释的滞产者。

（6）血脂异常：高密度脂蛋白胆固醇 ≤ 0.91mmol/L（≤ 35mg/dl）及甘油三酯 ≥ 2.22mmol/l（≥ 200mg/dl），或正在接受调脂治疗。

（7）血压升高（血压 ≥ 140/90mmHg），或正在接受降压治疗，和/或心脑血管病变者。

（8）BMI ≥ 28kg/m² 的多囊卵巢综合征老年人。

（9）严重精神病和/或长期接受抑郁症药物治疗的老年人。

（10）静坐生活方式者、有一过性糖皮质激素诱发糖尿病病史者等。

2. 糖尿病的主要表现：

（1）多尿　血糖升高后，大量葡萄糖从肾脏排出，引起渗透性利尿而多尿。每日尿量可达 2~10L。

（2）多饮　因多尿失水而口渴、多饮。

（3）多食　由于葡萄糖不能被机体充分利用而随尿排出，机体热量来源不足，患者常感饥饿，导致易饥多食。

（4）消瘦　外周组织对葡萄糖利用障碍，脂肪、蛋白质分解增多，代谢呈负氮平衡，因而老年人逐渐消瘦，疲乏无力，加之失水，体重明显减轻。

以上症状即为"三多一少"，即多尿、多饮、多食和体重减轻。

三、糖尿病老年人的照护措施

（一）饮食照护

饮食照护是糖尿病老年人治疗的基础，也是糖尿病自然病程中必不可少的治疗措施，应严格执行饮食计划并长期坚持。

1. 制定总热量　根据老年人理想体重、工作性质、生活习惯计算每天所需的总热量。男性理想体重（kg）= 身高 –100cm，女性＞ 40 岁理想体重（kg）= 身高 – 100cm，成年人休息状态下 25 ~ 30kcal/kg，轻体力 30 ~ 35kcal/kg，中体力 35 ~ 40kcal/kg，重体力＞ 40kcal/kg。

2. 食物组成　以高碳水化合物、低脂肪、适量蛋白质和高维生素的膳食为主。用粗制米、面和一定量杂粮为主食，占饮食总热量的 50% ~ 60%。蛋白以动物蛋白为主，不超过总热量的 15%。脂肪占总热量的 30%，每天胆固醇摄入量在 300g 以下。饮食中食用纤维含量 40 ~ 60g 为宜。

3. 主食分配　糖尿病患者的饮食应定时、定量，可按每天 3 餐 1/5、2/5、2/5 或 1/3 进行安排。

4. 注意事项　忌吃油炸、油煎、动物内脏及各种甜食，炒菜宜用植物油，限酒限盐，每天食盐＜ 6g。每周定期检测体重 1 次，体重增加＞ 2kg，减少饮食总热量。

（二）运动照护

运动照护的原则是适量，经常性和个体性。根据老年人年龄、性别、体力、病情以及有无并发症等安排事宜的运动，循序渐进并长期坚持。

1. 运动方式　有氧运动为主，如散步、慢跑、骑自行车、做广播体操、太极拳等。

2. 运动时间　最佳运动时间是餐后 1 小时，活动时间为 30 ~ 40 分钟。

3. 运动强度　老年人活动时心率达到最大耗氧量的 60%，即心率 =170 – 年龄。

4. 注意事项　运动不宜在空腹时进行，防止低血糖发生。运动中需要补充水分，随身携带糖果，如出现胸闷、头晕、视物模糊等症时应停止运动，食用随身携带糖果。

（三）用药照护

1. 胰岛素使用照护（表 5-6：胰岛素笔使用操作流程）

（1）准确用药：了解胰岛素的名称、剂型、胰岛素笔的使用方法及作用特点，剂量要准确，按时注射。

（2）药物保存：未开封的胰岛素放于冰箱 4 ~ 8℃冷藏保存，正在使用的胰岛素在常温下保存即可，避免过冷、过热、太阳直晒、剧烈晃动等。

（3）注射部位：胰岛素注射部位选择与更换：胰岛素采用皮下注射，常用注射部位为上臂三角肌、臀大肌、大腿前侧、腹部等，腹部吸收最快，其次是上臂三角肌、大腿前侧、臀大肌。如果需要运动治疗不选用大腿前侧、臀大肌。

（4）经常更换注射部位：长期注射同一部位可能导致局部皮下脂肪萎缩或增生，局部硬结，如在同一区域注射，必须间隔上一次注射部位的针眼1cm以上，选择无硬结的部位，如产生硬结，可用热敷，但要避免烫伤。应用胰岛素注射时要严格遵循无菌技术操作，避免感染发生。注射方式以皮下注射为主，宜选择皮肤疏松部位，如腹部、臀部、上臂、大腿内侧等，注射部位要经常更换。

（5）不良反应

1）局部不良反应：注射部位硬结、局部脂肪营养不良；感染。

2）全身不良反应：会出现过敏，主要见于应用动物胰岛素。

3）低血糖反应：多见于使用量过大、使用后运动或热水浴。

4）水肿：多发生在胰岛素使用第1周、常见踝关节水肿，可自行消退。

5）屈光不正：是因血糖降低而晶体内血糖延迟降低，渗透压高有关。

表 5-6　胰岛素笔使用操作流程

操作步骤	操作内容
操作准备	1. 环境准备：整洁、安静、光线充足 2. 操作者准备：衣帽整洁，洗手，戴口罩 3. 用物准备：胰岛素笔、笔芯、针头、酒精、医用棉签
核对评估	1. 确认：老年人姓名 2. 确认： ● 核对胰岛素笔和笔芯是否配套 ● 核对本次需要注射胰岛素的剂量，检查笔芯是否还有足够的剂量 ● 检查笔芯是否完好、过期、有无裂缝及药液性状颜色是否正常
操作过程	1. 核对解释：携用物至老年人床旁，核对老年人姓名，向其及家属解释胰岛素注射的目的、过程及配合方法 2. 环境准备：环境清洁、安静，光线适宜 3. 老年人准备：舒适体位，短效胰岛素注射前需准备好食物 4. 安装笔芯和针头： ● 安装笔芯：扭开笔芯架，将笔芯装入笔芯架，再将笔芯架旋紧在笔上 ● 安装针头：用酒精棉签消毒笔芯前段橡皮膜，取出针头，先将针头插入笔芯橡皮膜端，然后顺时针旋紧针头

续表

操作步骤	操作内容
操作过程	5. 排气： ● 取下大针帽和小针帽，将针尖朝上，笔竖直 ● 用手指轻弹笔架数次，使笔芯中的气泡聚集在上部 ● 接下来再把剂量刻度调至单位数处，然后按压注射按钮刻度归零，如有药液排出，表明排气成功，如没有药液排出，重复上述动作 ● 结束后，盖上小针帽 6. 选择注射部位、消毒： ● 选择注射部位：腹部、臀部、上臂及大腿内侧 ● 检查部位：检查注射部位有无硬结、淤血、如有需要更换注射部位 ● 部位消毒：用酒精棉签将注射部位由内向外进行消毒 7. 摇匀药液：双手竖立握紧笔，反复搓动数次，直到药液变得均匀 8. 注射： ● 握笔姿势：右手手心和除大拇指外的四个手指握住笔的中间部位，针头朝下 ● 进针：取下小针帽，左手拇指和示指捏起注射部位皮肤，右手握笔，按 45°或垂直快速进针 ● 推注：右拇指缓慢均匀按压推注按钮，直至刻度归零，说明本次药量注射完毕 ● 出针：注射完毕后，针头皮下停留 6～10 秒后，顺着进针方向快速拔出针头 ● 按压针眼：出针后立即用干棉签按压针眼处 10 秒 9. 整理： ● 针头：盖上针帽，拔下针头，丢弃 ● 笔芯：将笔芯取下来，未用完的置于冷藏室储存 ● 其他物料：注射笔、酒精、棉签等放置原位
操作后	整理安置：安置老年人于舒适卧位，整理床单位

2. 口服药使用照护

（1）磺脲类药物的照护：协助老年人于早餐前半小时服用，注意观察药物的不良反应，如低血糖、胃肠道反应、血液系统改变等。

（2）双胍类药物的照护：老年人会有胃肠道反应如恶心、呕吐、畏食、消化不良、口中金属味；诱发急性并发症：乳酸酸中毒（服用苯乙双胍常见）、酮症酸中毒；大剂量服用引起吸收不良而致维生素 B_{12} 和叶酸缺乏。

（3）α-糖苷酶抑制剂药物的照护：应与老年人进食第一口食物同服，服药后老年人多有不良胃肠道反应，如腹胀、肛门排气增多、大便稀溏或轻腹泻症状。

（四）并发症照护

糖尿病常见的并发症为感染、糖尿病足和低血糖反应。

1. 感染 注意保暖，勤用温水洗澡，尤其是外阴部，勤换衣，内衣以棉质、宽松、透气为好。

2. 糖尿病足的防治　糖尿病足是中晚期糖尿病老年人的常见并发症，也是糖尿病致残的主要表现之一。其特点是下肢疼痛、皮肤溃疡，间歇性跛行和足部坏疽。糖尿病史在5年以上者必须警惕"高危足"，防治措施主要包括：

（1）减轻足部压力，使用治疗性鞋袜，穿合体鞋（不穿高跟鞋），鞋袜要舒适透气。

（2）正确修剪趾甲，经常检查足部有无外伤与破损。

（3）不用刀削足部鸡眼，不使用鸡眼膏等腐蚀性药物，以免发生皮肤溃疡。

（4）正确处理伤口，对小伤口应先用消毒剂（如酒精）彻底清洁后再用无菌纱布覆盖，若伤口2～3天仍未愈合应尽早就医。

（5）冬季注意足部保暖。平时可进行患肢伸直抬高运动、踝关节屈伸活动和足趾背屈和跖屈活动等，但禁忌长时间行走或跑步。

3. 低血糖的防治

（1）低血糖是糖尿病治疗过程中常见的并发症。轻度低血糖时出现心慌、手抖、饥饿、出冷汗等，严重时可昏迷，甚至死亡。

（2）预防低血糖需要注意

1）注射胰岛素后30分钟内禁食。

2）定时、定量进食。

3）在体力活动前吃一些碳水化合物食物。

4）不要饮酒过多。

如出现上述低血糖症状，意识清醒的老年人应尽快口服含糖饮料，如橙汁、糖水、可乐等，或吃一些糖果、点心，意识不清的老年人应立即送医院治疗。

（五）心理照护

糖尿病病程较长，老年人易出现焦虑、抑郁等心理障碍。应采取有效的心理疏导措施，减少各种不良刺激。通过有计划、有目的地与老年人进行交流，耐心讲解糖尿病的有关知识，使老年人正确认识疾病，消除不良的心理因素，保持情绪稳定。

第四节　老年人的冷疗照护

冷疗法是通过用冷作用于人体的局部或全身，以达到止血、镇痛、消炎、降温和增进舒适的作用，是临床上常用的物理治疗方法。作为冷疗法的实施者，应了解冷疗法的效应，掌握正确的使用方法，观察老年人的反应，并对治疗效果进行及时的评价，以达到促进疗效、减少损伤发生的目的。在实施冷疗法前应了解冷疗法的相关知识，确保老年人安全。

一、冷疗的概念、效应与影响因素

（一）概念

冷疗是利用低于人体温度的物质作用于体表皮肤，通过神经传导引起皮肤和内脏器官血管的收缩或舒张，从而改变机体各系统体液循环和新陈代谢，达到治疗目的的方法。

（二）冷疗的效应

1. 生理效应冷疗法的应用使机体产生不同的生理效应（表 5-7）。

表 5-7　冷疗生理效应

生理指标	生理效应
血管扩张 / 收缩	收缩
细胞代谢率	减少
需氧量	减少
毛细血管通透性	减少
血液黏稠度	增加
血液流动速度	减慢
淋巴流动速度	减慢
结缔组织伸展性	减弱
神经传导速度	减慢
体温	下降

2. 继发效应用冷超过一定时间，产生与生理效应相反的作用，这种现象称为继发效应。如用冷可以使血管收缩，但持续用冷 30～60 分钟后，则血管扩张，这是机体避免长时间用冷造成对组织的损伤而引起的防御反应。因此，冷治疗应有适当的时间，以 20～30 分钟为宜，如需反复使用，中间需间隔 1 小时的时间，让组织有一个复原过程，防止产生继发效应而抵消生理效应。

（三）冷疗效果的影响因素

影响冷疗效果的因素包含：用冷方式、用冷部位面积、用冷时间的长短、用冷的温度与机体治疗前体表的温度差、用冷部位及老年人个体差异有关。

（四）老年人对温度感受的特点

老年人由于感觉功能减退，对冷刺激的敏感性降低，反应比较迟钝。耐受性差。

二、冷疗前的准备工作

（一）评估与判断

1. 评估老年人的病情、意识、体温、治疗情况、局部皮肤状况、活动能力及合作程度。
2. 判断用冷的方式、时间、部位是否符合要求，达到治疗目的。有无不良反应及并发症的发生。

（二）明确冷疗的目的

减轻局部充血和出血，通过血管收缩、降低神经末梢敏感性、减轻组织肿胀而减轻疼痛，可使皮肤血管收缩、细胞代谢降低、降低细菌活力，而抑制炎症扩散和化脓，适合炎症早期，同时还可降低体温，常用于高热、中暑老年人。

（三）了解冷疗的禁忌

1. 血液循环障碍　常见于大面积组织受损、全身微循环障碍、休克、周围血管病变、动脉硬化、糖尿病、神经病变、水肿等老年人，因循环不良，组织营养不足，若使用冷疗，进一步使血管收缩，加重血液循环障碍，导致局部组织缺血缺氧而变性坏死。
2. 慢性炎症或深部化脓病灶　因冷疗使局部血流减少，妨碍炎症的吸收。
3. 组织损伤、破裂或有开放性伤口　因冷疗可降低血液循环，增加组织损伤，且影响伤口愈合，尤其是大范围组织损伤，应禁止用冷。
4. 对冷过敏　该类人群使用冷疗可出现红斑、荨麻疹、关节疼痛、肌肉痉挛等过敏症状。
5. 冷疗的禁忌部位
（1）枕后、耳郭、阴囊处：用冷易引起冻伤。
（2）心前区：用冷可导致反射性心率减慢、心房纤颤或心室纤颤及房室传导阻滞。
（3）腹部：用冷易引起腹泻。
（4）足底：用冷可导致反射性末梢血管收缩影响散热或引起一过性冠状动脉收缩。

三、常用冷疗的方法及其注意事项

（一）冰袋（图 5-4）

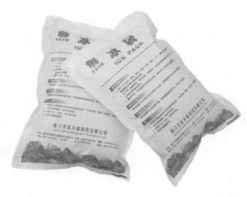

图 5-4　冰袋

1. 使用目的降温、止血、镇痛、消炎。
2. 使用方法冰袋使用的操作流程见表 5-8。

表 5-8　冰袋操作流程

操作步骤	操作内容
操作准备	1. 自身准备：衣帽整洁，修剪指甲，洗手，戴口罩 2. 环境准备：温度适宜，酌情关闭门窗，避免对流风 3. 物品准备：一次性冰袋、冰袋或冰囊、布套、毛巾、冰块、帆布袋、木槌、脸盆、冷水、勺 4. 老年人准备：了解操作目的及配合要点，安置舒适体位
核对评估	核对老年人信息，评估年龄、病情、体温、治疗情况、局部皮肤情况
操作过程	1. 备冰袋 备冰：将冰块砸碎，放凉水盆中去除棱角 装袋：冰袋斜放与桌面上，用勺装冰块至 1/2 ~ 2/3 满 驱气：缓慢放平冰袋，排除袋内气体，夹紧袋口 检查：倒提抖动，检查无漏水后擦干冰袋，套上布套 若为一次性冰袋，去除中间隔棒，充分摇匀，用毛巾包裹好 2. 放冰袋 将冰袋置于老年人身体所需部位。放置时间一般为 10 ~ 30 分钟 高热老年人放于前额、头顶部和体表大血管流经处 扁桃体摘除术后放于颈前颌下

续表

操作步骤	操作内容
操作过程	3. 观察用冷期间，观察冰袋情况及局部皮肤颜色，询问老年人感觉 4. 取冰袋 30 分钟后，撤掉冰袋
操作后	1. 整理用物 整理床单位，安置老年人舒适体位 将冰袋倒空后倒挂、晾干，将冰袋吹气后旋紧塞子，放在阴凉干燥处备用；布套清洁后晾干，备用 整理其他用物 洗手 2. 记录用冷时间、部位、反应及效果

3. 使用冰袋注意事项

（1）随时观察、检查冰袋有无漏水，是否夹紧。冰块融化后应及时更换，保持布袋干燥。

（2）观察用冷部位局部情况，皮肤色泽，防止冻伤。倾听老年人主诉，有异常立即停止用冷。

（3）如为了降温，冰袋使用后 30 分钟需测体温，当体温降至 39℃以下，应取下冰袋，并做好记录。

（二）冰帽（图 5-5）

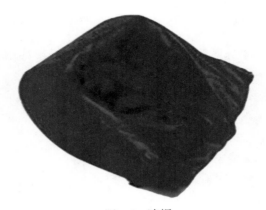

图 5-5　冰帽

1. 使用目的头部降温，预防脑水肿。

2. 使用方法冰帽使用的操作流程详见表 5-9。

表 5-9　冰帽操作流程

操作步骤	操作内容
操作准备	1. 自身准备衣帽整洁，修剪指甲，洗手，戴口罩 2. 环境准备温度适宜，酌情关闭门窗 3. 物品准备 4. 老年人准备了解操作目的及配合要点，安置舒适体位
核对评估	核对老年人信息，评估年龄、病情、头部状况、治疗情况、心理状态及合作程度
操作过程	1. 备冰同冰袋使用方法 2. 降温将老年人的头部置冰帽中，后颈部、双耳廓垫海绵；排水管放于水桶内 3. 观察观察冰帽情况，询问老年人感觉 4. 取冰帽 30 分钟后，撤掉冰帽
操作后	1. 整理用物 　● 整理床单位，安置患者舒适体位 　● 冰帽处理方法同冰袋 　● 整理其他用物 　● 洗手 2. 记录用冷时间、反应及效果

3. 使用冰帽注意事项：

（1）观察冰帽有无破损、漏水，冰帽内的冰块融化后，应及时更换或添加。

（2）用冷时间不得超过 30 分钟，以防产生继发效应。

（三）冷湿敷

1. 使用目的止血、消炎、消肿、镇痛。

2. 使用方法操作流程详见表 5-10。

表 5-10　冷湿敷操作流程

操作步骤	操作内容
操作准备	1. 自身准备衣帽整洁，修剪指甲，洗手，戴口罩 2. 环境准备：温度适宜，酌情关闭门窗，必要时遮挡屏风 3. 物品准备长钳 2 把、敷布 2 块、凡士林、纱布、棉签、橡胶单、治疗巾、盛满冰水的容器 4. 老年人准备了解操作目的及配合要点，安置舒适体位
核对评估	核对老年人信息，评估年龄、病情、体温、治疗情况、局部皮肤情况，活动能力和合作程度

续表

操作步骤	操作内容
操作过程	1. 冷湿敷 ● 将敷布置于冰水中浸透，用敷料钳将敷布拧至不滴水，抖开，敷于患处 ● 高热老年人敷于前额 2. 时间 ● 每 3 ~ 5 分钟更换一次敷布，持续 15 ~ 20 分钟 ● 高热老年人降温时，应冷湿敷 30 分钟后测量体温 3. 观察：观察局部皮肤变化，询问老年人感觉
操作后	1. 整理用物 ● 冷湿敷完毕，用毛巾擦干冷湿部位 ● 整理床单位，安置老年人于舒适体位 ● 整理其他用物 ● 洗手 2. 记录冷湿敷部位、时间、效果及反应

3．使用冷湿敷注意事项：

（1）注意观察局部皮肤情况及老年人反应。

（2）敷布湿度得当，以不滴水为宜。

（3）若为降温，则使用冷湿敷 30 分钟后应测量体温，并记录。

（四）温水或酒精擦拭

1．使用目的　通过全身用冷的方法，为高热老年人降温。酒精是一种挥发性的液体，拭浴时在皮肤上迅速蒸发，吸收和带走机体大量的热，而且酒精又具有刺激皮肤使血管扩张的作用，因而散热能力较强。

2．使用方法　温水或酒精擦拭流程详见表 5-11。

表 5-11　温水或酒精擦拭操作流程

操作步骤	操作内容
操作准备	1. 自身准备衣帽整洁，修剪指甲，洗手，戴口罩 2. 环境准备：温度适宜，酌情关闭门窗，必要时遮挡屏风 3. 物品准备大毛巾、小毛巾、热水袋及套、冰袋及套、脸盆内放 32 ~ 34℃ 温水，2/3 满，或盛放 30℃，25% ~ 35% 酒精 200 ~ 300ml。必要时备衣裤、屏风、便器 4. 老年人准备了解操作目的及配合要点，安置舒适体位
核对评估	核对老年人信息，评估年龄、病情、体温、治疗情况、局部皮肤情况，活动能力和合作程度

操作步骤	操作内容
操作过程	1. 脱衣对老年人做好解释工作，松被尾，帮助老年人脱去上衣，协助排便 2. 置两袋冰袋放置于头部，热水袋放置于足底 3. 擦拭方法 （1）暴露擦拭部位，垫上大毛巾；小毛巾浸湿，拧至半干，缠在手上呈手套式 （2）以离心方向擦拭，擦拭完毕，用大毛巾擦干皮肤 4. 擦拭顺序 （1）双上肢：仰卧位，擦拭顺序为：颈外侧、上臂外侧、手背、手心、上臂内侧、腋窝、侧胸 （2）腰背部：侧卧位，从颈下肩部至臀部，擦拭完毕，穿好上衣 （3）双下肢：仰卧位，脱裤，擦拭顺序为：外侧（髂骨、大腿外侧、小腿外侧至足背）、内侧（内踝小腿内侧、大腿内侧至腹股沟）、后侧（臀下、大腿后侧、腘窝、小腿后侧至足跟） （4）擦拭后穿好裤子 5. 时间每侧肢体各擦 3 分钟，全程 20 分钟以内 6. 观察擦拭过程中注意观察老年人有无寒战、面色苍白、脉搏、呼吸异常，并随时询问老年人感觉
操作后	1. 整理用物 （1）协助老年人整理衣服，撤去大毛巾、热水袋和冰袋 （2）整理床单位，安置老年人舒适体位 （3）整理其他用物 （4）洗手 2. 记录擦浴时间、效果及反应

3. 温水或酒精擦拭注意事项：

（1）擦拭过程中，注意观察局部皮肤情况及老年人反应。

（2）胸前区、腹部、后颈、足底为拭浴的禁忌部位。

（3）擦拭时，以拍拭（轻拍）方式进行，避免用摩擦方式，因摩擦易生热。

第五节　老年人压疮的预防与照护

压疮是长期卧床老年人或躯体移动障碍老年人皮肤易出现的最严重的问题，具有发病率高、病程发展快、难以治愈及治愈后易复发的特点，一直是医疗和护理领域的难题。压疮本身并不是原发疾病，大多是由于其他原发病未能很好地护理而造成的皮肤损伤。一旦发生压疮，不仅给老年人带来痛苦、加重病情及延长疾病康复的时间，严重时还会因继发感染引起败血症而危及生命。因此，必须加强老年人皮肤护理，预防和减少压疮发生。虽然近年来医疗护理服务水平已有很大提高，但从全球范围看，压疮的发病率并无下降趋势。

一、压疮的概念及影响因素

（一）概念

压疮是身体局部组织长期受压，血液循环障碍，局部组织持续缺血、缺氧，营养缺乏，致使皮肤失去正常功能而引起的组织破损和坏死。

（二）压疮发生的影响因素

压疮形成是一个复杂的病理过程，是局部和全身因素综合作用所引起的皮肤组织的变性和坏死。

1. 力学因素　压疮不仅由垂直压力引起，还可由摩擦力和剪切力引起，通常是2~3种力联合作用所导致。（图5-6）

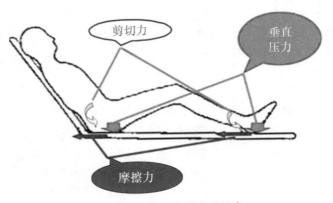

图 5-6　压疮形成的力学因素

垂直压力：对局部组织的持续性垂直压力是引起压疮的最重要原因。当持续性垂直压力超过毛细血管压（正常为16~32mmHg）时，即可阻断毛细血管对组织的灌注，致使氧和营养物质供应不足，代谢废物排泄受阻，导致组织发生缺血、溃烂或坏死。压疮形成与压力的强度和持续时间有密切关系。垂直压力常见于长时间采用某种体位，如卧位、坐位者。

摩擦力：是由两层相互接触的表面发生相对移动而产生。摩擦力作用于皮肤时，易损害皮肤的保护性角质层而使皮肤屏障作用受损，致使病原微生物易于入侵皮肤。摩擦力主要来源于皮肤与衣、裤或床单表面逆行的阻力摩擦，尤其当床面不平整（如床单或衣裤有皱褶或床单有渣屑）时，皮肤受到的摩擦力会增加。老年人在床上活动或坐轮椅时，皮肤随时可受到床单和轮椅表面的逆行阻力摩擦。搬运时，拖拉动作也会产生摩擦力而使老年人皮肤受到损伤。皮肤擦伤后，受潮湿、污染而易发生压疮。

　　剪切力：是由两层组织相邻表面间的滑行而产生的进行性相对移位所引起，由压力和摩擦力相加而成，与体位有密切关系。如半坐卧位时，骨骼及深层组织由于重力作用向下滑行，而皮肤及表层组织由于摩擦力的缘故仍停留在原位，从而导致两层组织间产生牵张而形成剪切力。由剪切力造成的严重伤害早期不易被发现，且多表现为口小底大的潜行伤口。

　　2. 局部潮湿或排泄物刺激　皮肤经常受到汗液、尿液及各种渗出引流液等物质的刺激变得潮湿，因被软化而抵抗力下降，削弱了皮肤的屏障作用；尿液和粪便中化学物质的刺激使皮肤酸碱度发生改变，致使表皮角质层的保护能力下降，皮肤组织破溃，且容易继发感染。此外，皮肤潮湿会增加摩擦力，进而加重皮肤损伤。

　　3. 营养状况　是影响压疮形成的重要因素。全身出现营养障碍时，营养摄入不足，蛋白质合成减少，出现负氮平衡，皮下脂肪减少，肌肉萎缩。过度肥胖在压力或摩擦力作用下容易变形和受损。水肿皮肤因弹性和顺应性下降，影响皮肤血液循环而容易导致压疮发生。贫血使血液输送氧气能力降低，一旦循环受阻更易造成组织缺氧，由此引发压疮。

　　4. 年龄　老年人因老化过程导致皮肤在解剖结构、生理功能及免疫功能等方面均出现衰退现象，表现为皮肤松弛、干燥，缺乏弹性，皮下脂肪萎缩、变薄，皮肤抵抗力下降，对外部环境反应迟钝，皮肤血流速度下降且血管脆性增加，最终导致皮肤易损性增加。

　　5. 体温　升高体温升高时，机体新陈代谢率增高，组织细胞对氧的需求量增加。加之局部组织受压，使已有的组织缺氧更加严重。因此，伴有高热的严重感染老年人存在组织受压情况时，压疮发生概率升高。

　　6. 矫形器械使用不当　应用石膏固定和牵引时，限制老年人身体或肢体活动。特别是夹板内衬垫放置不当、石膏内不平整或有渣屑、矫形器械固定过紧或肢体有水肿时，致使肢体血液循环受阻，从而导致压疮发生。

　　7. 机体活动和 / 或感觉障碍　活动障碍多由神经损伤、手术麻醉或制动造成，自主活动能力减退或丧失使局部组织长期受压，血液循环障碍而发生压疮。感觉受损可造成机体对伤害性刺激反应障碍，保护性反射迟钝，长时间受压后局部组织坏死而导致压疮发生。

　　8. 急性应激因素　急性应激使机体对压力的敏感性增加，导致压疮发生率增高。此外，急性应激引起体内代谢紊乱，应激激素大量释放，中枢神经系统和神经内分泌传导系统发生紊乱，机体内环境的稳定性被破坏，机体组织失去承压能力，从而引发压疮。

二、老年人发生压疮的评估与判断

（一）压疮发生的高危人群及主要危险因素

1. 压疮发生的高危人群　自主活动能力丧失及感觉障碍，长期卧床导致身体局部组织长期受压，高领、肥胖、水肿、发热、大小便失禁、使用矫正器和营养不良的老年人。

2. 老年人发生压疮的危险因素　行动和行为受限（如近期发生的下肢骨折、脊髓损伤）、感觉障碍、营养不良、皮肤潮湿（如大、小便失禁）等。应用镇静药、麻醉药等药物，使用石膏、呼吸机面罩、气管插管及其固定支架等医疗器械的情况。

（二）老年人发生压疮的风险评估

1. 皮肤的评估　对于卧床老年人，应及时评估整体皮肤情况；若老年人病情发生变化或使用了石膏、呼吸机面罩等医疗器械，应密切关注皮肤或黏膜受压情况，尤其是骨隆突部位皮肤、与医疗器械接触部位及周围的皮肤或黏膜。

2. 营养状况的评估　对于存在压疮风险或已发生压疮的老年人，建议加强营养不良风险的评估。另外应关注老年人皮肤弹性、食欲、咀嚼功能、体脂量变化、人血白蛋白等各项反映营养状态的评估指标。

3. 评估量表的使用　目前已有 Braden 量表（表 5-12）、Norton 量表、Waterlow 量表等多种成熟的压疮风险评估工具，可协助判断老年人发生压疮的风险，建议结合量表特点选择使用，其中 Braden 量表在全球应用较广泛。

表 5-12　Braden 压疮风险评分表

评分内容	评估计分标准				评分
	1分	2分	3分	4分	
1. 感知能力	完全受限	大部分受限	轻度受限	无损害	
2. 潮湿程度	持续潮湿	常常潮湿	偶尔潮湿	罕见潮湿	
3. 活动能力	卧床	坐椅子	偶尔步行	经常步行	
4. 移动能力	完全受限	非常受限	轻微受限	不受限	
5. 营养摄取能力	非常差	可能不足	充足	丰富	
6. 摩擦力和剪切力	存在问题	潜在问题	不存在问题		
合计：					

判断标准：轻度危险：15～16分；中度危险：13～14分；高度危险：≤12分。

（三）发生压疮老年人的记录与判断

发生压疮后，应全面、系统、动态地评估并记录伤口情况。评估内容包括：①部位；②面积和深度（有无窦道、潜行）；③分期；④气味；⑤渗液量、颜色、性质；⑥创面及创面周围皮肤情况；⑦疼痛等。（压疮分期判断详见表 5-13）

表 5-13　国际 NPUAP 压疮分期

分期	皮肤特征
Ⅰ期：指压不变白的红斑	皮肤完整，局部出现指压不变白的红斑，在深色皮肤上表现可能不同。局部出现的红斑、感觉、温度和硬度改变可能早于皮肤可视性变化
Ⅱ期：部分皮层缺损伴真皮层外露	部分真皮层缺损，伤口床有活力，基底面呈粉红色或红色，潮湿，可能呈现完整或破裂的血清性水疱，但不暴露脂肪层和更深的组织，不存在肉芽组织、腐肉和焦痂
Ⅲ期：全层皮肤缺损	皮肤全层缺损，溃疡面可呈现皮下脂肪组织和肉芽组织伤口边缘卷边（上皮内卷）现象；可能存在腐肉和／或焦痂；深度按解剖位置而异；皮下脂肪较多的部位可能呈现较深的创面，在无皮下脂肪组织的部位（包括鼻梁、耳郭、枕部和踝部）则呈现为表浅的创面；潜行和窦道也可能存在；但不暴露筋膜、肌肉、肌腱、韧带、软骨和骨
Ⅳ期：全层皮肤和组织缺损	全层皮肤和组织缺损，溃疡面暴露筋膜、肌肉、肌腱、韧带、软骨或骨溃疡。伤口床可见腐肉或焦痂。上皮内卷，潜行、窦道经常可见。深度按解剖位置而异
不可分期：损伤程度不明的全层皮肤和组织缺损	全层组织被掩盖和组织缺损。全层皮肤和组织缺损，其表面的腐肉或焦痂掩盖了组织缺损的程度，一旦腐肉和坏死组织去除后，将会呈现 3 期或 4 期压力性损伤。在缺血性肢体或足跟存在不明确分期的压力性损伤，当焦痂干燥、附着（贴壁）、完整、无红斑或波动感时不应将其去除
深部组织压力性损伤——持续指压不变白的深红色、褐红色或紫色	皮肤局部出现持久性非苍白行发红、褐红色或紫色，或表皮分离后出现暗红色伤口床或充血性水疱，颜色发生改变前往往会有疼痛和温度变化。深肤色人群中变色可能会有不同。在骨隆突处强烈的压力和／或持续的压力和剪切力会致使该损伤出现。伤口可能会迅速发展，呈现真正的组织损伤，经过处理后或可能无组织损伤。如果出现坏死组织、皮下组织、肉芽组织、筋膜、肌肉或其他潜在结构，表明全层组织损伤

三、老年人的皮肤照护原则与措施

（一）老年人的皮肤照护原则

对危重和长期卧床的老年人等易发生压疮的，应经常观察受压皮肤情况，严格交接班，以有效的护理措施预防和杜绝压疮的发生。照护工作中要做到"七勤"，即勤观察、勤翻身、勤擦洗、勤按摩、勤整理、勤更换、勤交班。

（二）老年人预防压疮的照护措施

1．皮肤护理

（1）保持皮肤清洁、干燥。建议在易受浸渍或过于干燥的皮肤部位使用皮肤保护产品。注意不可用力擦洗骨隆突处皮肤。

（2）压疮预防的护理操作

1）压疮预防护理操作流程：详见表5-14。

表 5-14　压疮预防的护理操作流程

操作步骤	操作内容
评估	1．老年人病情及自理能力 2．治疗情况：石膏牵引、固定、长期卧床、病重虚弱等 3．局部：皮肤状况如完整性、颜色、温度、弹性、清洁度等
操作准备	1．自身准备：着装整齐，洗手，戴口罩 2．用物准备 （1）治疗车上层：清洁衣裤、大毛巾、小毛巾、浴皂、脸盆（内盛50℃～52℃温水至1/2～2/3满）、润滑剂、暖瓶、按摩油或膏 （2）治疗车下层：生活垃圾桶、医疗垃圾桶 （3）必要时备屏风、便器
操作过程	1．核对／解释： （1）携用物至老年人床旁，核对床号、姓名、腕带 （2）向老年人及家属解释操作目的及过程 2．环境调适：关闭门窗，调节室内温度为24℃±2℃；用屏风或隔帘遮挡，按需给予便盆 3．老年人准备： （1）松开床尾盖被，移开床旁桌，将脸盆盛热水置于床旁桌上 （2）将枕头立于床头或床尾 （3）协助老年人侧卧或俯卧，背部朝向并靠近照护人员 4．清洁背部： （1）大毛巾一半铺于老年人身下，一半盖于老年人身上，露出老年人背部及臀部 （2）将小毛巾按手套状包裹在手上，将老年人颈部、肩部、背部、臀部依次擦洗干净 5．背部按摩 （1）全背按摩：双手或一手蘸少许按摩油或膏，用手掌从老年人骶尾部开始沿脊柱两侧向上按摩至肩部，以环状动作向下按摩至腰部、骶尾部；如此反复，至少持续按摩3分钟；再用大拇指指腹蘸按摩油或膏由骶尾部沿脊柱按摩至第7颈椎 （2）受压处局部按摩：蘸少许按摩油或膏，用手掌大、小鱼际紧贴皮肤，沿向心方向压力均匀地按摩，由轻到重，再由重到轻，每次3～5分钟 6．安置老年人： （1）按摩完毕，用大毛巾擦净皮肤上残留的按摩油或膏 （2）撤去大毛巾，协助老年人穿好清洁衣裤并取舒适卧位
操作后	1．整理用物：整理床单位及用物，撤屏风，开窗通风 2．洗手并记录：洗手，记录执行时间及护理效果

2）压疮预防操作注意事项：①操作过程中，注意监测老年人生命体征，如有异常立即停止操作；②照护者在操作过程中，应遵循人体力学原则，注意节时省力；③按摩力量适中，避免用力过大造成皮肤损伤。

2．体位安置与变换

（1）妥善安置体位：可把软枕等减压工具沿小腿全长垫起，确保足跟不与床面直接接触。除病情或治疗需要外，避免老年人长时间处于床头抬高超过30°体位，侧卧位时保持背部与水平床面成30°~40°夹角。安置体位时应避免皮肤与医疗器械直接接触。

（2）及时变换体位：根据老年人病情、皮肤情况、床垫材质等调整体位变换的频率和减压部位。老年人病情允许时，使用普通床垫应至少每2小时变换1次体位；使用高规格泡沫床垫可延长至每3~4小时变换1次体位，正确移动老年人的技巧，操作过程中避免拖、拉、推、拽等动作。

3．减压工具的使用

（1）全身性减压工具：建议使用高规格泡沫床垫，也可使用交替充气床垫等减压床垫。

（2）局部减压工具：软枕、预防性敷料等均为广泛使用的局部减压工具。

1）预防性敷料：泡沫敷料是最常用的减压敷料类型。使用时，若敷料出现破损、错位、松动或潮湿，应立即更换；去除粘胶类敷料时，可使用粘胶去除剂或沿顺毛发、平行0°方向移除敷料，以免导致皮肤损伤。

2）足跟减压工具：可使用软枕或其他足跟托起用具，但不建议使用纸板、气垫圈等。

4．进行营养支持 对于存在营养不良风险或营养不良的老年人，由医生、护士、营养师共同制定营养干预计划。对老年人及其照顾者进行饮食指导，鼓励老年人摄入充足的热量、蛋白质、水分、富含维生素与矿物质的平衡膳食。若通过调整饮食仍无法纠正营养不良情况，应遵医嘱为老年人提供肠内、肠外营养支持。

5．鼓励老年人活动 尽可能避免给老年人使用约束带和应用镇静剂。在病情许可的情况下，协助老年人进行肢体功能练习，鼓励老年人尽早离床活动，预防压疮发生。

6．实施健康教育 确保老年人和家属的知情权，使其了解自身皮肤状态及压疮的危害，指导其掌握预防压疮的知识和技能，如营养知识、减压装置的选择、翻身技巧及皮肤清洁技巧等，从而鼓励老年人及家属有效参与或独立采取预防压疮的措施。

（三）发生压疮老年人的伤口处理

1．压疮的分期处理	
Ⅰ期指压不变白的红斑	（1）去除致病原因，防止压疮继续发展 （2）除加强压疮预防措施外，局部可使用半透膜敷料或水胶体敷料加以保护 （3）由于此时皮肤已破损，故不提倡局部皮肤按摩，防止造成进一步伤害

续表

1. 压疮的分期处理	
Ⅱ期部分皮层缺损伴真皮层外露	（1）保护皮肤，预防感染 （2）注意对出现水疱的皮肤进行护理。未破的小水疱应尽量减少摩擦，防止水疱破裂、感染，使其自行吸收；大水疱可在无菌操作下用无菌注射器抽出疱内液体，不必剪去表皮，局部消毒后再用无菌敷料包扎。若水疱已破溃并露出创面，需消毒创面及创周皮肤，并根据创面类型选择合适的伤口敷料
Ⅲ期全层皮肤缺损	（1）清洁伤口，清除坏死组织，处理伤口渗出液，促进肉芽组织生长，并预防和控制感染 （2）根据伤口类型选择伤口清洗液。如：生理盐水、消毒液或抗菌液，可选用1:5000呋喃西林溶液清洗创面；对于溃疡较深、引流不畅者，可用3%过氧化氢溶液冲洗，抑制厌氧菌生长 （3）进行创面清创处理时需根据老年人的病情和耐受性、局部伤口坏死组织情况和血液循环情况选择清创方式，如外科清创、机械性清创、自溶性清创、生物性清创及化学性清创，并于清创期间动态观察伤口渗液量、组织类型和面积的变化 （4）根据渗出液特点，选择适当的湿性敷料，并根据伤口渗出情况确定换药频率
Ⅳ期全层皮肤和组织缺损	（1）加强浅度溃疡期的治疗和护理措施 （2）采取清创术清除焦痂和腐肉，处理伤口潜行和窦道以减少无效腔，并保护暴露的骨骼、肌腱和肌肉 （3）必要时采取外科手术治疗，如手术修刮引流、植皮修补缺损或皮瓣移植术等。需加强围术期护理，如术后体位减压，密切观察皮瓣的血供情况和引流物的性状，加强皮肤护理，减少局部刺激等
对无法判断的压疮和怀疑深层组织损伤的压疮，需进一步全面评估，采取必要的清创措施，根据组织损伤程度选择相应的护理方法	
2. 疼痛的控制	
（1）保持伤口处于覆盖、湿润的状态 （2）建议使用更换频率较低、非黏性伤口敷料 （3）可使用调整体位等非药物镇痛手段 （4）遵医嘱规范应用镇痛药	

第六章
老年人康复照护

第一节　老年人康复的基础知识

老年期是每个人生命正常旅途的必经阶段。但由于不可抗拒的自然规律，老年人残、障、废的比例较高。老年人生活难以自理或者不能自理，不仅累及自身，还牵连家庭中的其他成员，从而引发许多社会型的问题。因此在社区或居家对老年人实行康复训练，尽可能提高他们晚年生活的质量，使他们老而不残，残而不废，减轻家庭和社会的负担。

一、康复相关概念及老年人常见功能障碍

（一）康复相关概念

1. 康复　通过综合、协调地应用各种措施，消除或者减轻病、伤、残者身、心、社会功能障碍，促进生理、感官、智力精神和 / 或社会功能的最佳水平过程，从而使其能借助于一些措施和手段，改变其生活而增强自立能力，使其病、伤、残者能重返社会，提高生活质量。康复的内容主要包括三个方面，即康复预防、康复评定和康复训练。

2. 社区或居家康复　在社区或家庭的层次上，采取的康复措施，这些措施是利用和依靠社区或家庭的人力资源而进行的，包括依靠有残损、残疾、残障的人员本身以及他们的家庭、社会。

3. 功能　组织、器官、肢体等的特征性活动。如手的功能是利用工具劳动，下肢的功能是支撑身体和走路，胃的功能是消化食物，脑的功能是思维等。各种功能均有自己的特征。当本应具有的功能不能正常发挥时，即称为功能障碍。

（二）老年人常见功能障碍

老年人的功能障碍大部分是由老年疾病引起的，还有一部分是由于衰老引起的。主要表现为：

1. 骨关节、肌肉和运动功能障碍　如脑卒中的偏瘫和椎管狭窄时的脊髓损伤、退行性骨关节病、帕金森病、骨质疏松症和骨折等，会使得老年患者运动功能发生严重障碍。

2. 感觉与运动障碍　如老年白内障、青光眼、耳聋、偏瘫等。

3. 语言交流障碍 主要包括失语症、构音障碍等。许多老年脑卒中患者最容易出现大脑言语皮质中枢的损害而导致失语，特别是对语言的理解和表达能力的障碍。

4. 精神障碍 随着年龄增加，老年人不仅会有记忆、理解、计算、逻辑推理、抽象思维等方面功能的减退，而且会在人格、情感、情绪等精神方面存在功能障碍。老年痴呆等疾患的精神障碍表现得尤其明显。

5. 心理障碍 心理变化与生理功能的衰老过程密切相关，是在生存条件、社会文化、生活方式、自我意识等多种因素下交织在一起的，因此老年人易出现焦虑、抑郁、离退休综合征及空巢综合征等心理问题。

6. 内脏功能障碍 心、肺功能障碍在老年疾病中十分常见。即使没有严重的心肺疾患，老年人随年龄的增加，心、肺功能的减退也非常明显。

7. 活动能力障碍 主要表现为生活自理障碍、平衡障碍、骨质疏松、跌倒、骨折、吞咽障碍、二便控制障碍等。

8. 社会参与能力受限 由于老年人自身角色的改变，不能像年轻人那样读书，学习或参与职业活动、但应当逐渐适应老年的社会活动范围与活动内容，积极参与家庭的生活活动和社区的活动。部分老年人由于身体、性格、活动能力等原因，难以参与社会的一般性活动，出现社会的参与障碍。

二、康复预防分级及主要内容

康复预防包括三级：

1. 一级预防 是防治疾病的发生，是康复预防的基础和关键，最为有效，并且可以减少70% 残疾的发生。

包括：积极防治老年病、慢性病，合理营养，合理用药，防止意外事故，加强卫生宣传教育、注意精神卫生，实施健康生活方式。

2. 二级预防 是限制或者逆转由疾病发展造成的残疾。可以减少10% ~ 20% 残疾的发生。

包括：早期发现、早期治疗。

3. 三级预防 是防止残疾转化为残障，预防个体社会参与的局限性。

包括：康复医疗、教育康复、职业康复和社会康复等。

三、康复评定的目的、方法与内容

康复评定是康复目标得以实现和康复训练得以实施的基础。评定不是寻找疾病的病因和诊断，而是客观地、准确地评定功能障碍的原因、性质、部位、范围、严重程度、发展趋势、预后和转归，为康复训练制定计划提供依据。

康复评定至少在训练前、中、后期各进行一次，根据评定结果，制定、修改训练计划和对康复训练效果做出客观的评价。

（一）康复评定的目的

康复评定不仅可以了解残疾的水平，掌握现存的功能情况，评估功能恢复的潜力，以便制定出有效的康复程序或计划，更为重要的是通过量化的评定，可以指导康复医疗工作，随时检查康复医疗的效果，并修订康复计划。

（二）康复评定的方法

1. 观察法通过凭借感觉器官或其他辅助工具，对老年人进行有目的、有计划的考察的一种方法。

2. 调查法是以提出问题的形式收集有关资料的一种方法。根据回答问题的形式是否预先设计，可分为结构性调查和非结构性调查。调查的方式可分为问卷法和谈话法。主要用于功能性活动能力如 BADL、IADL、生活、质量的评定以及情绪障碍的诊断等。

（1）问卷法：以书面形式收集资料，是康复评定常用的方法。

（2）谈话法：通过交谈来获取所需的资料信息。

3. 量表法是运用标准化的量表对评定对象的功能进行测定的方法。其有效性主要取决于评定量表的可靠性。常用等级量表和总结量表法。

（1）等级量表法：又称顺序量表，是将功能按某种标准排成顺序。常采用数字或字母将功能情况进行定性分级。

（2）总结量表法：又称累加性量表，其内容由一系列技能或功能活动组成，根据评定时的表现，对每一项技能或功能活动进行评分（小分）。

4. 仪器测量法指借助于各种仪器设备对被评定者的某一生物或功能性变量（如关节活动范围、运动时最大耗氧量等）进行实际、客观的直接测量而获得绝对的量化记录的方法。

5. 视觉模拟尺法是通过使用一条标有刻度的直线（长度为 10cm、15cm 或 20cm）来定量评定某种障碍或症状的一种方法。

（三）康复评定的内容

1. 运动功能评定　包括肌力评定、肌张力评定、关节活动范围评定、步态评定、平衡功能评定与协调功能评定（表 6-1）。

表6-1 协调功能评定方法

分级	评定标准
0分	不能完成活动
1分	重度障碍：仅能发起运动。运动无节律性，明显不稳定，摆动，可见无关的运动
2分	中度障碍：能完成指定的活动，但动作慢，笨拙，不稳定。在增加运动速度时，完成活动的节律更差
3分	轻度障碍：能完成指定的活动，但较正常速度及技巧稍有差异
4分	正常完成活动

2．心肺功能评定 包括心功能评定（表6-2）与呼吸功能评定（表6-3）。

表6-2 心功能评定表

级别	具体标准
Ⅰ级	体力活动不受限，一般的体力活动不引起过度的乏力、心悸、气促和心绞痛
Ⅱ级	轻度体力活动受限，一般的体力活动即可引起心悸、气促等症状
Ⅲ级	体力活动明显受限，休息时尚正常，低于日常活动量也可引起心悸、气促
Ⅳ级	体力活动完全丧失，休息时仍有心悸、气促

表6-3 肺功能评定表

级别	评定标准
0级	日常生活能力和正常人一样
1级	一般劳动较正常人容易出现气短
2级	登楼、上坡时出现气短
3级	慢走100米以内即感气短
4级	讲话、穿衣等轻微动作便感到气短
5级	安静时就有气短，不能平卧

3．感知与认知功能评定 包括感知功能评定、知觉功能评定及认知功能评定。

4．语言功能评定与吞咽功能评定 包括失语症评定、构音障碍评定、语言错乱评定、痴呆性言语评定、吞咽功能评定（表6-4）等。

表 6-4 吞咽功能评定—洼田饮水试验

级别	标准（取坐位，以水杯盛 30ml 水，嘱其将水饮下）
正常	一饮而尽无呛咳，时间在 5 秒内
可疑	一次饮完，时间在 5 秒以上或分两次以上饮完无咳
轻度异常	一饮而尽，有呛咳
中度异常	两次以上喝完，有呛咳
重度异常	呛咳多次发生，不能将水喝完

5. 精神心理功能评定　包括智力评定、情绪评定、心理状态评定、疼痛评定。

6. 社会功能评定　包括日常生活活动能力评定（表 6-5）、社会生活能力评定、生存质量评定、职业能力评定。

表 6-5 日常生活活动能力表（Barthel Scale）

项目	独立	部分独立	极大帮助	完全依赖	项目	独立	部分独立	极大帮助	完全依赖
进餐	10	5	0		小便	10	5	0	
洗澡	5	5	0		用厕	10	5	0	
修饰	5	0			转移	15	10	5	0
穿衣	10	5	0		行走	15	10	5	0
大便	10	5	0		上下楼梯	10	5	0	
总分					结论				
评分标准	独立	轻度依赖	中度依赖	重度依赖	完全依赖				
	100 分	75~95 分	50~70 分	25~45 分	0~20 分				

四、老年人常用康复训练项目及其内容

（一）运动功能训练项目及方法

用于预防残障、改善机体功能障碍、提高老年人生存能力以及锻炼身体、延缓衰老等。

1. 肢体功能训练　是老年人康复训练的常见项目，对老年人的日常活动能力及系统功能恢复起到了重要作用，本章第二节将做详细介绍（参见本章第二节）。

2. 平衡功能训练　　通过训练用以锻炼本体感受器、刺激姿势反射，适用于神经系统或前庭器官所致的平衡功能障碍。

训练包括静态平衡及动态平衡两种。老年人在训练时全程需有人陪同。

（1）支撑面由大到小训练：老年人取站立位，双下肢的支撑面从两脚大于肩部开始逐步向与肩平齐。每次持续 1~20 分钟，每组 10 次，每天 2~3 组。根据老年人自身情况增减时间和次数。

（2）身体重心平衡训练：老年人从下蹲位开始逐步到站立位，将身体重心由低到高的进行平衡训练。每次持续 1~20 分钟，每组 10 次，每天 2~3 组。根据老年人训练情况增减时间和次数。

（3）平衡视觉训练：老年人取站立位，由睁眼站立过渡到闭眼站立，每次持续 5 秒~1 分钟，每组 10 次，每天 2~3 组。根据老年人训练情况增减时间和次数。

（4）其他：老年人还可通过练习太极拳、舞蹈疗法等提高平衡功能。

3. 协调功能训练　　协调功能主要是协调各组肌群的收缩与放松。协调功能训练是以发展神经肌肉运动控制协调能力为目的的训练，常用于神经系统和运动系统疾病的老年人。

（1）双侧上肢交替训练：左侧上肢先前屈，右侧上肢后前屈，左侧上肢回到中立位，右侧上肢回到中立位。再先左侧上肢外展，右侧上肢外展，左侧上肢回到中立位，右侧上肢回到中立位，来回地反复做。每组 20 次，每天 2~3 组。

（2）指鼻训练：老年人取坐位或者仰卧位，患侧上肢放在一个舒适的体位，然后进行示指指鼻，再返回原来位置，来回反复的训练。每组 20 次，每天 2~3 组。

4. 步行功能训练　　步行训练前必须进行四肢功能训练、平衡、协调功能训练，同时准备合理选用步行辅具。

训练从挽扶步行→挽扶持杖步行→持杖步行→弃杖步行→应用性步行（复杂步训练）。训练全程护理员从旁陪同，避免跌倒。

5. 运动功能训练的注意事项

（1）有感染性疾病、发热（体温 38℃以上）、出血性疾病或出血倾向、器官功能失代偿、严重虚弱等情况的老年人，禁止训练。

（2）训练时，照护人员要全程陪同，提供必要的保护，时刻注意老年人的安全，避免跌倒。

（3）凡老年人能完成的动作，应鼓励自行完成，不可辅助过多。

（4）注意各个训练项目的阶段训练调整时机，不可急于求成，随意调整。

（5）必要时，选择合理适用的辅具进行协助训练。

（二）认知功能训练

老年人的脑功能退化及中枢神经系统疾病的典型表现就是认知功能下降，有效而规律的认知功能训练有利于减缓甚至部分恢复老年人退化的认知功能，本章第三节将做详细介绍（详见本章第三节）。

（三）呼吸功能训练项目及方法

通过腹式呼吸、缩唇呼吸、深呼吸、局部扩张呼吸等方法纠正老年人的异常呼吸模式、从而改善呼吸功能。

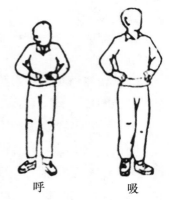

图 6-1 压腹呼吸训练

1. 压腹呼吸训练（图 6-1）老年人直立，挺胸，两手叉腰，尽量吸气，然后呼气，呼气时两手慢慢自腰部移向上腹，并加压、收胸。

2. 腹式呼吸训练（图 6-2）老年人取仰卧位、坐位或站立位，用鼻做深吸气，同时使腹部慢慢隆起；随后用口缓慢的呼气，同时使腹部慢慢塌陷。开始时可以单独训练，后面在吸气呼气联合起来训练。每天 2~3 遍，每遍 20 次。

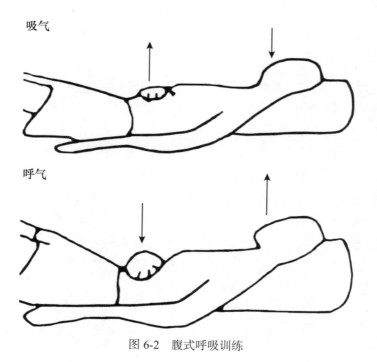

图 6-2 腹式呼吸训练

（四）语言功能训练项目及方法

通过各种手段对有语言和言语障碍的老年人进行的针对性治疗。目的是改善交流功能，使获得最大的沟通与交流能力。

1．听力理解训练

（1）单词认知（听词指图）：照护人员将若干张图片摆放在桌面上，说出图片中一对应的单词，令老年人指出所听到单词的图片（一般从 3 选 1 逐渐进展到 6 选 1）。

（2）听语记忆广度扩展：用"听词指图"相似的方法，知识照护人员说出图片的内容，让老年人按先后顺序支出所听到的单词的图片（从 6 选 1 到 6 选 2，6 选 3，最后到 6 选 5）。

（3）执行口头指令：照护人员先给些比较简单的口头命令，让老年人执行，例如"闭眼"、"摸左耳"等，逐渐增加难度。

2．语音训练

（1）发音训练：对于发音缓慢费力的老年人，先反复练习发音。从发元音"a"、"u"训练开始，然后发辅音。辅音先由双唇音开始如"b"、"p"、"m"，能发这些音后，将元音和辅音结合，如"bu"、"pa"、"ma"、"fa"，熟练掌握后，再采取元音＋辅音＋元音继续训练，最后过渡到单词和句子。

（2）韵律训练：对于可发出绝大多数的音，但由于痉挛或运动不协调，使多数音发成歪曲音或韵律失常的老年人，护理员应用打拍法控制其发音语速，由慢逐渐加快训练。

（3）鼻音腔训练：对于因软腭运动减弱、腭咽部不能适当闭合而将非鼻音发成鼻音的老年人，需要反复进行鼻音—非鼻音组合练习，如"mi-ni"。同时还可采用引导气流通过口腔的方法进行训练，如吹蜡烛、吹喇叭、吹哨子等。

3．口语表达训练

（1）复述训练：轻度语言障碍的老年人可直接跟着照护人员复述单音节多个无意义音节，单间，短句、长句、无意义音节非。重度的老年人一边看着实物或图片一边跟照护人员说单词。复述自然正确后，可适当增加复述次数，甚至可拖延复述间隔的时间。

（2）命名训练：照护人员逐张向老年人出示图片，令其说出图中事物。如有困难，可给予词头音、姿势音等提示；亦可用上下文的方式进行提示。

4．朗读训练照护人员根据老年人的功能水平（包括视觉水平、单词水平、语句及篇章水平），选择适当的文章让老年人将其内容进行大声地朗读。

5．注意事项

（1）每日根据老年人的言语情况安排训练内容，短时间、高频率的训练比长时间、低频率的训练效果好。

（2）训练时要密切关注老年人的情绪，一旦有厌烦和疲劳迹象，应及时调整时间和变换训练项目或缩短训练。

（3）训练项目应从容易的开始进行，使老年人获得成就感，利于进一步的训练，对于过分自信不愿训练的老年人，可选择稍难一些的训练项目，以加深其对障碍的认识。

（五）吞咽功能训练项目及方法

通过训练不仅能改善老年人的吞咽功能，改变或恢复经口进食的方式，同时也是改善了老年人的营养状况，增强机体抵抗力。

1. 口唇训练 护理员可让老年人通过张闭口动作促进口唇肌肉，如抿嘴，说"嗯"，维持5秒，重复5次；然后笼嘴，说"乌"，维持5秒，重复5次。

2. 下颌、面部、颊肌、喉部训练

（1）下颌训练：指导老年人进行夸张的咀嚼动作，重复10次。

（2）面部训练：指导老年人把嘴巴尽可能的张大，至最大后，维持5s，然后放松，以此重复10次。

（3）颊肌训练：指导老年人紧闭嘴唇，鼓腮，维持5秒，放松，再做将空气快捷的左右面颊内转移，如漱口动作，重复5~10次。

（4）喉上提训练：指导老年人头部前伸，使颌下肌伸展2~3秒，然后照护人员在老年人的颌下施加压力，嘱老年人低头，发辅音的发音，以改善喉入口的闭合能力。

3. 舌部训练

指导老年人每日进行舌操训练：

（1）舌尽量伸出口外，维持5秒，然后缩回，放松，重复5~10次。

（2）舌尽量贴近硬腭向后回缩口腔内，维持5秒，然后放松，重复5~10次。

（3）快速的伸缩舌运动，重复5~10次。

（4）张开口，舌尖拍到门牙背，维持5秒，然后放松，重复5~10次

（5）张开口，舌尖抬到门牙背面，贴硬腭向后卷，即做卷舌运动。持续5~10次。

（6）舌尖伸向左唇角，再转向右唇角，各维持5秒，然后放松。连续做5~10次。

（7）用舌尖添唇一圈，重复5~10次。

（8）将舌伸出，快速的舔左右唇角，重复5~10次。

4. 冷刺激训练 照护人员将冰棉签棒放置于老年人的舌尖、舌体、舌根上，轻轻下压嘱老年人将舌抬起，做空吞咽动作。

5. 屏气–发声训练 老年人取坐位，双手支撑床/椅面做推压运动和屏气，使胸廓固定、声门紧闭，然后松手，呼气发声，让声门大开。此训练除了训练吞咽功能，也有利于将咽部残留食物去除。

6. 代偿性训练

进食时照护人员让吞咽障碍的老年人采取特定的吞咽方法使吞咽变得安全，避免误吸、噎食等意外发生。

（1）侧方吞咽：指导老年人分别左、右侧转头，做侧方吞咽。

（2）空吞咽与交替吞咽：照护人员在老年人每次进食后嘱咐其反复做几次空吞咽，使

饭团全部咽下。或在进食后照护人员让老年人饮极少量的水（1～2ml）。

（3）用力吞咽：指导老年人将舌用力向后移，帮助食物推进通过咽腔，以增大口腔吞咽压，减少食物残留。

（4）点头样吞咽：指导老年人颈部尽量前屈形状似点头，同时做空吞动作，以除去会厌部残留食物。

（六）日常生活活动训练项目及方法

老年人日常活动包括穿衣、刷牙、洗脸、进食、如厕、转移、床上活动等自我照顾性活动。根据老年人的功能状态，照护人员针对性进行活动能力训练，或通过代偿手段维持和改善日常生活活动能力，以最大限度地提高老年人的生活质量。

1. 翻身训练

（1）向患侧翻身（图6-3）：协助老年人取仰卧位，双手交叉握住，患侧拇指在上形成握手状；健侧带动患侧伸直肘关节；健侧下肢膝关节屈曲至立位，脚用力蹬床，身体及双上肢顺势翻向患侧。

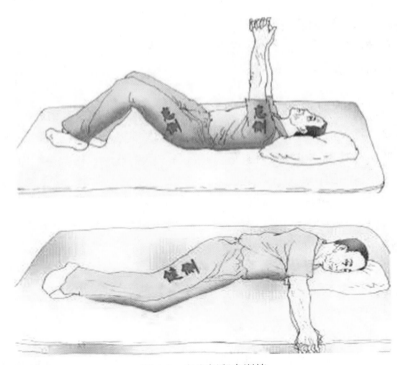

图6-3 向患侧翻身训练

（2）向健侧翻身（图6-4）：协助老年人仰卧位，健侧腿插入患侧腿下面；双手交叉握住，患侧拇指在上呈握手状，健侧带动患侧伸直肘关节；上下肢健侧带动患侧顺势翻向健侧。

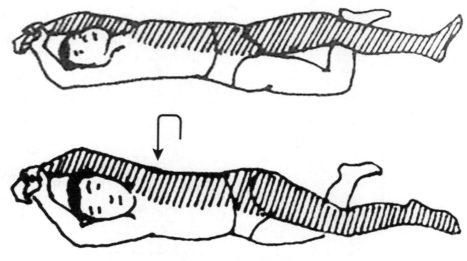

图 6-4　向健侧翻身训练

2．穿脱上衣训练

（1）套头上衣的穿脱（图 6-5）：穿衣时，协助老年人先将患侧上肢穿衣袖至肘以上，再穿健侧衣袖，最后套头。脱衣时，先将衣身拉到胸以上，再用健手拉住衣服，在背部从头脱出，出健手，最后脱患侧手。

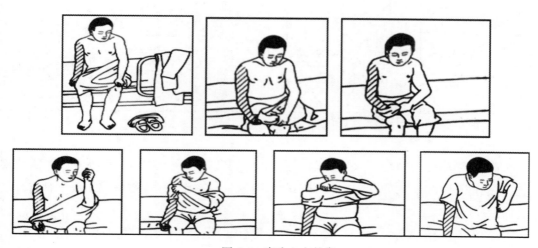

图 6-5　套头上衣的穿

（2）开身上衣的穿脱（图 6-6）：协助老年人取坐位，穿衣时，先将患手伸入袖内，再将衣领拉到肩部，然后用健手转到身后拉过衣服穿上袖子，最后系扣。脱衣时，先将患侧脱至肩以下，将健侧衣领拉到肩以下，让两侧自然下滑，健手侧先出，再脱患手侧。

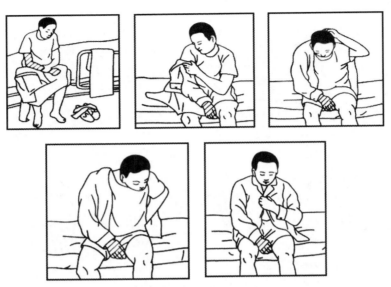

图 6-6　开身上衣的穿

3．穿脱裤子训练

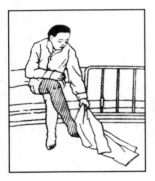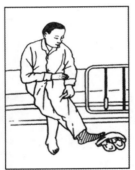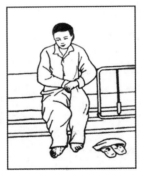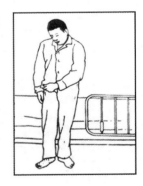

图 6-7　坐位穿裤子

（1）床上穿裤子：协助老年人坐起将患腿屈膝屈髋，放在健腿上；患腿穿上裤腿后尽量上提，健腿穿上裤腿；然后躺下，做桥式动作把裤子拉到腰部；最后臀部放下，整理系带。脱的顺序与穿相反即可。

（2）坐位穿裤子（图 6-7）：协助老年人先将患腿放在健腿上，套上裤腿拉至膝以上，放下患腿，健腿穿上裤腿，拉到膝以上后，站起来向上拉至腰部，然后整理。脱的顺序与穿相反进行即可。

4．进食训练　对于意识清楚，全身状况稳定，体位可保持稳定的老年人，同时吞咽反射和咳嗽反射都存在的，根据老年人的状态进行进食训练。

（1）协助老年人保持直立坐姿，将身体靠近餐桌，患侧上肢放在桌上。

（2）护理员将餐具及食物放在便于拿取的位置，必要时选用带有吸盘的餐具。

（3）指导老年人用健手持食物进食，或用健手把食物放在患手中，由患手进食。

（4）对视觉有障碍或全盲的老年人，食物呈顺时针方向摆放，并逐一告知。

（5）对丧失抓握能力、协调性差或活动受限的老年人，可将餐具进行改良，如加长、加粗的叉、勺或带橡皮持物器等协助进餐。

（6）有吞咽障碍的老年人，必须先进行吞咽功能训练，待障碍改善后方可进行进食训练。

5. 洗漱训练

（1）洗脸、洗手训练

1）照护人员协助老年人至洗脸池/盆前，指导老年人用健手打开水龙头，调节水温，洗脸-患手-患侧前臂。

2）洗健手时，指导老年人将患手贴在水池边伸开放置，将皂液涂于患手上，健手及前臂在患手上搓洗；

3）拧毛巾时，可指导老年人将毛巾套在水龙头上，然后用健手将毛巾两端合拢，使毛巾向一个方向旋转拧干。

（2）刷牙训练：指导老年人可借助身体将牙膏固定（如健侧膝夹住），用健手将牙膏盖旋开，膝关节用力挤牙膏。也可采用辅具进行协助，如用小支架固定牙刷，用健手挤牙膏进行刷牙。

（3）沐浴训练：照护人员协助老年人坐在沐浴椅上，先开冷水，再开热水，调节水温。指导老年人用健侧手持毛巾擦洗，对于身体远端、背部不易洗到的部位，护理员可协助或为老年人选用长柄的海绵刷进行协助。如老年人患侧上肢肘关节以上有一定控制能力，护理员可将毛巾一侧缝上布套，套于患臂上协助擦洗。将毛巾压在腿下或夹在患侧腋下，用健手拧干。

6. 转移训练　包括轮椅与床之面的转移、坐一站转移等。

（1）偏瘫老年人轮椅与床转移训练：照护人员将轮椅放在老年人健侧，与床呈45°角，刹住车闸，将脚踏板向两边分开。指导老年人站起，健手扶外侧扶手上，以健腿为轴旋转，身体使臀部正对椅子坐下。

（2）下肢活动障碍的老年人轮椅与床转移训练

1）利用滑板转移：照护人员将轮椅靠在床边呈30°角，刹住车闸，卸下靠床侧扶手，将滑板架在轮椅与床之间，指导老年人利用上肢支撑身体，转到床上。

2）直角转移：照护人员将轮椅与床成直角摆放，刹住车闸，指导老年人背向轮椅，双手反复支撑身体向后移到床边后，双手扶住轮椅扶手支撑起上身，使臀部向后坐在轮椅内。

照护人员打开车闸，向后移动轮椅到足跟离开床边，刹住车闸，将老年人的双脚放在脚踏板上。

3）侧方转移（以向左侧转移为例）：照护人员将轮椅与床边呈30°角。刹住车闸，指导老年人左手支撑床面，右手支撑扶手，同时撑起身体，向左侧方移至床面上。

7. 日常生活活动训练注意事项

（1）在日常生活活动训练前，照护人员要观察和了解老年人自理能力的程度和范围。训练要尽早从床旁开始，急性期过后就应与其他基础训练同时进行。

（2）在训练患手的同时，应鼓励老年人用健手活动，并学会此单手操作的技巧；当患手能起到一定的辅助作用的时候，就应鼓励双手操作。

（3）训练的目标不要定得太高，要让老年人经过努力能够完成。由易到难循序渐进。训练时可将复杂的动作分解成若干单一动作。开始时可让老年人完成其中一部分。对于学习困难的老年人，每个动作要反复多次训练。

（4）对于老年人的每个进步都要给予肯定和鼓励。使之有兴趣、有信心继续锻炼下去。

（5）老年人训练时，照护人员要全程陪同，时刻注意老年人的安全。洗漱训练时要注意水温，指导老年人先用健侧试一下，再用患侧，以免烫伤；浴室地面做好防滑措施，如放置防滑布。

（七）作业及职能训练项目

根据老年人的性别、年龄、兴趣、职业等因素，选择适当的作业活动如编织、绘画、组装、缝纫、园艺以及娱乐活动等。

1. 增强社会交往的训练　组织参加各种集体劳动、集体文娱活动和集体体育活动等。

2. 改善心理状态的作业训练　包括转移注意力的作业训练、镇静情绪的作业训练、增强兴奋的作业训练，宣泄情绪的作业训练、减轻负罪感的作业训练、增强自信的作业训练等。

3. 休闲活动训练和指导　包括创造性休闲活动、文娱活动、游戏活动和体育活动等。

4. 职业技能训练　如打字、缝纫、编制、计算机操作等。

5. 交流活动训练　使用电话、使用计算机、书信交流、阅读书报、收看电视、收听广播等。

五、老年人常用的康复辅具

（一）助行器的类别与使用方法

辅助人体支撑体重、保持平衡和行走的工具称为助行器。

1. 手杖　为单侧手扶持以助行走的工具，适用于上肢和肩部肌力正常的偏瘫老年人而单侧下肢瘫痪老年人。当患侧下肢支撑力＜55%时，不宜使用手杖。

手杖适宜长度为老年人站立时，手杖把手位于股骨大转子。

（1）单足手杖：适用于握力好、上肢支撑力强的老年人，如偏瘫老年人的健侧等。

（2）多足手杖：由于有3足或4足，支撑面广且稳定多用于平衡能力欠佳，用单足手杖不够安全的老年人。

2．拐杖

（1）肘拐：可减轻患肢负重的40%。适用于握力差、前臂力较弱但不必用腋杖的老年人。

（2）腋拐：可减轻下肢负重的70%。即使双下肢都不能负重者，也能借助双腋拐达到行走的目的。当患侧下肢支撑力＜50%时，不宜使用单腋拐。

适宜长度为老年人的身高减去41cm，把手位于老年人站立时股骨大转子处。

（3）前臂支撑拐：有一水平的前臂支撑架，由前臂支撑。适用于手关节严重损害的类风湿老年人或有严重损失不能负重的老年人。

3．步行器　用来辅佐下肢功能障碍者步行的工具，主要有保持平衡，支撑体重和增强上肢伸肌肌力作用。

（1）普通烟式助行器：为框架结构，具有很高的稳定性能。分为固定式和折叠式。常用来减轻一侧下肢的负荷，如下肢损伤或骨折不允许负重时等。使用时双手提起两侧扶手同时向前放于地面代替一足，然后健腿迈上。

（2）差动框式助行器：体积较小、无脚轮，可调节高度。使用时先向前移动一侧，然后再向前移动另一侧，如此来回交替移动前进。适用于立位平衡差，下肢肌力差的老年人。

（3）两轮助行器：适用于上肢肌力差，单侧或整个提起助行器有困难的老年人。此时前轮着地，提起步行器后脚向前推即可。

（4）四轮助行器：由于有4个轮，移动容易且不用手握操纵，使用时将前臂平放于垫圈上前进。适用于步行不稳的老年人，但使用时要注意身体保持与地面垂直，否则易滑倒。

（二）自助具的类别

提供给有活动能力障碍的老年人使用的生活辅助具，用于辅助老年人独立或部分独立完成自理、工作或休闲娱乐等活动。适用于生活自理和日常生活活动有一定困难，但改良用品用具后尚能克服的老年人。

1．进食饮水自助具　包括餐饮辅助器具、饮水辅助器具等。

2．穿戴自助具　包括系扣自助具、穿袜器、鞋拔子、拉链辅助具等。

3．梳洗自助具　包括长柄刷、长柄梳、带吸盘的刷子、专用牙膏、牙膏固定器、台式指甲钳、剃须刀夹持器、长柄口红、简易洗发器等。

4. 如厕自助具　包括可调节便器、助起式坐圈、使用卫生纸的自助具等。

5. 家务活动自助具　包括开瓶盖器、固定器、多功能手柄、阀门扳手、门把手、钥匙扳手、拾物器等。

6. 书写辅助类自助具　包括加粗笔、免握笔、电子交流辅助设备等。

（三）轮椅的类别与使用方法

不仅是肢体伤残者的代步工具，增加日常生活活动的独立性，更重要的是能够使行走受限者借助轮椅参加各种社会活动及娱乐活动，真正地回归社会。

轮椅根据功能可分为普通轮椅、电动轮椅和竞技用轮椅等。但基本结构一样，包括坐垫、靠背、脚踏板、车轮和刹车、扶手和手柄。

1. 选购轮椅的指标参考

（1）座位高度：即老年人坐下时，膝关节屈曲90°，足跟至腘窝的距离。一般为40～45cm。

（2）座位宽度：指老年人坐下时两侧臀部最宽处之间的距离再加上5cm。一般为40～46cm。

（3）座位长度：即老年人乘坐轮椅时，后臀部向后最突出处至小腿腓肠肌之间的距离，并减去5～6.5cm。一般为41～43cm。

（4）扶手高度：老年人坐轮椅时，上臂垂直，前臂平放于扶手上，测量椅面至前臂下缘的高度再加2.5cm，即为扶手高度。一般为22.5～25cm。

（5）靠背高度：靠背越高，越稳定；靠背越低，上身及上肢的活动就越大。

1）低靠背：坐位面至腋窝的距离，再减去10cm。

2）高靠背：坐位面至肩部或后枕部的实际高度。

3）脚托高度：脚托至少应与地面保持5cm的距离。

2. 使用轮椅的注意事项

（1）每次使用轮椅前，都要对轮椅进行检查，包括轮胎、坐垫、手闸等。

（2）照护人员在用轮椅推送老年人时，应双手用力均匀，步履平稳，避免颠簸。同时嘱咐老年人手扶轮椅扶手，尽量靠后坐，勿向前倾或自行下车，避免跌倒。视老年人病情使用固定带。

（3）老年人自行推轮椅时，应指导其头微后仰，上身挺起，两臂拉后，手肘屈曲，手指紧握后轮轮环，拇指按在轮胎上，轻轻向后拉起，然后急猛地向前推。注意保持平衡。

（4）上坡时，指导老年人身体前倾，防止后翻；下坡时，照护人员需要倒转轮椅，使轮椅缓慢下行，嘱老年人伸展头部和肩部并向后靠。

（5）轮椅不推送时，一定要将车闸拉上，防止滑动。

第二节　老年人的肢体功能训练

运动训练是健康之本。运动能调动人体的积极因素，增强对外界环境变化的适应能力，从而提高了整个身体的工作能力与抗病能力，即使得了疾病，恢复起来也容易些，康复得快。

一、肢体功能相关概念、影响因素及训练的益处

（一）肢体功能及其训练的概念

1. 肢体功能　肢体维持人体正常生活功能所需的能力。肢体功能训练属于运动疗法，是指主动或者被动地活动患者的肢体，避免肢体功能萎缩的方法。

2. 主动肢体功能训练　针对肢体功能较好的老年人做的自身保健性的肢体功能训练。

3. 被动肢体功能训练　是针对肢体功能比较差的老年人（如长期卧床者）做的自身保健性的肢体功能训练。

（二）老年人肢体功能退化的诱发因素

1. 生理　老年人由于机体组织结构的老化、器官功能的退化、身体抵抗力的减弱、活动能力的下降以及协同功能的减退，会出现行动缓慢等多种肢体功能障碍，所谓"年老、体弱、多病"。

2. 疾病　老年人易患多种慢性病，常因生理衰老、慢性疾病及退行性疾病共存，使病情复杂、病势加重、病程慢化，肢体功能障碍的后遗症发生率增高，严重者可致残。如脑卒中引起偏瘫、骨关节等肢体功能障碍；增生性关节炎引发关节活动障碍等。据统计，65 岁以上老年病人中有不同程度功能障碍和活动受限者占 40% ~ 50%，而 85 岁以上者则高达 80%。

（三）老年人肢体功能训练的益处

1. 恢复肢体功能，延缓老年人的功能老化，预防骨质疏松，维持或改善生活质量。

2. 适宜老年人在社区及居家中康复，便于老年人主动参与。

3. 既是局部治疗，也是全身治疗：

（1）改善心脑血管功能：使全身的血液循环和微循环得到改善。

（2）提高呼吸功能：增加肺活量及吸氧量。

（3）降低血液黏度：促进脂肪代谢，减少血栓形成的危险。

（4）改善肠胃功能：促进胃肠蠕动及消化液分泌，增进食欲，预防便秘。

（5）推迟大脑老化：提高神经功能，强化脑部活动。

（6）增强抗病能力：身体免疫力提高，减少患病次数。

二、肢体功能评定的内容及方法

（一）肢体功能评定的目标及主要内容

1. 目标　了解肢体功能障碍的情况，掌握现存的功能问题，方便制定或修订有效的康复治疗程序和计划。

2. 内容　关节活动度、肌力、肌张力。

（二）关节活动度测量的项目与方法

关节活动度的测量是在特定的体位下，用量角器、尺子等量具测量关节可以完成的最大活动范围。

肢体关节活动度测量包括：上肢关节活动度（表6-6）、下肢活动度（表6-7）。

表 6-6　上肢肢体关节活动度测量

关节	运动	体位摆放	轴心	固定臂	移动臂	正常活动度
肩	前屈后伸	坐位或立位肩关节无外展、内收、旋转、前臂中立位、手掌向躯干	肩峰	腋中线平行	肱骨长轴平行	屈 0°～180° 伸 0°～60°
	外展	坐位、立位或仰卧位，前臂旋后，掌心向躯干	肩峰	躯干纵轴平行	肱骨纵轴平行	外展 0°～180°
	外旋内旋	坐位或仰位，肩外展90°，肘屈曲90°	尺骨鹰嘴	躯干面垂直	尺骨长轴	外旋 0°～90° 内旋 0°～70°
肘	屈曲伸展	坐位或仰位，上臂紧靠躯干，肘关节伸展，前臂旋后	肱骨外上髁	肱骨纵轴平行	桡骨纵轴平行	屈曲 0°～150° 伸展 0°
前臂	旋前旋后	坐位，上臂紧靠躯干，肘关节屈曲90°，前臂中立位	尺骨茎突外侧	垂直于地面	桡骨茎突与尺骨茎突的连线	旋前 0°～80° 旋后 0°～80°
腕	掌屈背伸	坐位，肩关节适度外展，肘关节屈曲90°，前臂中立位	桡骨茎突	桡骨纵轴平行	第二掌骨纵轴平行	掌屈 0°～80° 背伸 0°～70°
	桡偏尺偏	坐位，肘关节屈曲90°，前臂旋前	腕关节背侧中点	前臂纵轴	第三掌骨纵轴	桡偏 0°～20° 尺偏 0°～30°

表6-7 下肢肢体关节活动度测量

关节	运动	体位摆放	轴心	固定臂	移动臂	正常活动度
髋	前屈后伸	仰卧，骨盆紧贴床面俯卧	股骨大转子	躯干腋中线	股骨纵轴	前屈0°~120° 后伸0°~30°
	外展内收	仰卧，避免大腿旋转，对侧下肢外展	髂前上棘	左右髂前上棘连线	股骨纵轴	外展0°~45° 内收0°~30°
	外旋内旋	坐位，髋膝关节屈曲90°，小腿垂于床缘外	髌骨中心	沿垂线	胫骨纵轴	外旋0°~45° 内旋0°~45°
膝	屈曲伸展	俯卧	股骨外侧髁	股骨纵轴	腓骨小头外踝连线	屈曲0°~135° 伸展0°
踝	掌屈背伸	坐位	外踝下约1.5cm处	腓骨小头外踝连线	第五跖骨长轴	跖屈0°~50° 背伸0°~20°
	内翻外翻	俯卧，足位于床缘外	内外踝连线跟腱处	小腿后纵轴	轴心足跟中点连线	内翻0°~35° 外翻0°~25°

（三）肌力的评定内容与标准

老年人作肢体伸缩动作，从相反方向给予阻力，测试对阻力的克服力量，并注意两侧比较。

根据肌力的情况，常将肌力分为以下0~5级，共6个级别（表6-8）。

表6-8 肌力评定

级别	评级标准
0级	完全瘫痪，测不到肌肉收缩
1级	仅测到肌肉收缩，但不能产生动作
2级	肢体能在床上平行移动，但不能抵抗自身重力，不能抬离床面
3级	肢体可以克服地心引力，能抬离床面，但不能抵抗阻力
4级	肢体能做对抗外界阻力的运动，但不完全
5级	肌力正常

（四）肌张力的评定类别与标准

肌张力是人体维持各种姿势及运动的基础，并表现为多种形式。一般归纳为静止性肌张力、姿势性肌张力和运动性肌张力3种。

目前我们肌张力分级多采用改良 Ashworth 分级（表6-9）

表 6-9　改良的 Ashworth 分级标准

级别	分级标准
0 级	肌张力正常
1 级	肌张力略微增加：受累部分被动屈伸时，在关节活动范围之末时呈现最小的阻力，或出现突然卡住和突然释放
1+ 级	肌张力轻度增加：在关节活动后 50% 范围内出现突然卡住，然后在关节活动范围后 50% 均呈现最小阻力
2 级	肌张力较明显地增加：通过关节活动范围的大部分时，肌张力均较明显地增加，但受累部分仍能较容易地被移动
3 级	肌张力严重增加：被动活动困难
4 级	僵直：受累部分被动屈伸时呈现僵直状态，不能活动

三、老年人肢体功能训练的原则与方法

（一）老年人肢体功能训练的原则

老年人肢体功能训练的目的是康复功能、健身益寿。由于老年人老化加速，机体功能的全面衰退，在进行肢体功能训练时应遵循以下原则：

1. 因人而异　即个体化原则，根据各个老年人功能障碍的特点、功能情况、康复需求等制定训练目标和方案，并根据训练进度和功能及时调整方案。强调个体化。

2. 循序渐进　肢体功能训练的难易程度、强度和总量都应该逐步增加。强度由小到大，时间由短到长，复杂性由易到难；休息次数和时间由多到少、由长到短；治疗的重复次数由少到多，运作组合由简到繁，以逐步产生心理和生理性适应，避免额外负荷。

3. 持之以恒　以肢体功能锻炼为核心的康复训练需要持续定的时间才能获得显著效应，停止治疗后治疗效应将逐步消退，因此，许多康复治疗需要长期持续，甚至维持终生。

4. 主动参与　肢体功能训练时老年人的主观能动性或主动参与是训练效果的关键。是心理积极状态的反映，也是改善心理功能的主动措施。

5. 全面训练　由于康复治疗的特性，康复的目标应包括心理、职业、教育、娱乐等多方面，不可能用一种方式涵盖所有的目标，因此，康复肢体功能训练应该全面审视，全面锻炼。

（二）老年人肢体功能训练的强度确定

老年人在做家庭康复肢体功能训练时，如果运动强度不足则达不到康复目的，过了可

损害老年人健康，甚至有危险性。因此，掌握运动量十分关键。

1. 运动量

（1）心率：由于心率最易测定，运动时一般可以用心率作为反映运动量的生理指标。

心率测量方法，即脉搏测量。测 10 秒脉搏数后，乘以 6，即为 1 分钟的脉搏数／心率数。将运动中测量所得的心率与亚极量心率，即老年人运动中允许达到的每分钟最高心率（195 — 年龄）× 90% 作比较。超出者，则显示运动量过大，需减少运动量，及时休整以避免心脏负荷过重；

对 70 岁以上的老年人、日常的心率达到 60～70 次／分的老年人，其亚极量心率以 100 次／分左右为宜。如运动量过大，出现脉搏次数减少或脉律不齐，应立即停止锻炼，并及时就医。

心肺功能状态一般的老年人，亚极量心率 =（195– 年龄）× 80%；心肺功能差的老年人，暂不考虑进行耐力性训练，仅做一般活动，不要求达到一定的运动量，亚极量心率和日常相同。

一般老年人的心率加快以每分钟不超过 10～15 次为宜。在运动后 10 分钟，脉率应恢复正常，如不能及时恢复，说明运动量过大，应予调整。

（2）肌肉感官：对老年人肢体功能的康复运动锻炼和矫正体操的运动量，老年人的肌肉疲劳感也是一主要依据。训练时，会出现轻微的疼痛和酸胀是正常表现，待休息过后，可恢复。为了减轻这类症状，训练前一定要有准备活动，运动的结尾，宜有整理放松活动。

但如出现如下情况，则说明运动量过大，需要及时停止：①对骨关节损伤和疾病的老年人，出现疼痛加重和肌肉酸胀感强烈，休息后亦无好转；②对神经系统疾病所致的瘫痪老年人的功能训练，出现无法恢复的肌肉疲劳感。

（3）其他：老年人除测试心率、肌肉感官来判断运动量外，老年人还可根据自我感受进行自我判断。如自我感觉，睡眠、食欲、体重等。在训练阶段出现胸痛、胸闷、气促、脸色苍白、多汗、步态蹒跚、失眠、食欲下降、疲劳不能恢复等，应立即停止运动或者减量运动。我国汉代名医华佗也主张积极锻炼身体，他曾告诫慢性病人在锻炼过程中，必须掌握合适的运动量，指出"沾沾汗出"，即微微出汗，"轻松""思食"等感觉，就是运动量最适合的标志。

2. 运动时间从肢体功能、预防疾病和增进健康的角度看，老年人最好每天进行肢体功能训练，每周至少不少于 2～4 次，每次 20～40 分钟为宜，上午 8 点后或傍晚时都可以。如果停止训练时间超过 2 个月以上，以后再训练的效果等于要从零开始。老年人医疗训练的频率，一般每天或隔天 1 次，视运动量大小而定。运动量大时，间隔时间宜稍长，但超过间隔 3～4 天，运动效果的蓄积作用已消失，康复疗效就会减低。

（三）老年人肢体功能训练的禁忌证与适应证

1. 老年人肢体功能训练的禁忌证

（1）疾病的急性期、发热、全身衰竭、脏器功能丧失的代偿期、肿瘤有明显转移倾向时。

（2）患有运动过程中可能会发生严重并发症的，如动脉瘤、血管神经干附近有金属异物等。

（3）非固定不可的关节疾病，如未作内固定的骨关节骨折等。

2. 老年人肢体功能训练的适应证

除了上述禁忌的老年人外，不论是卧床老年人，还是可以起床的老年人，都应尽量使全身各个关节肌肉得以活动。

（四）老年人肢体功能训练的项目与方法

按生物力学原理划分，康复肢体功能训练又可分为3种：被动训练、助力训练及主动训练，可以根据老年人的具体情况而定。

1. 被动训练在肌力为0~1级时，需要全靠外力帮助来完成的关节训练运动。适用于各种原因引起的老年人肢体关节功能障碍，如偏瘫。被动肢体功能训练能起到放松痉挛肌肉的作用，也有预防肌肉萎缩、恢复或维持关节活动功能、结合意识运动，促进主动动作出现等作用。被动训练可以是一个关节锻炼，也可以多个关节锻炼。

（1）上肢被动训练：

1）肩部外展训练（图6-8）：老年人健侧卧位，患侧上肢在上，摆放一个比较舒适的位置，照护人员的一个手握在肩关节处，一个手放在肩关节远端（肘关节处或前臂）被动肩关节外展训练，每一动作进行20次，每天重复2~3次，动作应缓慢、用力进行，每一动作历时3~4秒。

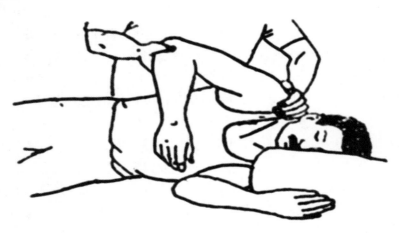

图6-8 肩部被动训练

2）肘关节的被动屈伸训练（图6-9）：老年人仰卧位，上肢呈外展位，照护人员一手固定肘关节，另一只手握住腕关节做肘关节的屈伸动作。每次做20到30个，每天2~3次。根据老年人自身具体的情况适当的增减次数，每次终末端都适当的持续3~5秒钟。

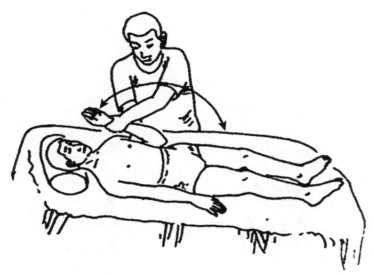

图6-9　肘关节被动训练

3）前臂的旋前旋后被动训练（图6-10）：包括旋前、旋后动作。老年人肘关节处于屈曲位，照护人员一手握住腕关节上方进行固定，另一手抓握手指，然后旋转前臂，进行旋前旋后的被动活动。每次做5~20个，每天3次，根据老年人自身具体的情况适当的增减次数。

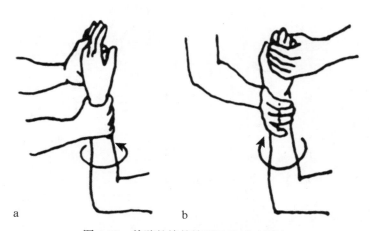

图6-10　前臂的旋前旋后被动活动训练

4）腕关节的掌屈背屈被动训练（图6-11）：老年人肘关节处于屈曲位，照护人员一手握住腕关节的上方，另一只手握住腕关节的下方，做腕关节的掌屈背屈动作。每次做5~20个，每天3次，根据老年人自身具体的情况适当的增减次数。

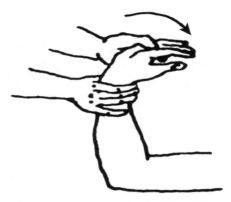

图6-11　腕关节的掌屈背屈被动训练

（2）下肢被动训练

1）膝、髋关节被动训练（图6-12）：老年人仰卧位，双下肢直立，健侧下肢屈膝，脚放在患侧膝关节下方，伸直放在脚踝处，健侧下肢伸膝屈髋，被动带动患侧下肢患侧活动。每一动作用时3~4秒，20次为一组，每组重复2~3次，中间休息1分钟。

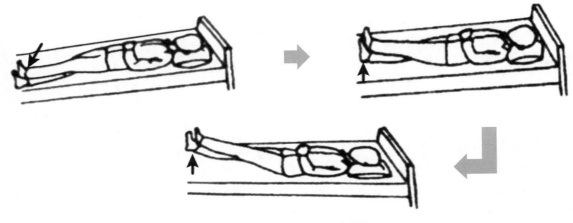

图6-12　膝、髋自我被动训练

2）踝关节背屈的被动训练（图6-13）：老年人仰卧位，照护人员一手固定踝关节上方，另一只手用手心握住老年人的足后跟，前臂贴住老年人脚掌及外侧，用力向上方拉动，持续3~5秒钟，每次5~10个，每天2次，具体根据老年人自身情况来定。

（3）肢体被动训练的注意事项：

1）照护人员给老年人做被动训练时，不可随意地牵拉和摇动患肢，致使疼痛和关节损伤加重。

2）训练的顺序是根据训练目的而决定的。若改善血液循环为目的，训练从距离身体躯干的远端至近端；如用于治疗神经瘫痪

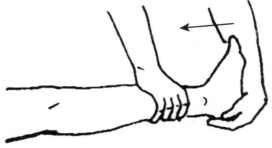

图6-13　踝关节背屈的被动活动

的，则从距离身体躯干的近端做至远端。

3）训练时，肢体要充分放松，置于舒适和自然的体位。活动的关节部位需要得到充分支撑，近端关节要有固定或依托。活动中可稍加牵引。在活动的最后应对关节稍加挤压。

4）照护人员动作应慢而柔和、有节律性，尽量不引起老年人明显的疼痛。当关节有显著粘连时，避免强行性训练。

5）训练的幅度和范围宜逐步增大，不可操之过急。

6）训练必须每天至少进行2次以上，持之以恒。

7）在被动训练时，为促使神经冲动的产生和传递，老年人也应进行相应的"假想"运动，用意念想象目前的训练运动，有助于康复。

8）偏瘫老年人除被动训练外，健侧的上、下肢也宜做相同的动作，通过健侧神经冲动的扩散，影响患侧的肌肉群，有利于康复。

9）截瘫老年人除做下肢训练外，健康上肢和躯干的运动锻炼，同样有带动下肢肌力恢复的康复作用。

2．助力训练在老年人肌力尚较弱，没有足够的力量完成主动活动时，由照护人员或健侧的肢体，或者利用康复器械提供力量来帮助老年人训练运动。适用于老年人病残后，肌力恢复到2级时，尚不能独自主动完成功能练习的，以及体力虚弱的老年人。

（1）徒手训练（图6-14）

老年人取侧卧位，患侧下肢在下方，膝关节屈曲，照护人员面向老年人站立，一只手拖起上方下肢，让老年人主动伸展患肢的膝关节，同时照护人员的另一只手在下方下肢小腿后方稍加辅助力量。随肌力的改善，可以随时做辅助量的精细调节。

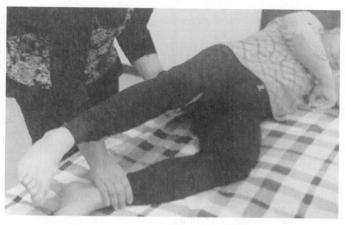

图6-14 股四头肌肌力训练

（2）器械辅助训练

肩关节外展训练：让老年人仰卧位，照护人员面向老年人站立，用弹力带固定在前臂区域，保持肘关节伸直，照护人员用弹力带将老年人的患侧上肢托起，帮助老年人减轻患侧上肢的重力，开始让老年人做一个减重肩关节外展的训练。随着肌力的改善也是可以做辅助量的精细调节。

（3）助力训练的注意事项

1）以老年人主动用力为主，外界助力为辅。

2）助力应与主动用力配合一致，并应避免外界助力代替老年人主动用力。

3）为了能使老年人尽快地恢复关节活动度和肌力，助力只用于康复训练的开始和结束部分，中间部分由老年人主动收缩来完成。

4）在训练时，防止不必要的关节和肌力群参与。

5）每次训练后都应给予适当时间的休息。

6）随着老年人肌肉力量的不断恢复，应该逐步减少助力的作用。

3．主动训练：

在老年人康复运动的锻炼中应用较为广泛。多用于恢复体力，增加肌力和关节活动范围，改善神经肌肉的协调性、速度与耐力，以及增强内脏功能等方面。适用于肌力达3级以上的老年人，如治疗脑卒中后偏瘫、帕金森病、骨关节外伤、骨关节退行性变化、冠心病、老年慢性支气管炎、糖尿病等。

（1）上肢主动训练

1）肩关节内收主动训练（图6-15）：老年人仰卧位，双手持一木棍或其他替代品，放于胸前，缓慢地举起双上肢，保持上肢伸直，然后缓慢的放于胸前，来回反复。每次做30个，每天3次。根据老年人自身情况适当的增减次数。

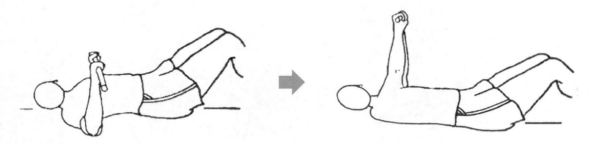

图6-15　肩关节内收训练

2）肩关节前屈主动训练（图6-16）：老年人面向墙站立，患侧手触墙，手指沿墙壁尽力向上移，之后回到开始姿势，注意训练时不要弓背。每次做20～30个，每天2～3次。根据老年人自身情况适当的增减次数。

3）肘关节屈曲主动训练（图6-17）：老年人取仰卧位，肘下放一枕头，枕头的高度为自身一个拳头的高度。手持2磅（1公斤不到）哑铃。缓慢屈伸肘关节。每次做20～30个，每天 2 ~ 3 次。根据老年人身体状况和训练情况适当的增减手持重量和训练次数。

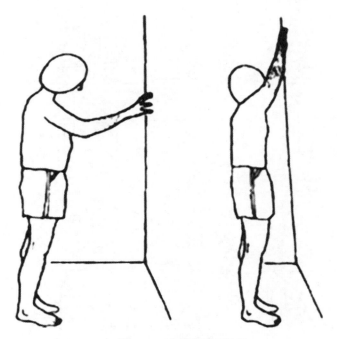

图 6-16　肩关节前屈训练

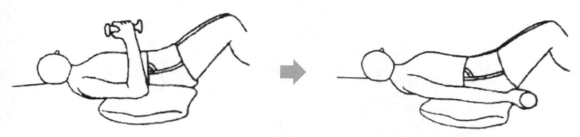

图 6-17　肘关节屈曲训练

4）腕关节掌屈背屈主动训练（图 6-18）：老年人坐于桌旁，患侧前臂置于桌上，手超出桌沿，手心向上，掌屈腕关节（手掌向小臂方向屈），之后腕关节伸直，来回地活动 5 ~ 10 个，然后手心向下，背屈腕关节（手掌向小臂方向屈），然后伸直腕关节，来回活动 20 ~ 30 个。每天 2 次。注意保持前臂与桌面的接触，防止前臂的代偿训练。

5）手指捏球训练（图 6-19）：手拿握力球（图 6-20），分别完成手指屈曲、抓握、对掌及拇指内收力量。动作缓慢、用力进行，每一动作历时 3 ~ 4 秒。20 次为一组，每组重复 2 ~ 3 次，每组中间休息 1 分钟。每天 2 ~ 3 次。

如肌力微弱或关节活动度小，使不能有效地抓握时，可以用健侧手协助，也可用海绵块代替皮球等。

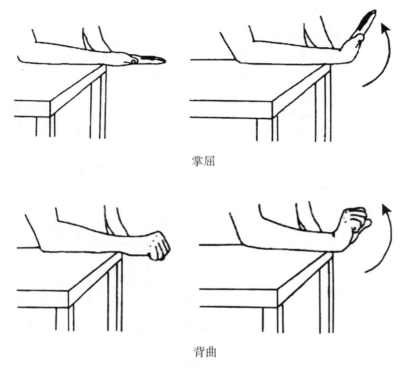

掌屈

背曲

图 6-18　腕关节的掌屈背屈主动训练

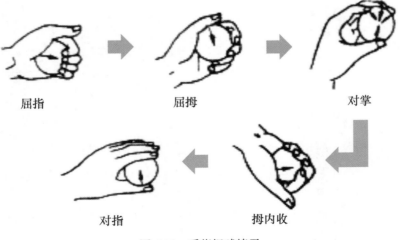

屈指　　　　　　屈拇　　　　　　对掌

对指　　　　　　拇内收

图 6-19　手指捏球练习

（2）下肢主动训练

1）大腿旋转训练（图 6-21）：老年人取侧卧位，上侧手臂放于胸前，下侧的放于头下，下腿自然弯曲平放，上侧腿伸直上举。以髋关节为轴，小腿带动大腿作绕环，先顺时针方向绕环，再逆时针方向绕环，两腿交替进行。每个腿各做 5 次。

2）俯卧屈膝训练（图 6-22）：老年人取俯卧位，上身放松平卧，头偏向一边，两臂自然贴放于体侧。弯曲小腿，尽可能靠近大腿后部，然后再伸展还原，两腿交替进行，各做 10 次。注意大腿不可抬离床面。

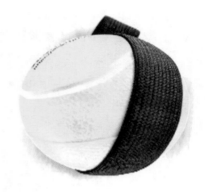

图 6-20 握力球

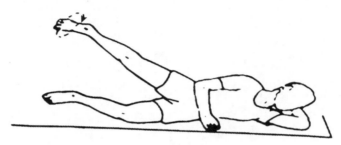

图 6-21 大腿旋转训练

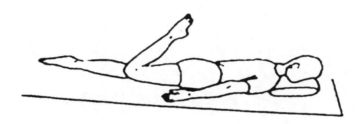

图 6-22 俯卧屈膝

3）屈膝侧倒腿（图 6-23）：老年人取仰卧位，两腿并拢屈膝，两臂自然放于体侧，头、胸部保持不动，两腿尽量侧倒，带动腰部扭动，左右交替进行，各侧 5 次。

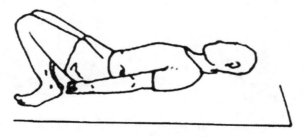

图 6-23 屈膝侧倒腿

4）髋关节外展主动训练（图 6-24）：老年人取健侧卧位，双上肢放在一个舒适的体位（健侧上肢枕在头下面，患侧上肢放在腹部，双下肢伸直，保持躯干、健侧下肢固定，患侧下肢伸直髋关节向上活动，活动到大腿两侧肌肉有紧拉感（大概 45°），再返回原来体位，来回反复的训练，每次 15 ~ 30 个，每天两次。

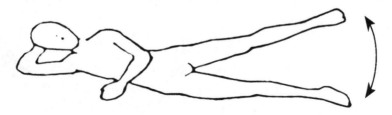

图 6-24　髋关节外展训练

5）髋关节前屈主动训练（图 6-25）：老年人取坐位，身体直立，两手自然下垂，缓慢的屈曲患侧下肢，使其正前方靠近胸部，不要朝两边偏移。每天训练 20 ~ 30 个，每天 2 ~ 3 次，具体可根据老年人的实际身体情况来增减次数。

6）踝关节背屈主动训练（图 6-26）：老年人取坐位，健腿屈膝，双手抓住健侧膝部。患腿伸直，足尖向上，缓慢向身体一侧活动做踝关节背屈训练，每次 15 ~ 20 个，每天 3 次，根据老年人实际情况来定。

7）足趾屈伸训练（图 6-27）：老年人取仰卧位，两腿伸直，足趾向上，足跟紧贴床面。然后，足趾用力弯屈，足背绷直，足弓内收，五趾并拢，再足趾松开、伸展，两脚交替进行。各做 20 次。

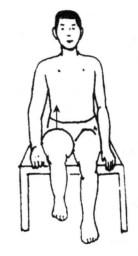

图 6-25　髋关节前屈训练

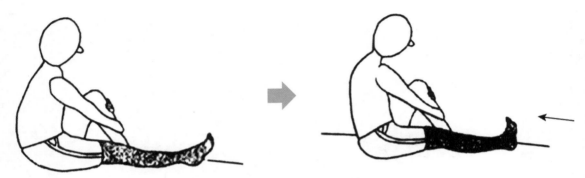

图 6-26　踝关节背屈训练

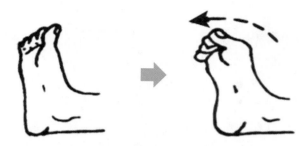

图 6-27　趾屈伸主动训练

（3）起立和坐下训练

对于过度虚弱或体重较大的老年人，起立的动作可能会很困难，可以先让老年人训练坐下，从而获得对起立活动的控制。

1）坐下训练：老年人取站立位，膝关节前移，躯干前倾，控制重心缓慢下移而坐下。照护人员注意引导老年人膝及肩关节的移动，并帮助老年人保持双脚的位置以保证患肢负重。

增加难度的方法是老年人在从立位到坐位的过程中停在不同的位置，改变方向和速度。

2）起立训练：老年人取坐位，屈髋，躯干前倾、头向前伸，向后收腿，双脚平行，置于膝关节后 15 厘米，膝关节屈曲 75°，老年人缓慢站起。照护人员从旁保护、协助老年人保持双脚的位置。

起立训练初期，老年人可主动握住照护人员的手，照护人员朝前下方位拉手（图 6-28）。椅子也可先选择位置较高的，待老年人肌力增强，对运动的控制能力增加，再逐步降低椅子的高度。

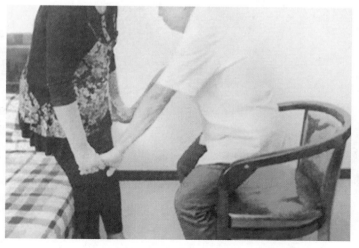

图 6-28　初期站立训练

（4）行走训练

老年人立位、患侧负重（可用白布夹板固定膝关节）、健侧下肢向前迈步、向后迈步。患侧下肢不可向侧方移动过度。

行走训练共有 5 个训练步骤，而为了保护老年人的康复训练安全，在前 4 个训练完成熟练之前，不可直接进行第 5 个步骤。且训练时，照护人员必须从旁协助和保护，以防意外发生。

1）膝关节控制训练：老年人坐位，膝关节伸直，在小范围内（膝关节屈曲 0°～15°）训练股四头肌离心收缩和向心收缩，并能在一定位置上保持。为防止老年人足跖屈（脚趾向脚心屈曲），照护人员可在老年人下肢负重。

2）重心转移训练（图 6-29）：老年人取站立位，健侧腿在前，患侧腿在后，将重心在健侧腿与患侧腿之间移动。重心移向健侧腿时，患侧腿膝关节伸展；重心移向患侧腿时，患侧膝关节轻微屈曲。照护人员从旁协助，防止膝关节过度屈曲或伸展。

3）骨盆水平移位训练：老年人取站立位，两腿与肩同宽，将重心在两腿间移动，平稳后向侧方迈步，可保持平衡。照护人员从旁保护，观察老年人腿及膝关节伸展。

4）主动屈膝训练：此训练参考下肢主动训练中的"俯卧屈膝训练"。当老年人肌力较差时，照护人员可帮助老年人负重。等待动作熟练后取站立位进行屈膝训练，照护人员从旁保护。

5）行走训练（图 6-30）：老年人先用患侧腿迈步，再迈健侧腿。照护人员适当扶持。同时发出口令如"左—右—左"来保证老年人获得节奏感。

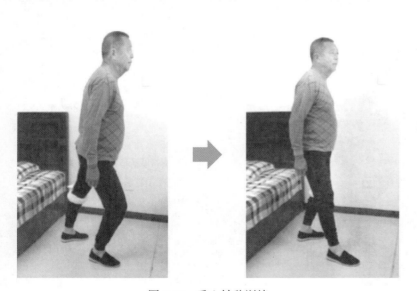
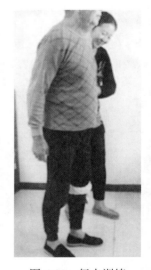

图 6-29　重心转移训练　　　　　　　　图 6-30　行走训练

（5）主动训练注意事项：

1）训练时，照护人员要全程从旁保护、协助，确保动作的准确度，防止运动加重损伤。

2）主动训练项目内容较多，需要根据老年人所患疾病和目前的健康状况、病情、功能障碍等情况，有针对性地选择项目，安排训练计划。并根据老年人训练后的身体和肌力情况，及时增减训练次数及强度。

3）因主动训练的运动量较之前被动及助力训练大，故在训练时要做好运动量的判断，在出现有超量表现的，应及时终止。（具体判断方法见"运动量"）。

4）主动训练时，老年人体位应处于最省力、最舒适的位置。动作不能自由发挥，应按程序计划规定进行，尽可能按要求完成以获得最大效果。

5）训练结束后，为让肌肉群能逐渐"冷却"下来，可以做一些活动或按摩。

6）主动训练的最终目标是希望老年人能获得独立生活能力，如起居、饮食、坐卧、行走等。所以不是经过一段时间的简短训练就可以长期保持的，而是需要通过反复训练、反复矫正，才能实现的。

7）老年人不可空腹训练，训练前后喝一杯白开水。最适宜训练时间是上午 9 ~ 10 点或下午 4 点 ~ 晚上 8 点。夏季上午可提前半小时，晚上可延后半小时。

第三节　老年人的认知功能训练

认知是人们了解外界事物的活动，是人们为了适应环境的需要而获得和应用信息的重要能力。认知功能障碍对老年人的健康威胁呈逐年增大。据世界卫生组织的估计，全世界 60 岁以上人口中有 3% 有认知方面的障碍，而其中国约有 500 万人。由于近几年发病率有增加、低龄化的倾向，必须正确对待认知症老年人的照护。

一、认知功能相关概念及认知功能障碍的表现

（一）认知功能相关概念

1. 认知功能　人获取、编码、操作、提取和利用知识或信息的高级脑功能活动，认知能力表现在人对客观事物的认识活动中。认知活动包括注意、记忆、思维运作、知觉及语言等。认知能力是通过脑这一特殊物质实现的。

2. 认知功能障碍 因为各种原因引起的脑损伤，导致后天性的记忆，判断力等智力障碍，无法进行正常生活的状态，统称为认知症。

3. 老年痴呆 老年人脑功能障碍导致的以认知、行为和人格变化为特征的一种综合征。它是一种获得性的持续性智能损害。

（二）老年人认知障碍的表现

根据认知的功能状态，老年人的认知障碍分为如下：

1. 注意力障碍 老年人注意障碍是指不能处理用于顺利进行活动所必要的各种信息，在加工和接受新信息或技术时将面临困难。

2. 定向障碍 老年人常常在对人物、地点和时间的定向上表现出迷惑。不能表现他 / 她现在何处，也可能迷路或走丢。老年人可能不能识别他人甚至自己。

3. 记忆障碍 记忆障碍是脑损伤后常见的临床问题，也是各种类型的认知障碍的常见症状。脑部的损伤会使记忆的任何一个环节受到破坏而致记忆中断，并且将长期受到影响。

4. 思维障碍 老年人的抽象、概况能力下降，思维片面具体，不能够举一反三。问题解决的能力下降或受到损害并影响老年人日常生活的各个方面。

5. 躯体构图障碍 躯体构图障碍指与人体知觉有关的一组障碍，其包括单侧忽略、疾病失认、手指失认、躯体失认以及左右分辨困难。

（1）左右分辨障碍：老年人不能命名或指出自身或对方身体的左、右侧。

（2）躯体失认：老年人缺乏人体结构的概念，有此障碍的老年人不能区别自己和检查者身体的各个部位以及各部位之间的相互关系。

（3）手指失认：老年人不能命名手指、不能指出被触及的手指。常表现为双侧性且多见于中间三个手指的命名或指认错误。严重影响手指的灵巧度，进而影响与手指灵巧性密切相关的活动，如系纽扣鞋带，写字等。

（4）单侧忽略：单侧忽略又称单侧不注意、单侧空间忽略以及单侧空间失认。单侧忽略是脑损伤后立即出现的最常见的障碍之一，表现为老年人不能对大脑损伤灶对侧身体或空间呈现的刺激做出反应。

6. 空间关系综合征 包括多种障碍，其共同之处在于观察两者之间或自己与两个或两个以上物体之间的位置关系和距离上表现出障碍，如图形背景分辨困难空间定位和空间关系障碍、地形定向障碍、物体恒常性识别障碍以及深度与距离判断障碍等。常见的空间关系障碍有：

（1）图形背景分辨困难：指老年人由于不能忽略无关的视觉刺激和选择必要的对象，故不能从背景中区分出隐含在其中的图形的症状。就功能而言，此障碍将干扰老年人从视野中不显眼处发现重要的或所需的物品。

（2）空间定位障碍：老年人不能理解和判断物与物之间的方位关系。

（3）空间关系障碍：有空间关系障碍的老年人不能判断两物体之间的空间位置关系以及物体与自身之间的位置关系。

7. 失认　不能通过特定的感觉方式认识以往熟悉的事物，但仍可以利用其他感觉途径对其识别的一类症状。并非由得于感觉障碍、智力衰退、意识不清、注意力不集中等情况所致，而是感觉信息向概念化水平的传输过程受到破坏的结果。根据感觉方式不同，失认症分为视失认、触觉失认和听失认。

临床上，失认可有以下几种。

（1）视觉失认：老年人的视觉足以看清周围物体，但看到以前熟悉的事物时却不能正确识别、描述及命名，而通过其他感觉途径则可认出。视觉失认包括：

1）物体失认：即不能辨别熟悉的物体。

2）面容失认：即不能认出既往熟悉的家人和朋友。

3）颜色失认：即不能正确分辨红、黄、蓝、绿等颜色。

（2）听觉失认：老年人听力正常但不能辨认以前熟悉的声音，如以前能辨认出来的手机铃声动物叫声、汽车声、钢琴声等。

（3）触觉失认：又称实体觉失认，是指老年人触觉和位置觉障碍联合后不能通过触摸辨别以前熟悉的物品，如钥匙、手机等，但睁眼看到或用耳朵听到物体发出的声音就能识别。

8. 执行功能障碍　发生执行功能障碍时，老年人不能制订计划，不能进行创新性工作，不能根据规则进行自我调整，不能对多件事进行统筹安排。检查时可发现，老年人不能按照要求完成较复杂的任务。

9. 计算力障碍　计算能力减退，表现为对书面数字的理解丧失（即对数字的失读）、空间障碍导致笔算时不能正确的排列数字、不能提取或使用算术事实和对算术概念的原发性丧失等。

10. 失用在意识清楚、语言理解功能及运动功能正常情况下，老年人丧失完成有目的的复杂活动的能力。临床上，失用可大致分为以下几种：

（1）观念性失用：老年人对复杂、精细的动作失去了正确概念，以致不能把一组复杂、精细动作按逻辑次序分解组合，使得各个动作的前后次序混乱、目的错误，无法正确完成整套动作。该类老年人模仿动作一般无障碍。

（2）观念运动性失用：老年人在自然状态下，可以完成相关动作，可以口述相关动作的过程，但不能按指令去完成这类动作。

（3）肢体运动性失用：老年人表现为肢体（通常为上肢远端）失去执行精细. 熟练动作的能力，自发动作、执行口令及模仿均受到影响。

（4）结构性失用：老年人对空间分析和动作概念化出现障碍，表现为绘制或制作包含有空间位置关系的图像或模型有困难，不能将物体的各个成分连贯成一个整体。

（5）穿衣失用：丧失了习惯而熟悉的穿衣操作能力，表现为穿衣时上下颠倒，正反及前后颠倒，扣错纽扣，将双下肢穿入同一条裤腿等。

二、老年人认知功能的评估内容与方法

（一）注意能力评估

照护人员通过观察老年人对周围环境改变有无反应进行评估；或者让老年人完成某项任务，观察其在完成过程中是否有意识地将注意力集中与某一具体的食物。

（二）定向能力评估

通过询问的方法进行评估。"今天星期几？""今年是哪一年？"评估时间定向；"现在在什么地方？"评估地点定向；"我在您的左边还是右边？""** 物件在什么地方？"判断空间定向能力。

（三）记忆能力评估

1. 回忆法通过让老年人重复听到的一句话或一组 5～7 个数的数字串来评估短时记忆；让老年人说出家人的姓名、自己的生日、前天的进食食品以评估其长时记忆。
2. 再认法照护人员根据老年人已学过的知识，让其完成同等内容的是非题或选择题。
3. 评定量表测试让老年人完成专门检测记忆能力的成套记忆测验表，更全面系统地评估老年人的记忆能力。目前国内常用量表：韦氏记忆量表（WMS）、临床记忆量表（CMS）。

（四）思维能力评估

主要针对思维形式和思维内容两方面进行。照护人员可通过老年人的认知特点提出相关问题来判断。如让老年人来解释一个成语等。也可询问老年人"物品的对比如西红柿和白菜？""家里进小偷了？"等问题来判断解决问题等来看其思维内容是否正常，还可以通过洛文斯顿成套测验（LOTCA）中包含的物品分类和图形推理来判断。

（五）单侧忽略评定

二等分线段测验，照护人员要老年人在每一条线上做标记，等分为二，要给多条线分段。划销测试，在一张 A4 纸上，有 40 条线段，要求老年人划销掉所有的线段。画图测验，照护人员要求老年人画一棵树、房子、圆等的图。

（六）空间关系综合征

图形背景分辨障碍评估，照护人员给一张将三种物品重叠在一起的图片，然后要老年人用手指勾画或者说出所见物品的名称。空间定位障碍评估，照护人员将一张画有一只盒

子的纸张放在老年人前面，令老年人在盒子的上方或下方画一个圆圈，再就是实物定位，在桌子上摆一套茶具，要老年人摆放合理。空间关系障碍评估，是连接点成线等来检查。

（七）失认评估

照护人员在桌上摆些图形不一、材质不一的东西或放不同人的声音，让老年人识别。如果不能认识物品的名称，就是视觉失认；如果通过触摸，不能分辨形状或材质，就是触觉失认；不能听出不同人的声音就是听觉失认。

（八）执行功能评估

照护人员让老年人举手，或者做一个简单的事情，拿一个东西，连续做十次，再让老年人做一个连线测试，有顺序的把 1～10 连线连起来。如果不能完成即为此项障碍。

（九）失用评估

进行功能性评估，如穿衣失用，就让老年人穿衣服，看其动作表现。

（十）感知觉评估

照护人员需通过询问"你觉得最近肢体感觉怎么样？""最近有没有哪里疼痛不适的？"等问题了解老年人有无感知觉异常的表现，同时通过观察加上医学检测，相互验证，综合分析、判断老年人的感知觉情况。

（十一）总体能力评估

1. 量表法　通过使用一些评估量表对老年人整体认知能力进行判断。目前主要使用量表有简易精神状态量表（MMSE）（表 6-10）、蒙特利尔认知评估量表（MoCA）、临床痴呆量表（CDR）等。其中 MMSE 是痴呆筛查的首选量表，MoCA 是轻度认知功能损伤筛查量表，CDR 是常用评定痴呆程度的量表。

表 6-10　简易精神状态量表（MMSE）

序号	检查内容	评分			
1	今年是公元哪年?	1	0		
	现在是什么季节?	1	0		
	现在是几月份?	1	0		
	今天是几号?	1	0		
	今天是星期几?	1	0		

续表

序号	检查内容	评分					
2	咱们现在是在哪个城市？	1	0				
	咱们现在是在哪个区？	1	0				
	咱们现在是在什么街（胡同）？	1	0				
	咱们现在是在哪个医院？	1	0				
	这里是第几层楼？	1	0				
3	我告诉您三种东西，在我说完后，请您重复一遍这三种东西是什么。树，钟，汽车（各1分共3分）	3	2	1	0		
4	100-7＝？连续5次（各1分共5分）	5	4	3	2	1	0
5	现在请您说出刚才我让您记住的那三种东西（各1分共3分）	3	2	1	0		
6	（出示手表）这个东西叫什么？	1	0				
7	（出示铅笔）这个东西叫什么？	1	0				
8	请跟着我说："大家齐心协力拉紧绳"	1	0				
9	我给您一张纸，请按我说的去做，现在开始："用右手拿着这张纸，用两只手将它对折起来，放在您的左腿上。"（每项1分共3分）	3	2	1	0		
10	请您念一念这句话，并且按照上面的意思去做："闭上您的眼睛"	1	0				
11	请您给我写一个完整的句子	1	0				
12	（出示图案）请您照这个样子把它画下来	1	0				
总分							

评定：共30分。分障碍标准：文盲≤17. 小学程度≤20，中学（包括中专）程度≤22，大学（包括大专）程度≤23。

2. 画钟实验　老年人根据护理员的指示画出对应的钟表及时间。常用4分法，即总分4分，完成一个闭合的圆圈为1分，时间刻度位置正确1分，12个数字完全准确为1分，指针位置准确为1分，正常值应大于2分。

三、老年人认知功能训练项目与方法

认知功能障碍常常让老年人的晚期生活和治疗带来很多困难，所以认知训练尤其重要。训练要与病人的功能活动和解决实际问题的能力紧密配合。

（一）注意能力训练项目与方法

1. 猜测游戏　照护人员准备两个杯子和一个弹球，让老年人注意观察，照护人员将一杯子反扣在弹球上指出球在哪个杯里，反复数次。如无误差，改用两个以上的杯子和多种颜色球，方法同前；扣上后让老年人分别指出各颜色球被扣在哪里。

2. 删除作业　照护人员在白纸上写汉字、拼音或图形等，让老年人用笔删去指定的汉字、拼音或图形，反复多次无误差后，可增加汉字的行数或词组。

（二）定向的康复训练项目与方法

路线训练（图6-31）：照护人员准备几张指示牌纸、笔。首先让老年人自行从家里出门到楼栋门口，如果老年人在中间楼层出现迷茫，照护人员可用指示牌提醒；然后再让老年人自行从楼栋口至小区口，期间照护人员也可用指示牌进行指示；最后让老年人将家至小区门口的线路写出或画出。如无误后，照护人员可增加难度，进行其他比较复杂路线的设计练习。每次训练时间20分钟。

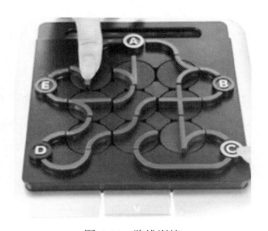

图6-31　路线训练

（三）记忆能力训练项目与方法

1. PQRST练习法　照护人员给老年人一篇短文，按P-Q-R-S-T程序进行练习，通过反复阅读、理解、提问来促进记忆。其中"P"为浏览阅读材料的大概内容；"Q"即就相关内容向老年人进行提问；"R"是让老年人再仔细阅读；"S"即让老年人复述阅读的内容；"T"则是通过回答问题检查老年人是否理解并记住了有关信息。

2. 识别训练　照护人员准备10张日常生活用品图片或者熟人照片，首先向老年人说明并展现我们的目的，先从经常需要用到碗筷、电视机、手机或者至亲的熟人开始识别。无误差后，照护人员再根据日常生活的需要或者周围相对熟悉的人进行识别练习。训练时间一般为10分钟。

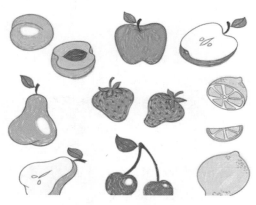

图6-32　水果识别训练卡片

（1）水果识别与分类：照护人员准备12张水果图片（图6-32），先让老年人识别比较常见的水果开始，然后再根据老年人的情况，增加识别难度。识别不常见的水果图片。最后让老年人来分辨出水果的种类。难度逐渐增大。

（2）电话号码背诵训练：让老年人先记忆背诵自家的电话号码开始，然后再去背诵自家小孩的电话号码，进行反复练习。照护人员可知道老年人用联想法进行记忆，如要记住电话号码87335100可以想象"8个73岁的老年人爬3座山去看望5个100岁的老和尚"。

（四）思维障碍的康复训练项目与方法

1. 类比训练 指导老年人对不同的物品或事物进行分类，从粗分类到进一步细分类。如将食品类进一步细分为肉、奶制品、蔬菜、豆制品、水果等。或者照护人员向老年人出示成对的、有共同点的物品或词组，如玫瑰一菊花、手表一皮尺、床一椅子等，让老年人回答每一对物品有何共同之处。

2. 思维训练（图6-33） 照护人员给老者提出不同的问题让其思考回答，如"和牛有关联的东西是什么？"，"牛吃什么？拉什么？"，"牛有什么好处"等一系列的问题。根据老年人的表现，照护人员可提供不同的帮助，如分解解决问题的步骤、给予提示、让老年人将解决问题的步骤写下来以便强化记忆。

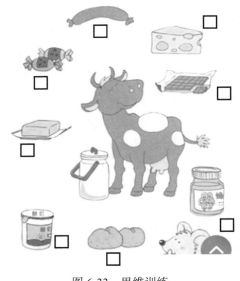

图6-33 思维训练

（五）躯体构图障碍的康复训练项目与方法

1. 左右分辨障的康复

（1）左右感觉输入训练：在老年人目光的注视下，照护人员通过刺激老年人的左/右上肢的皮肤或进行负重训练以增加该上肢皮肤或本体感觉的输入。训练时，照护人员不可随意变换左侧或右侧肢体，而应固定在左侧或者右侧使之产生累积效应。

（2）肢体左右训练：照护人员反复使用"左"和"右"的口令，如"伸出你的左手"、"将右边那只鞋子给我"等。如果老年人不能分辨，照护人员可以给予提示以帮助老年人完成，如戴彩带标识，或者戴手表，戴手套等等来提示。

2. 躯体失认的康复

（1）躯体感觉训练：照护人员用手或粗糙的毛巾摩擦身体的某一部位并说出部位名称；

让老年人模仿。如用右手触摸左耳，将左手放在右膝上。

（2）结构训练：照护人员准备人体拼图，让老年人先通过拼图了解人体的基本结构，然后照护人员给予老年人指令让其进行躯体的识别，如"触摸四肢""触摸耳朵"等。

3. 手指失认的康复

（1）皮肤触觉刺激训练：指导老年人使用粗糙的毛巾用力摩擦患侧前臂的腹侧面、手掌、手指指腹。

（2）压力训练：指导老年人主动或被动抓握住一个由硬纸板做成的圆锥体，向手掌施加压力。轻重两种压力刺激可以交替进行，如每30秒钟轮换一次，但每一种刺激的总时间至少应达到2分钟。刺激应当有舒适感，如果在摩擦手指时老年人出现后撤逃避反应，则需要改变摩擦部位以避免引起保护性反应。

（3）手指辨别训练：老年人根据照护人员的指令伸出自己的手指或指出照护人员的手指，如"指出左手无名指、伸出你的右手中指、触摸我的左手示指等"。

（六）单侧忽略训练项目与方法

1. 视扫描训练　是最常采用的方法。要求老年人根据照护人员的指示在电话簿、菜单、训练时间安排表或地图上寻找信息；或让其在杂乱的抽屉里找出一角钱硬币或曲别针等生活小用品。扫描空间范围由大到小；扫描目标的数量由少到多；扫描目标由熟悉到不熟悉；扫描速度由慢到快；扫描间距或密度由大到小，由均匀到不均匀等。

2. 木钉盘训练　照护人员将木钉放在老年人的忽略侧（左侧），提醒老年人用目光在左侧寻找木钉，然后将木钉拿起并插进位于右侧的木钉盘中。整个过程要在老者的目光注视下进行。

3. 忽略侧肢体的感觉输入训练　照护人员对老年人的忽略侧肢体进行各种感觉输入刺激。刺激方法：

（1）照护人员触摸患侧肢体部位，让老年人判断触及的部位。

（2）在老年人的注视下，照护人员用手、粗糙的毛巾、毛刷、冰或振动按摩器等摩擦老年人的忽略侧上肢。摩擦刺激时，应避免出现或加重痉挛。

（3）老年人自行在注视下用健侧手摩擦患侧上肢。

（4）如果上肢的近端功能有一些恢复，指导老年人借助于滑板在桌面上做跨中线的弧形运动。目光要随上肢移动。

（5）患侧肢体被动活动关节、负重训练等。

4. 阅读训练　症状轻的左侧忽略老年人，照护人员可稍加提醒让其自行阅读；重者或右侧忽略的老年人，照护人员要在忽略侧提供一个视觉提示以告诉老年人应从何处开始视搜寻，即帮助老年人找到阅读的起始点。提示量随老年人情况的改善逐渐减少。

（七）空间关系障碍综合征的康复训练项目与方法

1. 图形背景分辨困难的康复训练

（1）物品分辨训练：照护人员将三种完全不同的物品放在老年人面前，让老年人用看而不是用摸的方法将其分辨出来。随着老年人的进步，逐渐增加物品的数量及难度，如将4~5个完全不同的物品和3个相近的物品放在一起老年人来辨认。

（2）精准训练：照护人员准备几个简单的生活用品，如杯子，电视遥控器，等物品，让老年人从20cm的距离按照指令其拿物的能力。

（3）找不同训练：照护人员给予老年人两张相似图（图6-34），让老年人找出其中的不同点。不同的数量由少至多增加。

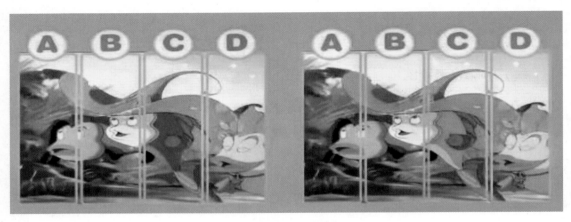

图 6-34　找不同训练

2. 空间定位障碍的康复训练

（1）定位训练：照护人员准备一张桌子、数个正方形纸板及三角形纸板，先在老年人面前任意摆放四块正方形纸板，让老年人将这些正方形横向平行、纵向垂直排列或呈对角线排列。待无误差后，将图形改为三角形进行训练。

（2）实物训练：照护人员准备一张桌子及几张图片，将内容相同的几张图卡摆成一行，将其中一张上下方位颠倒，让老年人找出这张与其他卡片的不同并恢复成与其他一样的位置。如果找错了，应和老年人一起讨论错误所在及其原因。亦可采用实物进行上述训练。

（3）空间定位训练（图6-35）：照护人员准备一个椅子和一个小熊，让老年人练习将一小熊分别放在椅子的下方、座位上、后方、下方。如果老年人不能按要求正确的摆放，要和老年人一起讨论错误所在及其原因。

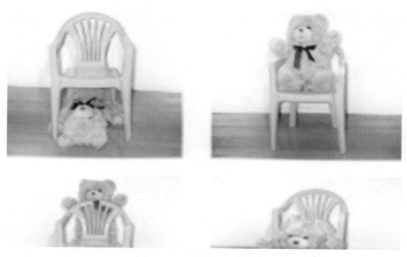

图 6-35　空间定位训练

3. 空间关系障碍的康复训练

（1）迷宫训练：指导老年人根据指示进行自身定位，如令老年人"坐到我旁边""走到桌子后面""踩在这条线上"。为提高老年人在空间中的定位能力，可让老年人在容易进去却不容易出来的迷宫里进行训练；也可在家里设计一个由家具摆成的迷宫让老年人在其中感受定位变化。

（2）复制训练：照护人员根据老年人的情况给予相对应的图案，让老年人进行复制训练，可先从实物复制到参考照片、图画复制，从复制平面图到复制立体图。常见：

1）木块设计（图 6-36）：模型可选自图谱或由治疗人员设计。

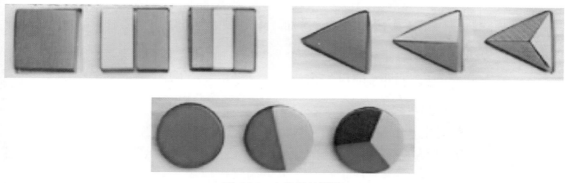

图 6-36　木块设计训练

2）火柴设计：根据所给的火柴棒拼图进行复制，如三角形、五角星等。

3）木钉盘设计：根据设计图案进行复制。

4）连接虚线图：虚线图连接成实线图。

5）拼图：拼图应当从 4 块板组成的图形开始，所拼的图形应是老年人平常所熟悉的人物、动物或物品形状。

（八）失认的康复训练项目与方法

1．视失认的训练

（1）辨识训练：照护人员让老年人反复看照片，尽量记住与其有关的重要人物的姓名，如家人、朋友、邻居等；协助老年人找出照片与名字之间的联系方式；使用色卡，指导老年人命名和辨别颜色，随着能力的进步，逐渐增加颜色的种类。

（2）代偿技术：在视失认难以改善时，应鼓励老年人利用其他正常的感觉输入方式，如利用触觉或听觉屏识人物和物品。

2．触觉失认的训练

（1）刺激触、压觉感受器：指导老年人用粗糙的毛巾用力摩擦患侧前臂、手、手指背侧以及患侧手指指腹。指导老年人利用手握锥形体对手掌产生压力。摩擦和压力激交替进行，每 30 秒钟变换一次，每一种类型的刺激累积时间不得少于 2 分钟。

（2）辨识训练：照护人员准备不同材料的物品，如丝巾，毛巾，纸张等，指导老年人闭目，用手感觉和分辨不同的材料。

3．听失认的训练

（1）听觉辨识训练：照护人员先让老年人仔细听一种声音，然后要求老年人从绘有各种发声体的图片中挑选出与该声音对应的图片。如：老年人听过哨子声后，让其从笛子、闹钟、哨子、门铃、小号等图片中指认出与哨音一致的发声体（即哨子）图片。亦可用各种动物的叫声（如猫叫、犬吠、鸡鸣、狮吼等）。

（2）声—词辨识：让老年人听过某一种声音后，从若干词卡中找出相应的词。

（3）代偿训练：将发声体放在老年人的视野内，使老年人利用视觉输入帮助辨认声音的性质。

（九）计算力的康复训练项目与方法

指导老年人练习 54 + 47、67–39、15 × 6、90 ÷ 15 等简单的加减乘除，逐渐增加运算难度，提高运算速度。最后让老年人学习烧饭、做菜等各种日常活动和家务学习动作的组合及顺序排列。如学习阿拉伯数字、英文字母的排列，星期、月份、年份的排列顺序，学习计划和安排工作的日程等。

（十）失用的康复训练项目与方法

1．观念性失用的训练

（1）刷牙训练：指导老年人刷牙，初期照护人员要老年人分解步骤，先挤牙膏，然后握着老年人的手，将它从头慢慢移到口部，并帮助做刷牙动作练习，最后再漱口。

（2）泡茶训练：照护人员将泡茶顺序交于老年人，让其掌握。顺序：将茶叶放入茶壶→打开暖瓶→将开水倒入茶壶→盖好暖瓶→将茶倒入茶杯。

2. 观念运动性失用的训练

开锁训练：指导老年人拿钥匙进行开锁前，先将手指需要做的上下，左右，旋转等动作，然后再进行开锁。照护人员尽量减少口头指令。

3. 肢体功能训练：可参考本章第二节。

4. 结构性失用的训练

（1）螺钉训练：指导老年人给组合螺钉上螺母，初期，照护人员先手把手的指导老年人，然后根据情况，逐渐缩小帮助，最终老年人自行来完成。

（2）组装家具训练：指导老年人给家里买的椅子或者床根据组装图的顺序进行组装。

5. 穿衣失用的训练

（1）穿衣前让老年人用手去感受衣服的不同重量、质地，变换不同的穿衣技巧，目的是迫使老年人使用受累侧肢体去穿衣活动。

（2）鼓励老年人自己穿衣。提供声音和视觉暗示。在穿衣的全过程中照护人员始终要给予相应的指导，当有进步后可减少或消除指导。如某个步骤出现停顿或困难，可重新给予指定。

（3）指导老年人使用功能代偿的方法：利用商标区分衣服的前后；用不同颜色做标记区分衣服的上下左右；系扣有困难可采用由下而上的方法，先系最后一个，逐渐向上对，若仍不成，照护人员可将相同颜色的扣子和扣眼匹配；用手指触摸的方法系扣和检查是否正确。

（十一）音乐疗法

有助于使老年人保持身心平衡、稳定情绪、促进身体健康。还能增强老年人的现实感，改善自我感知，提高独立性。另外音乐还能刺激老年人的长期记忆、改善短期记忆和其他认知功能。是失眠、忧郁症、精神官能失调的辅助治疗。

（1）日常训练时，可以根据老年人的病情和当时的实际情况，选择相应的音乐作为背景音乐。

（2）心情不稳，情绪不定的老年人，照护人员可予以《塞上曲》《春江花月夜》及圆舞曲等音乐欣赏。

（3）思维混乱的老年人，照护人员让其聆听或演唱与当前时间、季节、环境、事件有关的歌曲。

第七章

老化所致的身心变化、多发疾病及失智照护

　　由于离退休、身体患病、丧偶、子女离家等生活事件，老年人容易出现各种异常的心理问题。本章通过介绍老年人常见的心理变化及原因、语言和非语言心理疏导、老年人心理健康宣教以及带动老年人进行活动的技巧，以提升护理员发现老年人心理变化的能力，并针对老年人的心理问题，提供恰当的心理护理。

第一节　老年人的心理变化及心理疏导

　　心理疏导是指由受过一定专业训练的人员，引导求助者发现自身的问题及根源，挖掘求助者潜在的能力，改变原有的认知和行为模式，从而提高对日常生活的适应性和调节周围环境的能力。本节主要介绍老年人正常的心理变化特点、常见的心理问题及原因、用语言和肢体语言进行心理疏导的技巧。

一、老年人正常的心理变化

　　随着年龄的增长，老年人的心理功能也会出现一定程度的老化，在记忆力、智力、情绪、人格等方面出现一些特殊的变化。

（一）记忆力的变化

　　1. 记忆的概念　记忆是在头脑中累积和保存个体经验的心理过程，也就是人脑对外界输入的信息进行编码、存储和提取的过程。人们感知过的事情、思考过的问题、体验过的情感或从事过的活动，都会在头脑中留下不同程度的印象，其中有一部分作为经验能保留很长时间，这就是记忆。

　　（1）感觉记忆、短时记忆和长时记忆：根据信息保持时间的长短，记忆可分为感觉记忆（瞬时记忆）、短时记忆和长时记忆。感觉记忆是记忆系统在对外界信息进行进一步加工之前的暂时登记，保存时间很短，为 0.25～2 秒；短时记忆对信息的保持时间大约为 1 分钟，是信息从感觉记忆到长时记忆的一个过渡阶段；长时记忆是保持时间在 1 分钟以上甚至是许多年的记忆，容量没有限制。任何信息都必须经过感觉记忆和短时记忆，才可能转入长时记忆。提取长时记忆的信息有再认和回忆两种基本形式。再认是感知过、思考过或体验过的事物再度出现时，仍能认识的心理过程，例如，好友重逢时能认出对方，旧地重游时有熟悉感；回忆是人们对过去经历的事物以形象或概念的形式在头脑中重新出现的过程，例如，节日的情景使人想起远方的亲人。

（2）情景记忆和语义记忆：长时记忆可以分为两类，即情景记忆和语义记忆。情景记忆是指人们根据时空关系对某个事件的记忆，这种记忆与个人亲身经历分不开，例如，想起自己参加过的一次聚会，或曾经去过的地方；语义记忆是指人们对一般知识和规律的记忆，与特殊的时间和地点无关，例如，记忆单词、概念、公式、符号、规则等。

（3）陈述性记忆和程序性记忆：陈述性记忆是指对有关事实和事件的记忆，可以通过语言传授，例如，在课堂上学习的课本知识、日常的生活常识；程序性记忆是指对如何做事情的记忆，通常包含一系列复杂的动作过程，有时难以用语言清楚表述，往往需要通过多次尝试才能逐渐获得，例如，对游泳、做饭、骑自行车等技能的记忆。

（4）内隐记忆和外显记忆：内隐记忆是指在无意识或不需要有意回忆的条件下，个体的过去经验对当前任务自动产生的影响；外显记忆则是指在意识的控制下，过去经验对当前任务产生的有意识的影响。

2. 老年人记忆力的变化特点从总的发展趋势来看，随着年龄增长，老年人的记忆力有所减退，因此，老年人往往给人一种"健忘"的印象。一般来说，人的记忆力从50岁开始就出现减退；70岁以后更加明显；过了80岁，记忆力减退非常迅速。尽管总体趋势如此，但并非所有老年人的记忆力都出现明显下降，记忆力下降的速度和程度存在很大的个体差异，年龄相仿的老年人中，有些仍能保持很好的记忆力，但有些则出现明显的记忆力下降。

通常，老年人的记忆力下降表现为以下特点：

（1）短时记忆明显减退，尤其是70岁以后减退更加明显，记忆的速度和广度明显下降，对最近发生的事情记忆变差，而对远期发生的事情保持较好的记忆。

（2）情景记忆能力明显下降，而语义记忆、程序性记忆和内隐记忆衰退不明显。

（3）对信息的回忆能力衰退明显，再认能力衰退不明显。

（4）不善于主动运用记忆策略。如果提醒或训练老年人使用记忆策略，老年人的记忆力会提高。另外，老年人提取信息的速度比较慢，如果给出一些提示，或多给一些时间让老年人回忆，通常能想起来。

（二）智力的变化

1. 智力的概念智力是指人认识、理解客观事物，并运用知识、经验等解决问题的能力，包括记忆、观察、想象、思考、判断等。人的智力可分为两种类型，即流动性智力和结晶性智力。流动性智力是指学习和解决问题的能力，例如，注意力、反应速度、思维敏捷度等，主要与神经的生理结构和功能有关；结晶性智力是指后天获得的与知识、文化及经验积累有关的能力，例如，词汇、理解力、常识等。

2. 老年人智力的变化特点从人的一生的发展历程来看，智力在20岁左右达到最高峰，之后开始逐渐下降，50岁时下降10%，60岁时下降20%，70岁时下降30%。从流动性智力和结晶性智力来看，老年人的流动性智力出现明显减退，但结晶性智力并不会随年龄增长而减退，有些老年人甚至还有所提高，直到 70 岁或 80 岁以后才出现减退，而且减退的速度比较缓慢。

流动性智力的高低主要与个体的神经生理功能发展状况有关，老年人由于脑神经功能随年龄增长而出现退行性变化，因此流动性智力受到较大影响，出现一定程度的衰退；而结晶性智力的高低与个体的知识量、受教育程度和学习机会有密切关系。随着知识和人生阅历的积累，老年人的结晶性智力仍保持较好。因此，不应笼统地说智力随年老而减退，结晶性智力可以弥补流动性智力的减退，而使老年人的智力基本保持正常。

（三）情绪的变化

1. 情绪的概念情绪是指人对客观事物是否符合自己的需要而产生的态度体验及相应的行为反应。人们在社会生活中，不可避免地会遇到得失、荣辱、美丑、顺逆等各种情境，从而产生喜、怒、哀、乐、忧、愤、憎等不同情绪。

2. 老年人的情绪变化特点人生阅历的积累，使得老年人的情绪总体上趋于平稳，但是存在很大的个体差异。随着年龄增长，多数老年人喜静不喜动，害怕孤独和被别人嫌弃，他们一方面希望常常与家人在一起亲密相处，另一方面又担心自己会拖累家人，给亲友带来麻烦和累赘。同时，由于老年人会逐渐面临退休、子女逐渐离开家、自己身体患病、配偶或亲友死亡等各类重大的生活事件，如果不能很好地适应这些生活事件带来的变化，容易出现抑郁、焦虑，产生孤独感、无用感、自卑感等负面情绪。其中，对于大多数老年人来说，冲击力最大的是退休和丧偶。如果由此产生的负面情绪持续下去，会严重影响身心健康。

（四）人格的变化

1. 人格的概念人格也称个性，指个体在适应社会生活的成长过程中，在遗传与环境交互作用下，形成的独特的、相对稳定的身心结构，包括气质、性格、自我调控等多个成分。气质就是我们平常所说的脾气、秉性，人的气质差异是先天形成的；性格反映在人们对现实和周围世界的态度，表现在行为举止中。性格是在社会生活中逐渐形成的，同时也受个体生物学因素的影响。

2. 老年人的人格变化特点俗话说"江山易改，禀性难移"。人格具有一定的稳定性，但随着人生阅历的增加和环境的变化，人格也会发生或多或少的变化。老年人的人格既有稳定、连续的特点，也会由于生理因素、环境因素、社会心理因素、人生阅历等方面的影响而发生改变。有些老年人逐渐由外向转为内向，变得更加小心、谨慎，给人以固执、保守、自我为中心、爱猜疑、爱唠叨的印象。同时，由于脑生理功能的衰退，大部分老年人在生活中常给人被动、退缩和迟缓的印象，这是老年人一种主动的自我保护。进入老年期后，人的活动能力和生理功能逐渐减退，老年人逐渐把有限的能量用在最有效的生存活动上，因此是一种适应性的变化。

老年人的人格类型可归纳为 4 种。

（1）调适良好型：能正视衰老，生活满意度高，能适应新的生活。

（2）防御型：否认衰老，刻意追求过高的目标，并乐此不疲。

（3）被动依赖型：惧怕衰老，强烈依赖和盼望得到别人的关怀和照顾，或对外界缺乏兴趣。

（4）调适不良型：无法适应新的生活，出现明显的心理问题，需要在家庭照料和机构帮助下才能生活。

二、老年人的异常心理变化

随着年龄的增长，老年人不仅会出现一些正常的心理变化，由于生理功能的衰退，以及离退休、空巢、丧偶等各类生活事件的冲击，还可能出现一些异常的心理变化。最常见的包括老年抑郁、离退休综合征等。

（一）老年抑郁

抑郁是一种感到无力应付外界压力而产生的消极情绪。有抑郁症的老年人约占老年人总数的 7%～10%；尤其在患有躯体疾病的老年人中，其发生率可达 50%。随着人均寿命的延长和老年性疾病发病率逐渐增高，抑郁的老年人数量也相应增高，严重危害了老年人的身心健康。

1. 老年抑郁的表现抑郁的老年人常表现为情绪低落、兴趣丧失、思维迟缓、记忆力减退、失眠、食欲减退、体重减轻等一系列症状。

（1）情绪低落：情绪低落是抑郁的最典型表现。抑郁的老年人终日愁眉苦脸，对外界失去兴趣，体验不到快乐，不愿活动。在抑郁情绪支配下，老年人往往自我贬低和自我谴责，认为自己什么都没做好，谁都对不起，会把一点儿小事夸大成不可饶恕的错误，不断责备自己。同时，抑郁的老年人有明显的自卑感，认为别人看不起自己、讨厌自己、鄙视自己，甚至因厌世而产生自杀的念头。

（2）思维迟缓：抑郁的老年人思维活动受到抑制，不能将注意力专注于某件事情，自己感到记忆力明显下降，脑子变得迟钝，甚至连很简单的问题都难以解决。因此，抑郁的老年人往往认为自己不中用了，更增加了自卑和自责情绪。

（3）躯体症状：多数抑郁的老年人会产生一系列生理上的不适症状，包括全身乏力、失眠、食欲减退、便秘、体重减轻等。有些老年人感到胸闷、头痛、背痛、胃痛等，疑心自己患上了多种疾病。

2. 老年抑郁的筛查如果发现老年人具有持续两周以上的抑郁、悲观情绪，伴有以下症状中的几项，要警惕老年抑郁的可能。

- 对日常生活丧失兴趣，无愉快感；
- 精力明显减退，无原因的持续疲乏感；
- 动作明显缓慢，焦虑不安，易发脾气；
- 自我评价过低、自责或有内疚感，感到自己犯下了不可饶恕的错误；
- 思维迟缓，或自觉思维能力明显下降；
- 反复出现自杀念头或行为；
- 失眠或睡眠过多；
- 食欲不振或体重减轻。

此时，可使用老年抑郁量表（GDS）进行筛查（表7-1）。该量表用来评定老年人最近1周的情绪状态，是老年人专用的抑郁筛查表。

（1）评估内容：老年抑郁量表共有30个条目，每个条目通过直接询问老年人，选择"是"或"否"。

表7-1　老年抑郁量表（GDS）

请回顾您过去1周内的感受，仔细阅读下列每句话，在符合您自己实际感受的选项序号上打"√"。

项　　目	是	否
1. 对生活基本满意	0	1
2. 已放弃了许多活动与兴趣	1	0
3. 觉得生活空虚	1	0
4. 感到厌倦	1	0
5. 觉得未来有希望	0	1
6. 因为脑子里一些想法摆脱不掉而烦恼	1	0
7. 大部分时间精力充沛	0	1
8. 害怕会有不幸的事落到自己头上	1	0
9. 大部分时间感到幸福	0	1
10. 常感到孤立无援	1	0
11. 经常坐立不安，心烦意乱	1	0
12. 希望待在家里而不愿去做些新鲜事	1	0
13. 常常担心将来	1	0
14. 觉得记忆力比以前差	1	0

续表

项　　目	是	否
15. 觉得现在活着很惬意	0	1
16. 常感到心情沉重、郁闷	1	0
17. 觉得像现在这样活着毫无意义	1	0
18. 总为过去的事忧愁	1	0
19. 觉得生活很令人兴奋	0	1
20. 开始一件新的工作很困难	1	0
21. 觉得生活充满活力	0	1
22. 觉得自己的处境已毫无希望	1	0
23. 觉得大多数人比自己强得多	1	0
24. 常为一些小事伤心	1	0
25. 常常觉得想哭	1	0
26. 集中精力有困难	1	0
27. 早晨起来觉得很快活	0	1
28. 希望避开聚会	1	0
29. 做决定很容易	0	1
30. 头脑像往常一样清晰	0	1

（2）评分方法：回答为"否"的被认为是抑郁反映的问题：1，5，7，9，15，19，21，27，29，30。回答为"是"的被认为是抑郁反映的问题：2，3，4，6，8，10，11，12，13，14，16，17，18，20，22，23，24，25，26，28。总分范围为 0 分～30 分，得分越高，表示抑郁情绪越严重。0 分～10 分为正常范围，11 分～20 分为轻度抑郁，21 分～30 分为中重度抑郁。

3. 老年抑郁的常见原因导致老年人产生抑郁情绪，乃至抑郁症的原因错综复杂，涉及生理、心理、社会等多方面因素。

（1）身体患病：随着年龄的增长，老年人的体力和精力明显下降，对许多事产生心有余而力不足的感觉。同时，对于多数老年人来说，原来健康的身体出现疾病，疾病症状的困扰以及由于生病带来的自理能力下降，容易使老年人产生无用感、无助感和自卑感，从而导致抑郁的出现。

（2）退休：退休对老年人来说是一个重要的生活转折，随着退休的到来，老年人的活动范围变窄、经济收入减少、人际关系和社会地位发生改变。如果老年人不能适应这些变化，容易出现孤独感、无用感等。

（3）配偶或亲友死亡：老年人退休后，生活重心转为家庭。但是，老年人不可避免地会面对配偶或亲友的死亡，不仅使老年人的情感纽带越来越单薄，而且更加重了老年人对自身生命即将离去的感慨。如果配偶或亲友死亡引发的悲哀不能有效地倾诉和排解，也会引发老年抑郁。

（4）与子女分离：子女长大后，逐渐离开家去学习、工作，并建立自己的家庭，不再与父母朝夕相处，使老年人的情感纽带受到削弱。尤其对于住在老年人院的老年人来说，如果子女不常来探望，他们会感到更加孤独、无助，甚至出现遭子女嫌弃的感觉。

（5）其他因素：老年期是人生中的一个特殊时期，由于生理、心理的变化，老年人对生活的适应能力下降，任何应激状态都容易引起抑郁等心理障碍。例如，与其他老年人或照顾者关系不和谐、经济状况差、经历生活中的各种突发事件等，都可能导致抑郁情绪的产生。

（二）离退休综合征

离退休综合征是指老年人离退休后，不能适应社会角色、生活环境和生活方式的变化，而出现焦虑、抑郁、悲哀、恐惧等消极情绪，或因此产生偏离常态行为的一种适应性的心理障碍。

1. 离退休综合征的表现离退休综合征是一种复杂的心理异常反应，主要表现在情绪和行为两方面。对于症状严重的老年人，应寻求专业医生的帮助。

（1）情绪变化：患有离退休综合征的老年人情绪变化非常明显，表现为产生无力感、无用感、无助感和无望感，出现焦虑、抑郁、悲哀、恐惧等消极情绪。

（2）行为变化：患有离退休综合征的老年人行为明显不同于以前，表现为行为反复或无所适从，注意力不能集中，做事常出错，对现实不满，容易怀旧等。

2. 离退休综合征的好发因素并非所有老年人都会出现退休综合征，主要与以下好发因素有关。

（1）性别：通常，男性比女性更难适应离退休的各种变化。主要原因是中国传统的家庭模式是"男主外、女主内"，男性退休后，活动范围由"外"转向"内"，这种转换比女性更为明显，因此更容易出现适应障碍。

（2）个性特点：平时严谨、事业心强、工作繁忙的人，容易出现退休综合征。因为他们过去每天都紧张忙碌，离退休后突然变得无所事事，在心理上难以适应；相反，那些个性较为散漫、平时工作清闲的人，反而不容易出现离退休综合征。

（3）个人爱好：在退休前爱好较少的人，由于退休后失去了精神寄托，生活变得枯燥、乏味，容易出现离退休综合征；而退休前爱好广泛的老年人则不同，工作重担卸下后，可以充分享受闲暇所带来的生活乐趣，不容易出现离退休综合征。

（4）人际关系：不善于交际的老年人容易感到孤独，烦恼无处倾诉，情感需要得不到满足，容易引发离退休综合征；相反，老年人如果人际交往广泛，善于结交新朋友，则不容易出现消极情绪。

（5）职业性质：退休是一种正常的角色变迁，但不同职业群体的人，对退休的心理感受不同。通常来说，在工作中担当管理者的老年人，退休前有较高的社会地位和广泛的社会联系，而退休后生活重心变成家庭琐事，社会联系突然减少，容易出现离退休综合征；而普通劳动者退休后摆脱了繁忙的工作，有更充裕的时间料理家务、消遣娱乐和结交朋友，并且有一定的退休金和公费医疗，内心容易满足，不容易出现离退休综合征。

三、用语言和肢体语言疏导老年人的不良情绪

对于老年人来说，身体患病、退休、与子女分离、配偶或亲友死亡等是必须应对的问题，容易出现焦虑、抑郁等负面情绪，需通过心理疏导，帮助他们正确面对压力，克服负面情绪带来的困扰。因此，护理员应掌握恰当的语言和非语言心理疏导技巧。

（一）对老年人的语言心理疏导技巧

语言是心理疏导的基本工具，掌握恰当的语言表达技巧、提问技巧、倾听技巧、反应技巧等，是确保心理疏导成功的关键因素。

1. 语言表达技巧

（1）对老年人表达尊重：进行心理疏导的前提条作是与老年人建立相互信任的关系。其中，表达对老年人的尊重是建立信任关系的重中之重，在进行心理疏导前，应提前告知其时间、地点和目标；根据老年人既往的身份和习惯，有礼貌地称呼老年人，例如，"李奶奶""张大爷""吴阿姨""王老"，注意千万不要使用床号来称呼老年人，这样会让他们很反感。

（2）语言表达适合老年人的节奏：老年人，尤其是有抑郁情绪的老年人，通常有反应慢、说话慢、动作慢、注意力不集中等特点。所以，在进行心理疏导时，用词要清晰、明了、简短、通俗；语速要适当放慢，留出时间让老年人做出反应，必要时可重复几次。同时，要考虑老年人的性格特征和文化背景，使用老年人容易理解的语言表达方式。

2. 提问技巧　在心理疏导过程中，恰当的提问能引导和鼓励老年人提供更多的信息，充分表达自己的感受。提问的方式有两种，即封闭式提问和开放式提问。

（1）封闭式提问：封闭式提问将对方的回答限制在特定的范围内，通常使用"是不

是""对不对""要不要""有没有"等词来提问。例如，"您今天是不是心情不好？""最近您儿子有没有来看您？"，要求对方回答"是"或"否"，封闭式提问省时、高效，常用来澄清事实，但不利于老年人表露自己的情感或提供额外的信息。

（2）开放式提问：开放式提问可以允许对方做出广泛的，不受限制的回答。通常使用"什么"或者"怎么样""为什么""如何"等词来发问。例如，"您今天的心情怎么样？""您今天为什么心情不好呀？""您以前遇到这样的问题时，是如何处理的？"，开放式提问有助于鼓励老年人表达自己的感受和情感，但需要的时间较长。

在心理疏导过程中，护理员应掌握提问的技巧，如果过多地使用封闭式提问会限制老年人倾诉自己的真实感受；另外，在提问时，一次只提一个问题，如果一次提的问题太多，老年人不能集中思考；提问时语句尽量简单、明确，否则老年人难以回答。

3. 倾听技巧　倾听是通过视觉和听觉，接受、吸收和理解对方信息的过程。倾听并不是单纯地听别人说话而已，更应注意伴随说话者的非语言性信息，如声调和频率、面部表情、身体姿势等，去理解说话者的真实感受和意图。因此，倾听是"整个人"都参与进去，并试着去理解在沟通中所传达的"所有信息"。在进行心理疏导时，成为一个好的倾听者非常重要。倾听时，最重要的是要让老年人体会到你在全身心关注地听：

（1）注意力要集中，采用恰当的面部表情、身体姿势和目光接触给予响应，表明自己在认真倾听。

（2）不要有四处张望、看表、打哈欠等分散注意力或让对方认为心不在焉的小动作。

（3）把老年人的话听完整，不急于作出判断和下结论，更不要随便打断老年人的话。

（4）进行适时的提问，仔细体会老年人的"弦外之音"，了解老年人真正要表达的意思。

4. 反应技巧　在进行心理疏导的过程中，对老年人的言行做出恰当的反应非常重要。可以使用技巧对老年人的话做出反应。

（1）重复：重复包括对语言的复述与意述，复述是老年人的话重复一遍，尤其对关键内容，但不做评价；意述是将老年人的话用自己的语言复述，但保持原意，恰当地运用重复的反应技巧，有助于引导老年人澄清自己的想法和感受，并让老年人感到被关注，鼓励老年人继续说下去。

（2）澄清：澄清是将老年人说的一些模棱两可、含糊不清、不够完整的话进一步弄清楚。澄清有助于找出问题的症结所在，保证沟通的准确性。例如，可以用"您刚才说……是吗？""我还不能完全理解您的意思，您能否再说清楚一点？""您的意思是……""您看起来好像……"等形式来澄清问题，鼓励老年人清楚地表达自己的情绪、感受和观点。

（3）沉默：在心理疏导过程中，适时的沉默也是一种好的反应方式，尤其在老年人伤心流眼泪的时候，以和蔼的态度表示沉默，会让老年人感受到对方体会他的心情，还可以给对方充分的思考及适时调整的时间和机会。但需要注意，沉默的时机和时间长短很重要，不适时的沉默以及长时间的沉默，会让对方感到尴尬，或认为是不耐烦的表现。

5. 不恰当的语言交流方式　在进行心理疏导时，一定要注意避免以下几种不恰当的方式，这样不但起不到心理疏导的效果，还会引发老年人更多的心理问题。

（1）突然改变话题：在进行心理疏导过程中，老年人有时会跑题，或说的话缺乏实际意义。这时，护理员如果缺乏耐心，突然改变话题或转移谈话的重点，可能会阻止老年人谈出内心的真实想法。

（2）虚假的、不恰当的保证：在交谈过程中，当老年人表达对某些事情的担心时，如果为了使老年人高兴说一些肤浅的宽心话，或对老年人的疑问给予不适当，针对性不强的解释，会给老年人一种敷衍了事、不负责任的感觉。

（3）主观判断或说教：在心理疏导过程中，护理员应尽量鼓励或引导老年人说出自己的感受。如果护理员急于纠正对方的想法，使用一些说教式的语言，或过早地表达自己的观点或下结论，例如，"如果是我，我会……""你这样做不对，应该……"，这样会使老年人没有机会表达自己的情感，让老年人感到不被理解，或觉得自己像学生一样在接受老师的教育，从而使谈话中断。

（二）对老年人的非语言心理疏导技巧

非语言交流是借助目光与面部表情、身体姿势、空间距离等来传达思想、感情、观点、目标及意图的方式。凭借对方的非语言信息，可以揣测其内心的真实想法和感受，因此，非语言交流在心理疏导中占有重要地位。

1. 空间距离　每个人都有一个心理上的个人领地，这就像一个无形的"气泡"一样，把自己包裹起来，提供一种安全感和控制感，这个领地一旦被人侵犯，会产生非常不舒服的感觉，空间距离可分为4种。

（1）亲密距离一般为15厘米左右，这种距离主要在极亲密的人之间或进行生活护理和技术操作时应用，如果应用不恰当，会引起反感及冲突。

（2）个人距离一般为50厘米左右，以双方感到自然舒适为宜，这种距离主要用于朋友之间的交谈。

（3）社交距离一般为1.2~4米，主要用于社交性或礼节性的正式关系中。

（4）公众距离一般为4米以上，是一种大众性、群体性的沟通距离，常用于演讲或讲课等。

空间距离的大小不仅是人际关系密切程度的一个标志，也是用来传达信息的一种途径。空间距离恰当与否取决于双方的文化背景、亲密程度、社会地位、性别差异及特定的情境。在进行心理疏导时，老年人往往存在异常的心理问题，对空间距离更加敏感，因此，更应注意恰当的空间距离，在心理疏导的初期阶段，一般选择个人距离（即双方距离50厘米左右）；当建立了信任的关系后，可恰当使用亲密距离，通过肢体触摸等对老年人表达关心和安慰。

2. 目光接触与面部表情 眼睛是人心灵的窗口，可以反映情绪、情感和态度的变化。情绪变化首先反映在瞳孔的变化上，当人看到有趣或喜爱的东西时，瞳孔会不自觉地变大；而看到不喜欢或厌恶的东西时，瞳孔就会缩小。通过目光的接触，可以向对方传递尊重和关注，表示愿意去听对方讲述；如果缺乏目光接触，可能表示对方内心厌倦、焦虑、缺乏自信等；交谈过程中时而东张西望，时而将目光瞟向门外、窗外或手表，则表示对谈话不耐烦；目光躲避或游离不定，表示内心不坦诚、不自信。

面部表情能够传达出丰富的情绪状态，既可以传达喜、怒、哀、乐、恐、惊等基本情绪，还可传达复杂的情绪感受，如尴尬、害羞、轻蔑、厌恶、嫉妒等。在进行心理疏导时，欣然、坦诚的微笑，可以表达出温馨、亲切的感情，消除陌生感，缩短双方的心理距离，在交谈过程中，要避免表现出过分惊讶、厌恶、轻蔑的表情。

3. 身体姿势 身体姿势包括手势和其他的肢体动作，手势可以用来强调或澄清语言信息，常常作为语言交流的一种辅助方式，不同的手势可以传达不同的信息，例如，摆手表示否定或制止；双手外推表示拒绝；搓手或拽衣领，表示紧张；用手搔头或脖子表示困惑；一只手托着下巴，表示疑惑；双手外摊并耸肩，表示无可奈何或不感兴趣；双手举过头顶，表示暴怒；双手往上伸直表示激动；双手枕在头下，表示舒展；颔首、双手放在胸前，表示害羞……

身体姿势可以反映一个人的情绪状态和对谈话的态度，在进行心理疏导的过程中，护理员自身保持恰当的身体姿势，上半身要微微前倾，并保持目光接触，向老年人传达关注、愿意听对方说下去的心情；而身体紧靠椅背，跷着二郎腿，双臂交叉在胸前或头枕在双臂上，传达出不耐烦和不尊重（图7-1），是一定要避免的身体姿势。同时，还可以通过观察老年人的身体姿势及其变化，推断老年人的内心感受，例如，小心地坐在椅子边上，表示老年人内心焦虑、紧张和不自信；身体逐渐从椅子或沙发上下滑，可能表示老年人身体状况欠佳，要适时终止谈话。

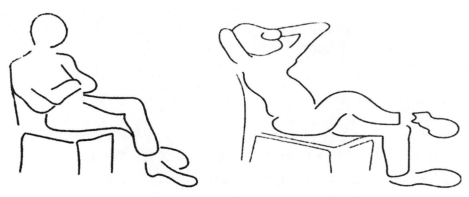

图7-1 不恰当的身体姿势

4. 身体触摸　触摸是一种无声的语言，使用适当的触摸可以表达关心、体贴、理解、安慰和支持，使情绪不稳定的老年人平静下来。例如，在老年人悲伤、流泪时，护理员用手轻拍老年人的肩膀，或握住老年人的手，会让老年人感到被关心和理解。但是，运用触摸时，必须考虑到双方关系的亲疏，年龄、性别、种族、文化背景等方面的差异，选择合适的时机和部位。如果触摸使用不当，会让对方感到尊严受到侵犯，甚至诱发对方出现过激行为，反而产生负面影响。对于老年人来说，一定要避免触摸其头部，这是一种不尊重的表现。

5. 环境因素　环境因素作为一种非语言信息，也会影响心理疏导的效果，包括光线、噪声、颜色、室温、家具摆放、整洁程度、私密性等。这些因素能影响信息的传递形式和双方的舒适程度。因此，在进行心理疏导时，应选择环境清洁、舒适、安静、温馨、温湿度适宜、有一定私密性、老年人熟悉的环境，并帮助老年人采取舒适的体位，营造一个无拘束的会谈氛围。

第二节　老年人的身心变化与日常照护

心理保健对于预防老年人出现心理问题，提高老年人的生活质量起着重要作用，本节主要介绍如何对老年人及其家属进行心理健康宣教以及如何带动老年人进行活动，以提升护理员做好老年人心理保健指导的专业知识与技能。

一、对老年人及家属的心理健康宣教

世界卫生组织把健康定义为：健康是一种生理、心理和社会适应都日臻完满的状态，而不仅仅是没有疾病和虚弱的状态。由此可见，健康不仅指生理健康，还包括心理健康、社会适应，三者的和谐统一共同构成了健康。因此，心理健康是健康的一个重要方面。

（一）心理健康的概念

至今，对心理健康还没有一个统一的、公认的定义。心理健康是指一种生活适应良好的状态，包括两层含义：一是无心理疾病，这是心理健康的最基本条件，心理疾病包括各种心理与行为异常；二是具有一种积极发展的心理状态，即能够维持自己的心理健康，主动减少问题行为和解决心理困扰。

（二）老年人心理健康的标准

心理健康的标准是动态的，不同年龄、不同社会文化、不同时代具有不同的标准，目前国内外尚没有统一的心理健康的标准，综合国内外心理学专家对老年人心理健康标准的研究，结合我国老年人的实际情况，老年人心理健康的标准可从以下方面界定。

1. 充分的安全感　安全感是人类的基本需要之一，需要多层次的环境条件，如社会环境、自然环境、家庭环境等，其中家庭环境对安全感的影响最重要，家是躲避风浪的港湾，有家才会有安全感。

2. 充分地了解自己　充分地了解自己指能客观地分析自己的能力，并做出恰如其分的判断。能否对自己的能力做出正确判断，对自身的情绪有很大影响。如果过高估计自己的能力，勉强去做超出自己能力的事情，常常会得不到预期结果，而使自己的精神遭受失败的打击；如果过低估计自己的能力，自我评价过低，缺乏自信心，常常会产生抑郁情绪。

3. 生活目标切合实际　生活目标的制定既要符合实际，还要留有余地，不要超出自己及家庭经济能力的范围。若制定的生活目标超出所能承受的范围，就会产生精神负担，从而体验到挫折感。一个人要能做到"知足常乐"，才能使自己心情愉快。

4. 与外界环境保持联系　老年人退休后，与社会的联系减少，容易产生抑郁或焦虑情绪。与外界环境保持接触，一方面可以丰富自己的精神生活，另一方面可以及时调整自己的行为，以便更好地适应环境。与外界环境保持接触包括三方面，即与自然、社会和人的接触。

5. 保持个性的完整与和谐　个性中的能力、兴趣、性格与气质等心理特征必须和谐统一，生活中才能体验到幸福感和满足感。例如，一个人的能力很强，但对所做的事情缺乏兴趣，也不适合其性格，则未必能够体验成功感和满足感；相反，如果一个人对自己做的事情感兴趣，但能力很差，力不从心，也会感到很烦恼。

6. 具有一定的学习能力　在现代社会中，科学技术飞速发展，各种知识更新很快，为了适应新的生活方式，必须不断学习新的知识。例如，学习使用电脑可以丰富老年人的生活。学习可以锻炼老年人的记忆力和思维能力，可以预防脑功能减退和失智症。

7. 保持良好的人际关系　人际关系的融洽与否，对心理健康的影响很大，融洽和谐的人际关系表现为乐于与人交往，能与家人保持情感上的融洽，并得到家人的理解和尊重，同时有知己和朋友；在交往中保持独立而完整的人格，有自知之明，不卑不亢；能客观评价他人，取人之长补己之短，宽以待人，友好相处；既乐于帮助他人，也乐于接受他人的帮助。

8. 能适度地表达和控制情绪　在生活中，人们有喜怒哀乐不同的情绪体验，对不愉快的情绪必须予以释放或宣泄，以求得心理上的平衡，但不能发泄过分，否则既影响自己的生活，又容易产生人际矛盾。因此，一个心理健康的人，应能够适度表达和控制自己的情绪。

9. 适度发挥自己的才能 一个人的才能与兴趣爱好应该充分发挥出来，但不能妨碍他人的利益，应该对自己有利，对家庭有利，对社会有利。否则，只顾发挥自己的才能和兴趣，而损害了他人或团体的利益，就会引起人际纠纷，而增添不必要的烦恼，反而无益于心理健康。

10. 个人基本需要得到一定程度的满足 当个人的需求得到满足时，就会产生愉快感和幸福感，这种感觉有益于心理健康。但人的需求往往是无止境的，在法律与道德的规范下，以满足个人适当的需求为最佳的选择，如果超出这些范围，就会受到良心的谴责、舆论的压力乃至法律的制裁。

（三）老年人心理保健的要点

1. 养成规律的生活习惯 养成规律的生活习惯，如制定切实可行的作息时间表，保证充足的睡眠，养成规律、合理的饮食习惯，戒除有害健康的不良嗜好，选择适合自己的运动形式，从而建立健康的生活方式。

2. 遵循"用进废退"的用脑原则 大脑使用越少，衰老也就越快。因此，老年人要遵循"用进废退"的用脑原则，坚持合理用脑。尤其是退休后，老年人应继续学习新知识，坚持读书、看报，并养成思考和与人讨论的习惯。一方面，学习可以促进大脑的活动，延缓记忆力的衰退；另一方面，学习可更新知识，有助于老年人更好地适应社会发展过程中不断出现的新事物。

3. 回归社会、发挥潜能 社会疏远老年人，老年人退出社会，是老年人产生心理问题的重要原因。对退休的老年人，如果身体状况允许，又有一技之长，应积极寻找机会，做一些力所能及的事情，使自己的经验、知识和技能在新环境下得到发挥。一方面发挥潜能，为社会继续做贡献，实现自我价值；另一方面使自己精神上有所寄托，充实退休后的生活。

4. 培养爱好、保持社交 老年人应保持或培养自己的爱好，以丰富自己的生活。许多老年人在退休前已有业余爱好，退休后正好可以利用闲暇时间充分地享受这一乐趣；对退休前没有特殊爱好的老年人，护理员应指导他们有意识地培养一些爱好，以丰富和充实自己的生活。在社会交往方面，虽然老年人退休后社会交往范围缩小，但不应与世隔绝，把自己封闭起来，这样会加快老化进程，应努力保持与亲友的交往，并主动建立新的人际网络，以排解孤独、寂寞。

5. 知足常乐、善于调控情绪 老年人应做到知足常乐、安享晚年，用知足品味人生，善于感悟生活中的乐趣；学习调节情绪的方法，如适度宣泄、冥想、运动、听音乐、转移注意力、学习放松训练技巧等，使不良情绪尽快得以转移。做到遇事冷静、不急躁，保持乐观的生活态度。"笑一笑十年少，愁一愁白了头"等俗语说明了乐观对健康的重要性。

6. 正视衰老，善于用补偿策略　随着年龄的增长，老年人的生理和心理功能都会出现一定程度的老化迹象。老年人要正确地看待这种顺应自然规律的变化，不要对此过度烦恼。在身体功能方面，要根据自身的情况，选择适合自己的运动项目，不要运动过量；在记忆力方面，要善于运用各种帮助记忆的方法，例如，利用日历、记事本、备忘录、定时器等，把每天需要完成的事情或重要事件记下来，以提醒自己。另外，老年人对往事的记忆较好，在学习新事物时，为便于记忆，就要尽量多的与过去记忆过的事物加以联系或比较。

7. 充分利用家人的情感支持　天伦之乐对维持老年人的心理健康至关重要。退休后，老年人的生活重心转移到家庭，家人的情感支持非常重要，尤其是与配偶之间的相互支持。同时子女应多创造机会与父母保持联系和交流，让老年人有机会关心和照顾孙辈，以充实自己的生活，但不要过于劳累。

二、老化所致的身心变化和对日常生活的影响

（一）身体功能的变化和对日常生活的影响

2000 年，WHO（世界卫生组织）提出了"健康寿命"的概念，指不接受照护而能自立健康地生活的时间。让想保持青春健康的人们提高抗衰老的意识等，健康长寿逐渐受到关注。

注意饮食和运动，参加感兴趣的活动等都有助于保持身心的活力，维持健康的状态。然而，尽管在程度上因人而异，但进入老年期后，年龄的增加必然会给身体功能和日常生活带来影响。

进入老年期，身体上的变化有以下两种：年龄增加伴随的姿势变化，肥胖或瘦弱等体型上的变化。

姿势的变化是由于背部肌肉或腹部肌肉等用于保持姿势的肌肉（抗重力肌）力量下降所引起的。肥胖主要是由于运动不足；而消瘦是由于年龄增加所引起的食欲不振以及消化、吸收、代谢功能下降所导致。

（二）各器官的功能变化和对日常生活的影响

身体功能随着各个器官而衰弱的比例和年龄不同。功能最易下降的是肾脏和呼吸器官，若将 30 岁时的状态设为 100 的话，那么在 90 岁之前最大换气量或肾脏的肾小球滤过率的功能残存率下降至 40。

老化伴随的各个器官的功能变化会给日常生活带来各种各样的影响（图 7-2、表 7-2）。

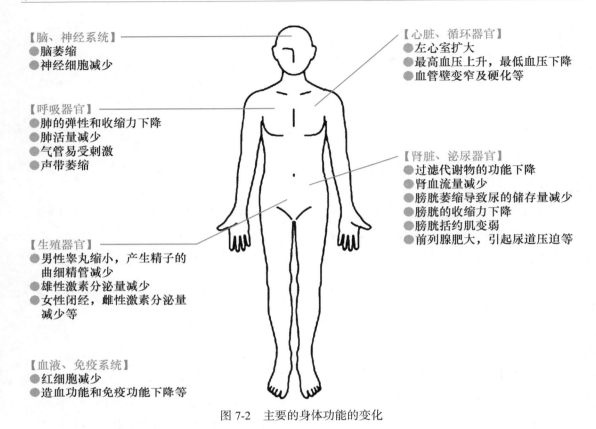

【脑、神经系统】
● 脑萎缩
● 神经细胞减少

【呼吸器官】
● 肺的弹性和收缩力下降
● 肺活量减少
● 气管易受刺激
● 声带萎缩

【生殖器官】
● 男性睾丸缩小，产生精子的
　曲细精管减少
● 雄性激素分泌量减少
● 女性闭经，雌性激素分泌量
　减少等

【血液、免疫系统】
● 红细胞减少
● 造血功能和免疫功能下降等

【心脏、循环器官】
● 左心室扩大
● 最高血压上升，最低血压下降
● 血管壁变窄及硬化等

【肾脏、泌尿器官】
● 过滤代谢物的功能下降
● 肾血流量减少
● 膀胱萎缩导致尿的储存量减少
● 膀胱的收缩力下降
● 膀胱括约肌变弱
● 前列腺肥大，引起尿道压迫等

图 7-2　主要的身体功能的变化

表 7-2　身体功能的变化对日常生活的影响

各个器官	对日常生活的主要影响
心脏、循环器官	● 易出现心悸或气喘等 ● 易出现脉律不齐等
呼吸器官	● 感到呼吸困难 ● 即便做轻微的运动也气喘吁吁 ● 无法发出大的声音 ● 咳出痰或其他异物的力量变弱 ● 易患支气管炎或肺炎等
肾脏、泌尿器官	● 过滤代谢物需大量的水分 ● 排尿量增加易导致脱水 ● 易患尿频（夜间尿频）（白天多于 8 次、夜间多于 3 次） ● 感觉尿没排净 ● 小便失禁或排尿困难等
生殖器官	● 勃起困难，需较长时间 ● 射精量减少 ● 易出现性交痛等

续表

各个器官	对日常生活的主要影响
血液、免疫系统	● 易患贫血 ● 感觉疲劳、身体酸懒、动作迟钝 ● 易患感染性疾病或恶性肿瘤等

（三）感觉功能的变化和对日常生活的影响

1. 视觉功能的变化　视觉和听觉的下降对生活中获取必要的信息有极大的影响。人们生活所必需的来自外部的信息中有八成是通过眼睛获取的。然而，过了 40 岁视力就会逐渐下降，75 岁之后会急剧地下降。老年期视觉功能的变化之一就是老花眼。老花眼的主要症状如下：

● 晶状体弹性下降

● 睫状肌萎缩

● 调节力下降

● 视物模糊或看近处物体模糊不清

除此之外，视物所需的视觉功能逐渐下降（表 7-3）。

表 7-3　老化对视觉的影响

分类	内　　容
视野	由于疾病或年龄增加，可见范围变得狭窄，有时会出现仅是物体的中心部分看不见的现象
亮度	随着年龄的增加，位于视网膜的光的感受器功能下降。另外，瞳孔逐渐减小，对明暗的适应力下降
颜色的识别	晶状体发生变形，特别是在较暗的场所下分辨颜色的能力下降。因此物体看起来都是浅黄色，较难区分白色和黄色

视觉功能的变化所致的视力下降或视野变窄会给日常生活带来如下的影响：

● 无法阅读报纸等的小字体文字。

● 近处物体模糊不清。

● 撞到眼前的物体上而摔倒。

当从较暗的位置移动到较亮的位置时，由于强烈的刺眼感增加了摔倒的风险。反过来，当从较亮的位置移动到较暗的位置时，因无法适应黑暗，需要考虑照亮脚下等。

在颜色识别上，区分白色和黄色尤其困难，并且对蓝色、紫色和黑色的区分也变得困难。反过来，红色和橙色这样的暖色系会较易停留在老年人的眼里。

2. 听觉功能的变化　听觉可实现和周围人的沟通，或者通过视听的方式从电视或广播中获取信息，它是我们日常生活中必不可少的功能。同时还具有识别危险的重要作用。

然而，由于年龄增加，功能下降，有时会出现老年性耳聋。老年性耳聋可大致分为两类（表7-4），特别是感音性耳聋较难分辨出相似的声音，或者不能判断发出声音的方向。另外，低音域比较容易听得到，但一部分高音域却变得较难听到。

表 7-4　老年性耳聋的种类

种类	内　容
感音性耳聋	内耳的功能下降，声音听起来非常小或者声音中出现了失真，无法清晰地听见。随着年龄的增加，很多老年人两侧的听力都逐渐下降
传导性耳聋	由于外耳或中耳发生障碍而听不清楚。由耳垢引起的耳垢堵塞或慢性中耳炎等是导致耳聋的原因。使用助听器会有效果

此外，内耳具有平衡功能。感知重力变化或身体动作的功能被称作是平衡感觉，它是保持一种姿势所必需的功能。所以当听觉功能下降时，平衡功能也会下降。

听觉功能的变化会给日常生活带来如下的影响：

● 不能区分说话声和嘈杂声，较难听到对方的话。

● 较难分辨相似的声音，因而容易漏听或听错。

● 当从背后或看不见对方面部的位置被人搭话时，或者是车的喇叭声、报警器等的声音传来时，较难判断出声源的方位。

● 由于较难判断发出声音的方向，因而对危险的识别也会延迟。

● 由于平衡功能下降，容易被小的障碍物绊倒，增加摔倒的风险。

3. 味觉功能的变化　人们通过混合食物的味道和唾液来刺激舌头的味蕾细胞，将获得的信息传递到大脑从而品出食物的味道。味觉有酸、咸、甜、苦和鲜味，进入老年期后变得喜好味道浓郁的食物。因此，和家人一起进餐时，会觉得味道淡而没有食欲。

味蕾细胞位于舌头表面，随着年龄的增加而减少、萎缩，引起味觉的变化。除此之外，还有别的因素会引起味觉的变化，因此，照护人员有必要事先了解。

导致老年期味觉发生变化的主要原因：

● 疾病带来的影响

● 服用中的药物

● 吸烟习惯

● 口腔内的环境（口腔不清洁、口干、口腔黏膜有问题、假牙出现问题等）

4. 嗅觉功能的变化　比起视觉和听觉等，嗅觉功能受老化的影响较小。不过，由于嗅觉功能下降可能无法注意到锅烧糊从而导致火灾或煤气泄漏，因此要十分注意。

造成嗅觉功能下降的原因中，过敏性鼻炎、慢性鼻窦炎等鼻部的疾病最多，随着年龄的增加而出现的嗅觉障碍在日常生活中几乎感觉不到。

此外，在帕金森病和阿尔茨海默型失智症的研究中，有报告称在初期阶段便发现了嗅觉障碍，因而开始了面向早期诊断的研究。

5．皮肤感觉功能的变化　人类的皮肤除了可以保护身体免受干燥和紫外线的伤害等外，还是接收外界刺激的感受器。皮肤感觉功能有温度感、触感、振动感、痛感等。皮肤感觉功能随着年龄的增加而下降，对外界的刺激变得反应迟钝。

（四）咀嚼和口腔功能的变化和对日常生活的影响

使用嘴唇、舌头、脸颊、牙齿、牙龈、颌关节和嘴巴周围的肌肉等咬碎食物的动作叫咀嚼。进入老年期后，咀嚼功能下降，这对全身状态也会产生影响。咀嚼食物时，根据嘴唇、舌头等的感觉功能和视觉所获取的信息判断食物的种类、硬度、大小和温度等。

1．牙齿的变化　牙齿是咬碎食物所必需的，然而随着年龄的增加，牙齿和牙周组织会发生变化。随着年龄的增加，牙齿表面会附着越来越多的物质，牙齿会明显变黄。由于牙齿变薄而对冰凉的东西承受力减弱，耐热性也变差。随着年龄的增加，牙龈和牙槽骨也逐渐萎缩，牙齿周围的炎症引发的牙周疾病等还会导致牙齿脱落。

2．唾液的变化　在口中有分泌唾液的唾液腺，在耳下、舌下和颌下的唾液腺会分泌唾液。唾液具有清洁口腔，还可使口中嚼碎的食物更易吞咽等作用。然而随着年龄的增加，唾液的分泌量减少，容易变得口干。

3．吞咽功能的变化　进入口中的食物被咀嚼之后送入咽部，然后通过反射运动被送入食道，再通过食管的蠕动以食块的形式被送入胃里。这一连串的动作称作吞咽。随着年龄的增加，吞咽食物的反射运动和吞咽的时机变得难以配合，有时一不小心食物就进入了气管，还可能引起窒息。

（五）消化、吸收功能的变化和对日常生活的影响

1．消化酶的变化　食物被运送至胃部之后，由消化酶将其分解成营养素，继而被小肠吸收。这种分解作用称作消化，把运至小肠后分解的营养素再送入血液中。

2．蠕动的变化　随着年龄的增加，消化所必需的降解酶的分泌减少，食物被完全消化就需花更多的时间。并且，食物通过蠕动被逐一送至胃部、十二指肠、大肠。但随着年龄的增加，蠕动功能也开始下降。

因此，进入老年期后不能很好地吸收营养和水分，多会导致便秘和腹泻。

（六）肌肉、骨骼、关节的变化和对日常生活的影响

对人体外观和步行等活动的影响最大的是肌肉、骨骼和关节的变化。这些部位功能的下降会导致运动受限、出现疼痛等，从而降低生活质量。

1．肌肉力量的变化　进入老年期后，保持挺立姿势所必需的腹部肌肉和背部肌肉的力量逐渐衰退。如果将20多岁的肌肉力量设定为100%的话，那么80多岁时肌肉力量下降

为 60%。同保持持续力的肌肉相比、发挥爆发力的肌肉更易衰退。立刻做出反应的判断力下降，发挥爆发力的肌肉力量衰退，再加上骨密度下降等，摔倒时骨折的风险增大。此外，同上半身相比，下半身的肌肉力量更易衰退，对步行也会产生影响。

2．骨量的变化　姿态的变化受骨骼的影响很大。进入老年期后，破骨细胞破坏骨质的速度比成骨细胞生成骨质的速度快，骨骼内部的空洞化加剧，骨量也减少（图 7-3、图 7-4）。这种情况叫作骨质疏松症，患病后易出现脊椎的压缩性骨折，摔倒时骨折的风险增大。脊椎的压缩性骨折，使保持挺立姿势变得困难，也可导致驼峰背（驼背）。由于骨骼的压缩性骨折等，出现脊椎向前弯曲等症状，使得身高低于成年期身高。

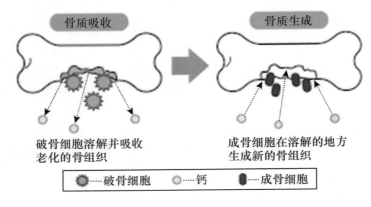

图 7-3　骨质的吸收和骨质的生成

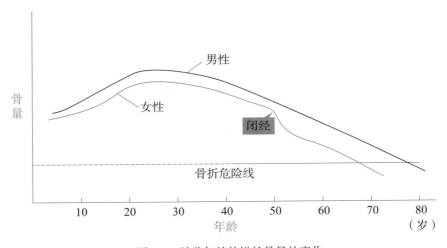

图 7-4　随着年龄的增长骨量的变化

出处：〔（Finkelstein, J.S., Osteoporosis, Cecil Textbook of Medicine. 21th ed., W.B.Saunders C0., p.1366, 2000）〕

3．关节的变化　关节是骨骼和骨骼的连接处，使机体可完成流畅的动作。然而，随着年龄的增加，关节软骨的胶原纤维减少，关节软骨变形，容易磨损。

关节软骨开始磨损，若肥胖或肌肉力量衰退等给膝关节增加了过度的负担，则会引发变形性膝关节炎（图 7-5）。

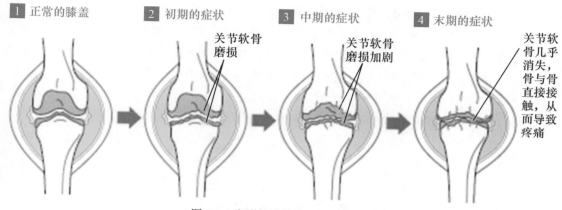

图 7-5　变形性膝关节炎的发展经过

若引发了变形性膝关节炎或变形性髋关节炎等，关节可活动区域变小，移动时的动作受限。

4. 运动器官的功能变化给日常生活带来的影响　由于肌肉力量下降及骨量减少等，若以弯腰的姿势持续步行则会由于关节可活动区域变小而步幅减小。这种步行方式被称作是老年性步行。再加上步行时有关节痛、视力下降看不清楚地面，步行时就较难保持平衡。老年性步行多是由于身体功能下降所致。

（1）恐惧外出：在成年期，遇到障碍物能够迅速作出反应，保持身体平衡而不致摔倒。进入老年期后，反应变得迟钝而易摔倒。不仅如此，由于骨量的减少，摔倒时骨折的风险增大。

结果，老年人变得恐惧外出而只待在家里。这样就陷入一种恶性循环：越来越少地使用肌肉和关节，导致其功能逐渐下降。

（2）关节可活动区域的缩小引发的骨折：在照护时需要注意由运动器官功能下降而导致骨折的情况。骨折也不全是由于外出时跌倒等老年人自身原因引起的。对于骨密度下降、关节可活动范围变窄的老年人来说，为老年人换尿布时等也可能会出现骨折。因此，在进行照护时，要密切观察老年人是否感到疼痛，若对方表示疼痛则需要及时和医护人员进行沟通。

（七）体温维持功能的变化和对日常生活的影响

人为了保持体内的温度恒定而产热或放热，这是位于下丘脑的体温调节中枢所控制的。然而随着年龄的增加，引起体温调节功能的变化，越来越难以感知冷热。因此，夏季容易中暑，而冬季则容易体温偏低。

进入老年期后体内的总水量减少，同时又较难感知口渴，因而水分摄取量下降。然而，由于肾功能下降，处理代谢物需较多的水分而导致排尿量增加，所以体内水分减少很快。因此，出汗量也减少，体温调节功能变得难以发挥。

1. 体温调节功能的变化　随着年龄的增加，基础代谢下降，肌肉量减少，由于活动量下降，骨骼肌产生的热量减少，因此老年人的体温比50岁以下的人低0.2℃。

根据感受外界气温的皮肤温度感受器和调节机体体温的中枢温度感受器的信息，位于下丘脑的体温调节中枢发出指令，对体温进行调节。

但是，进入老年期后，随着体温调节中枢的功能下降，这种体内的信息传输变得困难。

（1）热量的产生：人体将75%以上的能量用于维持体温。对于维持体温而言必不可少的是热量的产生，它有如下几个种类（表7-5）。

表7-5　热量产生的种类

种类	内容
基础代谢	基础代谢指的是安静时用于维持生命活动所需的能量，对于一般的成人来说，一天当中男性约1500kcal，女性约1200kcal。和30~40岁的人相比，老年人男性的热产生量约减少20%，女性约减少15%
肌肉	肌肉通过收缩产生热量。对于老年人来说，由于肌肉量下降，产生的热量也减少
骨骼肌	产生的热量中约有60%是骨骼肌产生的。由于骨量和肌肉量减少，活动量也减少，热量产生减少

人体通过进餐获取营养时，以及通过肝脏代谢、分解营养时会产生热量。用餐后身体感觉温暖也是这个原因。另外，寒冷中身体发抖的肌肉动作是为了产生热量。

（2）热量的扩散另一方面，为防止体温的上升，热量会扩散。使皮肤的末梢血管扩张释放出热量，通过体温调节中枢发出的指令促使排汗，从而使体温下降。一旦排汗，从皮肤蒸发时将产生汽化热，释放出热量。盛夏时若将水浇在沥青上，热量则会从沥青表面释放出来，地面温度降低，两者是同样的效果。

然而，老年人由于从自律神经向汗腺发送促使发汗的指令较慢，发汗就较困难。不出汗致使汗腺的活动减少，从而更加难以出汗，热量闷在体内形成一种恶性循环。

（八）精神功能的变化和对日常生活的影响

1. 精神健康的条件　在理解精神功能的基础上重要的是理解什么是精神健康。下面列举出了精神健康的条件。

● 能够正确地认识现实，并能够对自己和自己所处的世界发生的事情做出判断。
● 能够控制自己的行为。
● 找到自身的价值，感觉被周围人所接受。

- 理解他人的心情，不提出过分的要求，能够构建亲密和谐的人际关系。
- 能将自己的能力用于生产性活动中。

符合上述多数条件的人被认为精神状态是健康的。

2. 对精神功能产生影响的因素　随着年龄的增加，身体功能和外表的变化不可避免。而且，疾病导致身体状况一直不好，心情也会随之低落。进入老年期后，各种原因叠加在一起，会影响精神功能的变化和日常生活。

例如，由于视觉功能和听觉功能下降，获取信息变得困难。因此不愿参加社会活动，导致越来越难以构建人际关系。感到孤独，悲观地看待世事而变得抑郁；或者气力衰弱，什么事情都懒得做，整日躲在家里不外出。

（九）失智症带来的变化和对日常生活的影响

由于年龄增加大脑神经细胞变性，认知功能下降，导致失智症。老年期的孤独感、不安感、不快感以及混乱的状况会影响失智症核心症状的发现。

此外，在失智症的心理症状中也有几种精神功能的变化（表 7-6）。

表 7-6　失智症的心理症状

频　　率	内　　容
高频率的心理症状	妄想、幻觉、情绪低落、失眠、不安
中等频率的心理症状	错认、幻视

在失智症的初期，多数患者也会隐隐地感到有记忆障碍而对将来感到悲观、不安，最后闭门不出。此外，以前擅长的事情现在做不到了也会导致丧失自信，内心的失落感进一步加重。例如，以前日常要做的家务现在无法完成了，在住惯了的地方附近迷了路等，这样的事情会导致自信丧失。

（十）老年抑郁症带来的变化和对日常生活的影响

心情郁闷、对任何事都提不起兴趣、没有食欲、失眠等症状持续两周以上就是抑郁症。症状强烈时会想到自杀，实际上也有人企图自杀。老年抑郁症的特点是易被老化伴随的身体功能下降诱发，更易出现头晕、头重、肩酸、腰痛、便秘等症状。

这是因为引发了别的疾病或是大脑神经细胞发生了变性等。有时是因为配偶死亡而产生的丧失体验或社会环境发生了变化。

由于患者对症状的诉说不充分，老年抑郁症有时并不符合抑郁症的诊断标准。虽然这会导致自杀企图，但因社会关系单一而很少有能够商量的对象也被视为问题点。

尽早发现抑郁症，由专业的医生进行诊断和治疗相当重要。

第三节　老年人的生理变化、多发疾病及日常照护

一、老年人肌肉、关节、骨骼的变化

（一）骨折

1. 老年人易骨折的部位　随着年龄的增加，骨密度和骨量逐渐下降，有的人骨骼变得脆弱，出现骨质疏松症。当骨骼承担过重负荷时会导致骨折。对于健康的骨骼而言，若不是巨大的负荷不会轻易骨折，但若患有骨质疏松症等疾病，则骨骼的强度就会降低，此时少量的负荷也能引起骨折。我们称之为病理性骨折。对于老年人来说，被台阶绊住时仅用手扶地就骨折的情况也不稀奇。易骨折的部位是肱骨、桡骨远端、脊椎、股骨颈（图7-6）。

2. 骨折的治疗　骨骼是再生能力很强的组织，如果治疗得当，大部分情况下都能恢复到和骨折前同样的功能。骨折治疗的基本方式是整骨保守疗法。疼痛稳定时，循序渐进地进行康复训练。

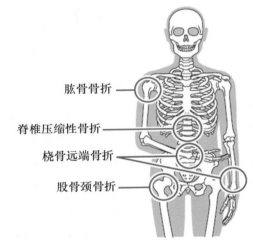

肱骨骨折

脊椎压缩性骨折

桡骨远端骨折

股骨颈骨折

图 7-6　老年人易骨折的部位

不过，对于老年人来说，治疗需花费更长的时间，并且治疗期间的生活质量显著下降，因此增大了肌肉力量等其他功能下降的风险。所以，如果手术带来的益处大于风险则选择手术。

老年人骨折多数是由于骨质疏松所致，摔倒易引起骨折，有时下蹲、手扶地等动作也会引起骨折。若被诊断为骨质疏松症，则有必要重新审视生活以免骨折。

（1）肱骨骨折：肱骨靠近肩部部位的骨折是老年人由于骨质疏松而引起的较常见的骨折类型。摔倒时，撞到肩部、肘部或手部而引起骨折。整骨以保守疗法为基本，然而对于老年人来说有时也会选择手术。一般治疗效果都不错，但康复训练的成败也会影响术后效果。

（2）桡骨远端骨折：手掌着地摔倒、在自行车或摩托车事故中，前臂的2根骨头中的桡骨在手腕附近（远端）骨折（图7-7）。这种情况多发于骨质疏松症导致骨头变得脆弱地闭经后女性。

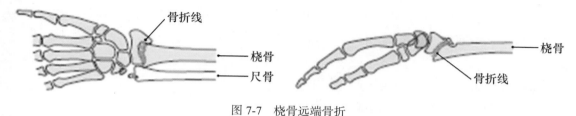

图 7-7　桡骨远端骨折

手腕会感到剧烈疼痛并在短时间内肿起来，有时还会出现变形。位于桡骨手掌侧的神经若受到折断的骨骼或肿起的组织压迫，则从大拇指到无名指的感觉会受阻，从而感到麻痹或瘫痪。

（3）脊椎压缩性骨折：由于对脊椎施加了较强的外力导致脊椎变形所引起的骨折（图7-8）。分为两类，一类是由于外界施加的强大外力而产生的外伤性压缩性骨折，另一类是由于骨质疏松症或转移性骨肿瘤而引起的病理性压缩性骨折。老年人脊椎压缩性骨折较常见的原因之一是骨质疏松症，有时下蹲、臀部着地等摔倒也会引发骨折。由于脊椎内贯通有脊髓，脊椎大的错位会伤及脊髓，从而导致下肢瘫痪。

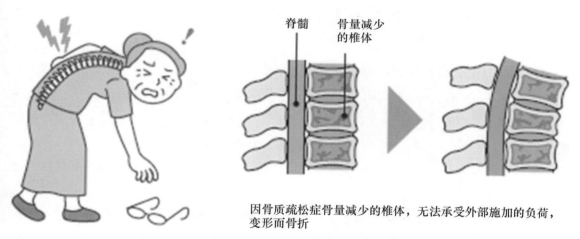

因骨质疏松症骨量减少的椎体，无法承受外部施加的负荷，变形而骨折

图 7-8　脊椎压缩性骨折

若是因为骨质疏松症而导致的骨折，有的人只感到轻度的疼痛，但通常状况下骨折的部位会有强烈的疼痛感。多发性压缩性骨折，脊柱会发生变形而弯曲，身高缩短。

一般使用简易的整形矫正服等进行固定静养，约需3～4周可以痊愈。当压缩性骨折很严重或残留有疼痛感、脊髓受损时，通过手术去除脊髓的压迫并进行固定。

即便是严重的脊椎压缩性骨折，也尽量不要完全卧床不起，静养的同时积极地进行其他关节或肌肉的运动。尤其老年人，起身离开床铺时要小心由于直立性低血压或下肢肌肉萎缩而引起摔倒。

（4）股骨颈骨折：此类骨折常发生在由于骨质疏松症所导致的骨骼变脆的老年人身上，也是导致卧床不起的骨折类型（图7-9）。除此之外，股骨头血管受损，也有引起股骨头坏死的风险。

股骨颈骨折可分两类，一类是关节内骨折的股骨颈内侧骨折，另一类是膝盖侧关节外骨折的股骨颈外侧骨折。造成股骨颈外侧骨折的原因是从外部对骨骼施加的力，例如摔倒、跌落等。而股骨颈内侧骨折，由于骨质疏松等因素导致，即便是简单的动作也会发生骨折（图7-9）。

髋关节部位感到强烈的疼痛，多数情况下无法走路。为了避免出现卧床不起，需要尽早考虑如何能使患者行走，多数情况下有必要通过手术进行固定。

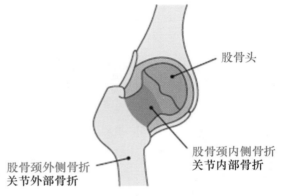

股骨头

股骨颈内侧骨折
关节内部骨折

股骨颈外侧骨折
关节外部骨折

图7-9　股骨颈骨折的分类

一旦发生了骨折，长期卧床有可能导致关节挛缩、肌肉萎缩或循环系统出现问题。静养期过后，需和主治医师沟通，做些关节的伸屈运动等。

（二）肌肉力量下降和动作、姿态的变化

1. 肌肉力量下降所带来的影响　一般来说，随着肌肉萎缩，肌肉力量在20~30岁之间达到顶峰，然后逐年下滑，60岁之后显著下降。肌力下降程度，下肢比上肢表现得更加明显。有研究表明，60岁之后，比起20岁左右的下肢肌肉量下降了40%。

腰和腿的肌力下降，走路时便容易绊倒或摔倒。老年人摔倒易引起股骨颈或骨盆的骨折，也会有因此而导致卧床不起的风险。

此外，对于老年人来说，除了社会活动减少、体力下降的原因之外，有时也因为疾病或外伤而不再外出，这样一来易陷入社会活动进一步减少、肌肉萎缩加剧的恶性循环。然而，只要通过恰当的运动，老年人也有望恢复肌肉力量。护理人员不要认为"老年人年纪大了没办法就放弃"，坚持继续努力的态度很重要。

2. 姿势的变化和生活上的注意要点　随着肌力下降，保持某一姿势变得困难而逐渐出现具有老年人特征的姿势（图7-10）。当出现腰部弯曲、驼背等严重的姿势变化时，转移重心或单脚站立会变得比较困难、穿脱衣物等日常动作也会变得困难。

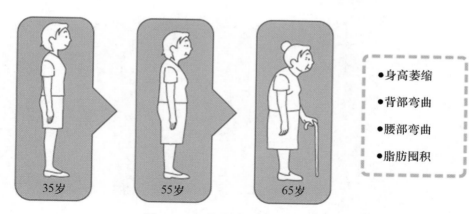

图 7-10　年龄增加而引起的姿势变化

此外，姿势的变化和动作的变化息息相关，因此对身体各个部位也开始施加负担。例如，若变得驼背则有可能发展成脊椎的压缩性骨折或脊柱管狭窄症。由于较难保持平衡而易摔倒，有时甚至导致股骨颈骨折。

当随着年龄的增加姿势逐渐变差时，可通过伸展运动或肌肉的强化而改善。

（三）关节痛

1. 关节的构造和可动域　骨和骨的连接部分被称作关节。组成关节的各块骨骼被具有弹性的关节软骨所覆盖。包围整个关节表面的囊被称作关节囊，其中充满了起润滑作用的滑液，防止摩擦。另外，关节内韧带连接各骨骼，控制关节的运动并使其能够顺畅进行（图 7-11）。

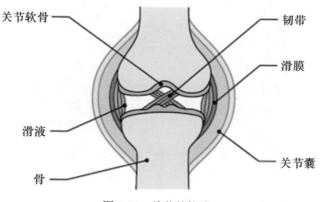

图 7-11　关节的构造

各关节能够顺畅活动的范围（角度）被称作关节可动域（图 7-12）。关节可动域取决于韧带、肌腱、肌肉以及关节囊的柔韧性。柔韧性越高，越能大范围地活动。反之，随着年龄的增加，柔韧性降低、关节活动僵硬，关节的可动域也逐渐减小。

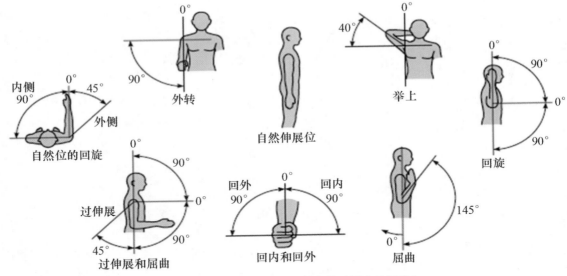

图 7-12　上肢关节可动域的测定值（测定的标准）

随着年龄的增加，关节软骨变硬，缓冲能力变弱。因此，有时膝盖会感到疼痛。除此之外，周围组织也失去柔韧性而导致可动域减小。由于关节痛或关节可动域受限，日常运动量减少，这会让关节的动作变少，从而使关节的运动进一步变差。

随着年龄的增加而出现的关节的变化多表现在与负重相关的膝关节、髋关节或腕关节上。

2．关节痛的预防和对策　造成关节痛的原因和日常动作以及生活习惯密切相关。下面的对策在预防关节疼痛方面十分有效。

（1）预防肥胖：为了减轻对膝部和腰部关节造成的负担，需努力消除肥胖。饮食和运动相结合，适度减肥。

（2）使用椅子：跪坐会对膝部产生负担，因此要改变生活方式，尽量使用椅子。坐在榻榻米上时，使用无腿靠椅以减轻对膝部的负担。

（3）适度运动：通过强化关节周围的肌肉可预防其功能的衰退。步行或游泳等轻松的运动可改善血液循环，使关节易于伸屈。感到疼痛的患者可在医生的指导下进行较轻松的运动。

（4）勿使身体受凉：患有关节痛的人感觉夏季疼痛变轻而冬季疼痛加重。重要的是勿使身体受凉。针对膝部疼痛，可穿戴保护膝部的护膝等。

二、老年人的多发疾病和日常照护

（一）生活方式病

除了遗传和体质的因素，生活习惯成为导致疾病的主要原因，并且会恶化的疾病被称作生活方式病（图 7-13）。典型的生活方式病有高血压、高血脂、糖尿病等。

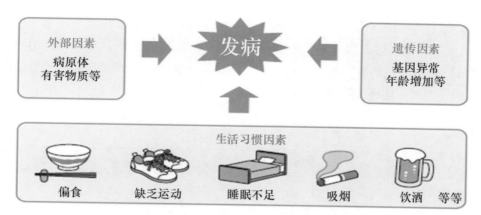

图 7-13 生活方式病的病因

这些疾病并非突然发病，而是由生活习惯的不断累积、逐渐发展所形成。因此，随着年龄的增加风险增大。此外，此类疾病也不会突然发病，一般认为是由遗传因素、外部因素和生活习惯因素累积在一起，逐渐发展所形成。

生活中的注意事项：偏食、缺乏运动、睡眠不足、吸烟、饮酒等各种因素叠加在一起不断发展。为了预防和治疗生活方式病，改变这些生活习惯非常重要。尤其是对于肥胖、吸烟、嗜酒的高风险人群来说，平时需要注意饮食的种类。对于有生活方式病的人来说要坚持饮食疗法。要多食用黄绿色蔬菜，并且控制盐分和脂肪含量。

由生活方式病引起的疾病主要有癌症（恶性肿瘤）、心脏病和脑卒中（脑血管疾病），这些在死因中占到大多数。癌症是由体内异常细胞增殖所致，通过改善生活习惯可预防或推迟该疾病的症状出现。

心脏病和脑卒中多数是由动脉硬化引起。动脉硬化指的是动脉失去弹性而硬化，胆固醇等物质沉淀在动脉内造成血管狭窄，血液流通不畅的状态（图 7-14）。一般会随着年龄的增加而发展，但也因人而异，很大程度上受生活习惯的影响。

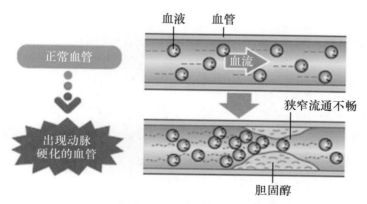

图 7-14 动脉硬化的结构

（二）循环器官疾病

1. 高血压　在医院或诊所等由医生或护士测定的血压值，高于 140/90mmHg（在家自测时高于 135/85mmHg）为高血压（表 7-7）。作为循环器官疾病，多数老年人患上高血压，成为脑卒中或心肌梗死等多种疾病的危险因素。

表 7-7　成人的血压

	收缩期血压	舒张期血压
最适血压	低于 120	低于 80
正常血压	低于 130	低于 85
正常高值血压	130～139	85～89
高血压	高于 140	高于 90
一级高血压（轻度）	140～159	90～99
二级高血压（中度）	160～179	100～109
三级高血压（重度）	高于 180	高于 110

备注：单位 /mmHg；当收缩期血压和舒张期血压符合不同类型时，应采用较高级别的分类。

1999 年 2 月，世界卫生组织（WHO）和国际高血压学会（ISH）共同发布了新的高血压定义。此定义规定，可确诊为高血压的血压基准值低于以前基准值，此外也降低了高血压的治疗目标血压值。

随着年龄的增加动脉硬化也逐渐恶化，最高血压易增高。另一方面，最低血压受年龄的影响较小，所以脉压较大也成为老年人的血压特征之一。

照护人员利用自动血压测量仪测定血压，但仅仅这样无法判断是否为高血压。若测定值中出现了变化要立即通知医生或护士。

生活中的注意事项：为了预防和治疗高血压，生活习惯的改善非常重要，照护人员要和医务人员一起协作，帮助进行戒烟、饮食疗法、运动疗法等。饮食尤其重要。尽量避免摄取含盐量较高的食物，注意减少盐分的摄取。

2. 心绞痛、心肌梗死　心绞痛指的是由于给心脏输送血液的冠状动脉的动脉硬化造成心肌（心脏的肌肉）供血不足进而引起胸部疼痛的状态。心肌梗死指的是心绞痛恶化，血液完全无法流入心肌而导致细胞坏死的状态（图 7-15）。

心绞痛的发作一般没有先兆，突然开始并持续数十秒至几分钟，多数情况下会在 15 分钟以内消失。主要症状是胸部感觉仿佛受到压迫一般的疼痛、呕吐或呼吸困难。另一方面，心肌梗死的症状比心绞痛明显，其特征是持续时间达到 30 分钟以上。

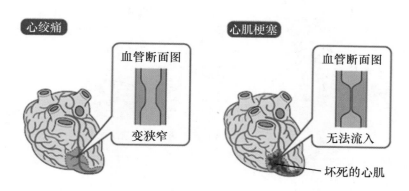

图 7-15　心绞痛和心肌梗死的区别

生活中的注意事项：在门诊治疗的过程中若开了治疗心绞痛的药物，需确认好药物保管地点以备不时之需。①一旦发作要立刻检查生命体征；②若发作几分钟后病情缓和了，则要避免做增加心脏负担的运动、沐浴或吸烟等行为而尽量安静休息；③心绞痛持续 5 分钟以上，或 1 天内发作多次时，若症状明显的话，这也许是心肌梗死的前兆。需要和主治医生或急救医院商量，征询他们的意见；④若较强的发作持续 15 分钟以上，则疑为心肌梗死。这是分秒必争的事，需立刻呼叫救护车。

3. 心律失常　心跳数和节奏混乱的状态被称作心律失常。心律失常由于自主神经系统或刺激传导系统出现异常而产生。

安静时的脉搏是 50 ~ 100 次 / 分钟左右，但低于该值、心跳变缓的状态被称作心动过缓。与此相对，和通常情况相比，心跳加速的状态被称作心动过速。大多数情况下心律失常没有症状，心动过缓有时会感到头昏、晕眩。如果是严重的心动过速则会出现心悸、恶心、出冷汗、晕厥等症状。

随着年龄的增加，老年人出现心律失常并不罕见，这是一种生理现象基本上无需治疗。但也有一种危险的心律失常会如心室纤颤那样突发猝死，因此要注意。

生活中的注意事项：并不是所有的心律失常都无需治疗，症状严重的话有可能导致更严重的心脏疾病，这种情况下需开抑制心律失常的药物进行治疗。抗心律失常的药物有可能引起新的心律失常，因此服药时要注意。

另外，患有其他心脏疾病的人也易出现心室纤颤的症状。出现心室纤颤后 5 ~ 15 秒内会失去意识，但可通过除纤颤恢复脉搏。为了在紧急情况下能够救助患者而需预先掌握 AED（自动体外式除纤颤器）的使用方法（图 7-16）。

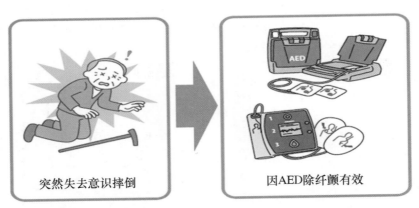

图 7-16　心室纤颤的应对方法

（三）呼吸器官疾病

1. 呼吸系统器官　我们在呼吸时，空气先从鼻腔进入，先通过喉咙、气管、然后再通过左右分开的支气管进入肺部。这些和呼吸相关的器官被统称为呼吸系统器官（图 7-17）。

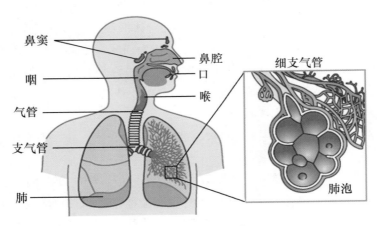

图 7-17　呼吸系统器官

2. 呼吸器官疾病主要如下

（1）慢性阻塞性肺部疾病：以往被称作肺气肿和慢性支气管炎的两种疾病主要都因吸烟所致，经常同时发病。因此，在 2001 年的国际 Guideline（GOLD）中，将其统称为慢性阻塞性肺部疾病（COPD）。

由于长时间处于吸烟或空气恶劣的环境中，支气管中会出现慢性炎症或水肿，表现出咳嗽或有痰等症状。此处，从支气管细分出来的像一串葡萄那样的肺泡被破坏，呼气变得困难。

慢性阻塞性肺部疾病若恶化下去，则会不停地咳嗽、咳痰，且稍微一活动就会气喘，将会给日常生活带来很多不便。转为重症之后说话和生活都无法顺利进行，运动能力下降，可能导致卧床不起或引发慢性呼吸衰竭或心脏衰竭等和生命密切相关的严重疾病。

生活中的注意事项：为了防止恶化必须戒烟。同时也必须注意被动吸烟的情况。

患有慢性阻塞性肺部疾病则呼吸会很难受，因此不愿意运动。这会导致肌肉力量下降，成为卧床不起的原因，因此需要和医生商量，散步或做伸展运动。

（2）肺炎：细菌或病毒感染肺部引发的炎症统称为肺炎。这是免疫力下降的老年人易患的疾病之一，尤其是患有慢性疾病的人群被感染的风险较高，且易严重化。因此，日常生活中需要预防，尽早发现和治疗是非常重要的。

患了肺炎则会出现发热、全身倦怠、食欲不振、咳嗽、有痰等和感冒相似的症状。若病情严重的话，则会出现高热、剧烈的咳嗽、痰的颜色较深等特征。

生活中的注意事项：在对老年人的护理中尤其需要注意的是吸入性肺炎。吸入性肺炎是由于本来应送入食管的食物或唾液进入了气管、食物上附着的细菌感染了肺部所致。由于牙周疾病或对义齿的护理不足而在口内繁殖的细菌被咽下之后也可能导致吸入性肺炎。为此，需注意保持口腔内清洁。对于误咽风险较高的卧床不起的老年人，在进餐或睡觉时要将头部垫高防止误咽，日常生活中要想方设法采取各种措施预防。

（3）结核：结核是由于感染者咳嗽或打喷嚏感染了结核菌而发病的一种传染性疾病。可能会感染各种脏器，大多数情况下是肺部感染。

不是所有感染了结核的人都会发病，对于体力和抵抗力下降的老年人来说较易发病，最近，照护养老院里的集体感染也成为问题。

如果发病，其特征是初期会出现咳嗽、有痰、低热、盗汗、感觉疲劳等类似感冒的症状，且上述症状会持续2周以上。继续发展下去倦怠感会增强，会出现血痰或咯血的症状。

生活中的注意事项：老年人来说，转为重症之后致死的事例也屡见不鲜，因此早期发现和尽早治疗非常重要。尽管接受着感冒的治疗，若症状没有好转需怀疑是否为结核，推荐去设有呼吸科的医疗机构就诊。尤其是服用类固醇药物进行长期治疗的患者、糖尿病患者、血液透析的病人或慢性肝炎的病人更易发病。

避免和结核患者共用杯子或毛巾，并将其吐出的痰扔入事先备好的容器内。

支气管哮喘：由于过敏反应或感染了细菌、病毒等而导致的支气管炎转化为慢性，气管或支气管变窄而出现哮喘的疾病被称作支气管哮喘（图7-18）。发出喷喷或咻咻的声音，呼吸变得困难是喘鸣的代表性症状，从咳嗽、有痰、胸部有压迫感等症状，有时也会感到严重的呼吸困难。

从婴儿到老年人的各个年龄阶段都可能发病，尤其是老年人较常发病。对于咽喉或食管功能下降的老年人来说，支气管炎慢性化，微小的刺激也会引起发作，且容易重症化。

老年人患病的一个特征是，随着病情的加重呼吸功能显著下降。治疗主要以基于类固醇药物（吸入药）的药物疗法为中心，但对老年人而言药物疗法的效果较不明显，且多并发有慢性阻塞性肺部疾病，有时仅通过药物治疗不能改善症状。

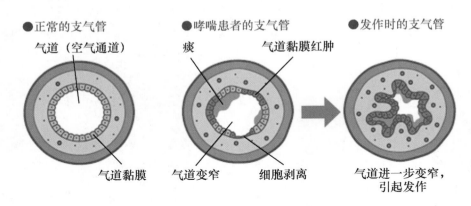

图 7-18　支气管哮喘的结构

生活中的注意事项：为了减少导致哮喘发作的过敏源，经常晾晒被褥、仔细地用吸尘器清扫、进行屋内换气通风等，保持环境的清洁很重要。

另外，感冒、流感等疾病也会诱发哮喘，因此要仔细洗手、漱口，平时就注重感染的预防。

（四）消化器官疾病

1. 肝炎和肝硬化　在消化器官疾病中，因为某种原因导致肝脏出现炎症，表现出发热、黄疸、全身感到倦怠等症状，称作肝炎。炎症可分为两类，一类是 1 ~ 2 个月内可以治愈的急性肝炎，另一类是持续 6 月以上的慢性肝炎。慢性肝炎若未治愈而任其发展下去的话，肝脏变硬会转化为肝硬化。肝硬化如果发展下去，极有可能转化成肝癌（图 7-19）。

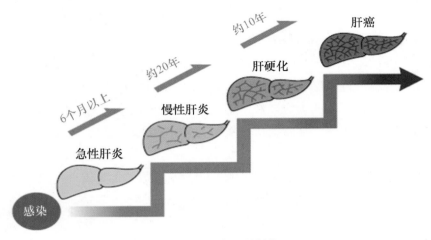

图 7-19　肝炎和肝硬化

肝炎几乎都是由于病毒感染所致。病毒有甲型、乙型、丙型、丁型、戊型等。除此之外，过量饮酒或吃药也是致病的原因。

急性肝炎类似感冒的症状会持续一段时间，当突然出现黄疸才会注意到是肝炎。由于肝脏有代偿功能，在慢性肝炎的初期没有明显症状。因此多数是通过检查才被发现。肝硬化初期，会表现出全身倦怠感、食物不振等症状。转为重症之后，肝功能下降导致黄疸或腹水，有时还会出现由于肝性脑病而引发的意识障碍。

生活中的注意事项：为了避免慢性肝炎转为肝硬化，需对生活进行管理。转变为肝硬化后已经无法再恢复成原来健康的肝脏，因此治疗着眼于保持患者的生活质量并防止病情进一步恶化。尤其是对于独居的老年人来说自理生活较难，因此护理人员需要和医护人员协作，使患者的生活安静而有规则，饮食均衡，控制盐分的摄取。

2. 消化性溃疡 消化器官内胃酸的平衡遭到破坏，过多的胃酸腐蚀了胃黏膜引发炎症的疾病被称作消化性溃疡。幽门螺旋杆菌的感染和药剂是致病的主要原因。典型的消化性溃疡有十二指肠溃疡和胃溃疡。进入老年后，十二指肠溃疡发病减少，胃溃疡发病增多。

食欲不振、呕吐是消化性溃疡的主要症状，但老年人的症状一般较轻，诊断容易延误。也有由于突然吐血而被发现病症的例子。

生活中的注意事项：让我们记住老年人较难出现症状这一特征。对于服用非甾体抗炎剂作为镇痛药的患者来说，药物副作用易导致消化性溃疡，需要注意。

另外，护理之前需要先理解饮食疗法。除了酒精和咖啡之外，柑橘类、酸味较强的食品也会促进胃酸分泌，因此要控制摄入量。

3. 大肠疾病 大肠疾病可大致分为肿瘤性疾病、炎症性疾病和其他疾病。肿瘤性疾病有大肠癌、大肠息肉等。炎症性疾病包括感染性肠炎、药物性肠炎、缺血性肠炎和过敏性肠炎等。其中，引起感染性肠炎的细菌有 O157 和志贺菌、霍乱弧菌、沙门菌、副溶血性弧菌等，病毒有诺瓦克病毒和轮状病毒。另外，其他疾病有直肠黏膜脱垂综合征、肠易激综合征等。

生活中的注意事项：伴有恶心或呕吐并发热时要怀疑是否患了感染性肠炎。这是常见流行病，老年人若感染了感染性肠炎则易转为重症，因此要十分注意。除此之外，老年人常见的疾病还有缺血性肠炎。由于动脉硬化等原因，流入大肠的血流不畅，导致血液循环出现问题所致。严重的缺血性肠炎会出现急剧的腹痛、便血甚至休克。迅速诊断和治疗非常重要，因此一旦出现严重的症状需立刻送往医疗机构。

4. 腹泻、便秘 很多老年人因为便秘感到烦恼。有时是因为消化系统器官疾病引起的，但多数情况下是由于年龄增加导致肠胃或咀嚼功能下降，日常生活的活动量减少而引起的自然现象。除此之外，正在服用的药物的副作用有时也会引起腹泻或便秘。

医生经常会开泻药来应对便秘，但有时会导致腹泻或大便失禁的恶性循环，因此需要注意（图 7-20）。

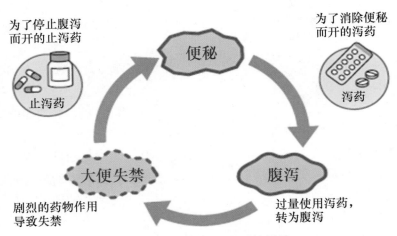

图 7-20 便秘和腹泻的恶性循环

生活中的注意事项：不恰当地使用泻药会给很多老年人带来身心痛苦。预防和改善老年人便秘不是简单地服用泻药，而是先要调整人体排泄环境。尤其是对于因病或肌肉力量不足而必须借助身边的人或他人的帮助才可排泄的老年人，很多人由于觉得"羞于排便"这种心理因素而导致便秘。

为了能够安全地排泄，在日常生活中需用心想一想，例如下列事项：

●换坐便器。

●安装扶手。

●使用便携式厕所。

●用除臭剂去除在意的气味。

●尝试不同姿势，便于排便时施加腹压（图 7-21 ）。

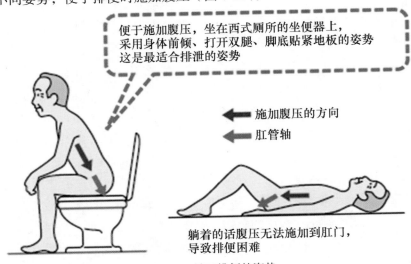

图 7-21 易于排便的姿势

为了促进自然排便，饮食方面也很重要。多吃膳食纤维含量高的根茎类蔬菜、薯类和水果等，并充分地摄入酸奶等发酵食品和水分，十分有效。若患了腹泻则需补充水分以免脱水。

（五）肾、内分泌系统疾病

1. **肾衰竭**　在肾、内分泌系统疾病之中，肾脏的功能下降到正常时的 50% 的状态被称作肾衰竭。由于肾功能随着年龄的增加而逐渐下降，肾衰竭多见于老年人。

肾功能在数月至数年之内逐渐下降，跌落至低于正常时的 30% 的状态被称作慢性肾衰竭。慢性肾衰竭常见的症状有疲劳感、气喘、食欲不振、水肿等，在无症状的情况下病情继续发展的也不少。

肾功能在几个小时到几周之内急剧下降被称作急性肾衰竭。急性肾衰竭多是由于脱水或药剂所致，慢性肾衰竭除了药剂之外，肾炎、糖尿病、结缔组织病也是致病因素。

急性肾衰竭会出现呼吸困难、痉挛、意识障碍、呕吐、极度贫血等症状，甚至危及生命。肾功能低下有时还会导致尿毒症。

生活中的注意事项：老年人患上肾衰竭、心脏功能衰竭或重度感染性疾病的风险较高，因此尽早诊断和尽早治疗非常重要。预防慢性肾衰竭加重，饮食疗法非常有效。低蛋白、少盐、高热量是饮食的基本原则，但还须考虑每个人的症状，因此需遵守医生的指示、听从指导。若限制饮水量，则需观察每天的排尿量和次数。如排尿量减少，需注意防止脱水。由于限制饮水而易导致便秘，因此要注意通过摄取纤维含量较高的食物来预防便秘。

2. **糖尿病**　糖尿病是一种会危害多种脏器的疾病，血液中的血糖值由于胰岛素代谢异常而表现得较高。随着年龄的增加代谢功能下降，患糖尿病的风险也增加。

糖尿病分 1 型糖尿病和 2 型糖尿病两大类，1 型糖尿病是由于胰岛素分泌不足所致，而 2 型糖尿病是由于遗传或生活习惯导致胰岛素功能下降所致。

治疗糖尿病最重要的是控制血糖值。而且，要预防并发症。并发症种类很多，糖尿病性神经病、糖尿病性视网膜病变和糖尿病性肾病被称为糖尿病的三大并发症。

生活中的注意事项：为了预防并发症，平时要注意对饮食和运动等日常生活进行管理。以主治医师为中心，要和护士等医护人员边商量边进行。在糖尿病的治疗中，通过服药或注射使体内胰岛素过量则会陷入低血糖症状（图 7-22）。摄取糖分就会恢复，例如糖果或砂糖，但若病情恶化则有导致昏睡不醒的危险。护理糖尿病病人时，要事先确认如何应对低血糖症状。

3. **血脂异常**　血脂异常分为以下几种类型：
● 低密度脂蛋白胆固醇较多的类型（高低密度脂蛋白血症）
● 高密度脂蛋白胆固醇较低的类型（低高密度脂蛋白血症）
● 甘油三酯（中性脂肪）较多的类型（高甘油三酯血症）

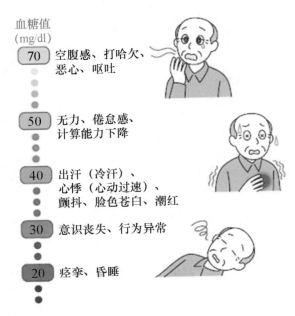

血糖值
(mg/dl)

70　空腹感、打哈欠、
　　恶心、呕吐

50　无力、倦怠感、
　　计算能力下降

40　出汗（冷汗）、
　　心悸（心动过速）、
　　颤抖、脸色苍白、潮红

30　意识丧失、行为异常

20　痉挛、昏睡

图 7-22　低血糖症状

血液中低密度脂蛋白（坏胆固醇）过多则会引起动脉硬化。另外，只是中性脂肪增多的话不会导致动脉硬化。然而，如果中性脂肪多的话则高密度脂蛋白（好胆固醇）减少，低密度脂蛋白胆固醇易增加，这便成为间接地导致动脉硬化的原因。

生活中的注意事项：为了控制血脂，防止动脉硬化的进程，改善生活习惯非常重要。要注意戒烟、改善饮食、维持适当体重、做运动等。一般来说，要避开鸡蛋等含胆固醇较高的食物和动物性脂肪含量较多的食物，要食用以蔬菜和鱼类为主并保持均衡的饮食。

4. 甲状腺功能的异常　甲状腺是位于喉结前面的内分泌器官（图 7-23），分泌新陈代谢所必需的甲状腺激素。

甲状腺功能出现异常导致的疾病主要分两大类，一类是激素分泌过多的甲状腺功能亢进症，另一类是分泌不足的甲状腺功能减退症。

甲状腺功能亢进的症状有心动过速、出汗、心悸、气喘、腹泻等。有时也会出现心律失常。甲状腺功能减退的主要症状有心动过缓、听力下降、肥胖、便秘、脱发、皮肤干燥等。注意力和记忆力下降，有时会被误认为是失智症或抑郁症。

生活中的注意事项：甲状腺功能异常的症状，在老年人群中都是常见病症，也常容易被忽视。特别是甲状

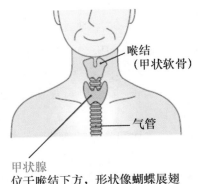

喉结
（甲状软骨）

气管

甲状腺
位于喉结下方，形状像蝴蝶展翅
图 7-23　甲状腺

腺功能减退在老年人群中十分常见，其中女性患者较多。若出现面部水肿、表情僵硬、声音嘶哑、语速很慢、容易健忘等症状时要怀疑是否为甲状腺功能下降所致。若忽视甲状腺功能减退而任由其发展，则可能会引起贫血、低体温或心脏功能衰竭，甚至发展成致命的并发症。

（六）脑神经系统疾病

1. 脑血管疾病　在脑神经系统疾病中，由于大脑的血管出现问题而导致大脑功能出现障碍的状态被称作脑血管疾病。一般也被称为脑卒中。

脑血管疾病可分为两大类，血管破裂引起的出血性脑血管疾病和血管堵塞引起的缺血性脑血管疾病（图 7-24）。出血性脑血管疾病有蛛网膜下腔出血和颅内出血两种情况。

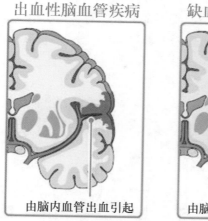

图 7-24　脑血管疾病的分类

另外，代表性的缺血性脑血管疾病就是脑梗死（表 7-8）。其中老年人较多出现的是由于心脏内形成的血栓流入大脑，堵塞了血管所致的心源性脑栓塞。

表 7-8　主要血管疾病

分　类	主要疾病	
出血性脑血管疾病	蛛网膜下腔出血	
	脑出血	
缺血性脑血管疾病	脑梗死	脑栓塞
		脑血栓
	短暂性脑缺血发作	

若患有脑血管疾病就会出现意识障碍、运动障碍、知觉障碍、语言障碍等还可能会留下后遗症。若颅内出血，症状会急剧地发展，有时会昏迷直至死亡。

生活中的注意事项：已经知道脑梗死发作的人群中绝大多数有眩晕、半身麻木等前兆，会引起短暂性脑缺血发作。手脚麻木、突然变得口齿不清等，若看起来和平时的样子很不一样，即使症状较轻也要劝老年人去医疗机构就诊。出现症状之后，改善后遗症要做的康复训练很重要。尤其是老年人易卧床不起，要在可能的范围内积极活动身体，努力恢复日常动作。

2. 帕金森病　帕金森病是由于神经传导物质多巴胺减少而无法顺利地支配身体活动的一种疾病。由于多巴胺不足，会表现出震颤、僵化、动作迟缓、姿势保持障碍等特征性锥体外系症状。由于目前尚不清楚原因，治疗比较困难。

生活中的注意事项：最基本的是缓解不安和痛苦，提高患者的生存质量（QOL）。日常生活中预防摔倒导致的骨折和便秘等情况很重要。若患有吞咽障碍则需进行营养管理。尤其是当病情发展而不得不卧床时，发生压疮或误咽性肺炎等风险提高，因此预防十分重要。

（七）肌肉、骨骼系统的疾病

1. 骨质疏松症

在肌肉、骨骼系统的疾病中，骨量减少，骨骼变稀疏的状态（图7-25）被称作骨质疏松症，可通过X线检查或骨密度测定等来诊断。

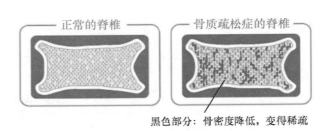

图 7-25　健康的脊椎和骨质疏松症的脊椎

骨质疏松症多见于女性，尤其是闭经后的女性。这和雌性激素减少、老化密切相关。此外，危险因素有体重偏轻、缺乏运动、吸烟、过量饮酒或咖啡，偏食、缺钙和维生素等。

生活中的注意事项：生活习惯的改善、饮食疗法、运动、日光浴等非常重要。在饮食上要特别注意摄取富含钙质的食物，例如小鱼、牛奶、油菜、芝麻、木耳等。此外，骨质疏松症若发展下去，日常轻微的动作也易导致骨折。在家中，踩到地毯等的边缘有时也会跌倒，因此要注意。需整理环境避免老年人跌倒，例如整理电源线避免脚被绊住等。建议进行适当的运动，防止骨质疏松症进一步发展，这一点也很重要。

2. 类风湿关节炎

位于关节内的滑膜增生，关节上产生慢性炎症的疾病（图7-26）。这是一种自身免疫性疾病，目前尚不清楚原因。

初期症状有倦怠感、食欲不振、发热等。然后出现手指关节肿胀、发炎、晨起手脚僵硬的症状，不久，还可能导致膝关节、髋关节等全身的关节开始疼痛。病情若进一步发展，手指关节的组织遭到破坏而导致手指变形、关节脱臼等，给日常生活带来不便，因此需要及早诊断和治疗。

以前是难以治疗的疾病，但随着药物疗法的不断发展，治愈成为可能。

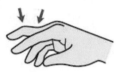 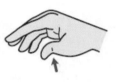 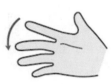

鹅颈变形　　　　　　　钮孔变形　　　　　　　　Z变形　　　　　　　　尺侧偏位
从指尖数第一个关节（DIP关节）弯曲，从指尖数第二个关节（PIP关节）挺起的状态　　DIP关节挺起、PIP关节弯曲的状态　　从大拇指的指端数第一个关节（IP关节）挺起的状态　　手指偏向小拇指一侧（尺侧）并弯曲的状态

图7-26　类风湿关节炎引起的典型的变形种类

生活中的注意事项：患有类风湿关节炎的老年人大多在起床时关节僵硬表现得比较明显，因此在上午的护理中注意不要勉强。对于手指变形严重而造成日常生活障碍的人来说，市场上销售有多种多样帮助进餐的用具，可适当地使用。康复训练对改善症状是有效的，因此要和医疗机构的专业人员合作，帮助改善日常生活活动（ADL）。

3. 椎管狭窄症

由于年龄增加、劳动或脊椎疾病所带来的影响等，腰椎的椎管神经受到压迫，引起腰痛或麻木的疾病（图7-27）。

这是在各个年龄阶段都有可能出现的疾病，但随着年龄的增长发病率也会增加。

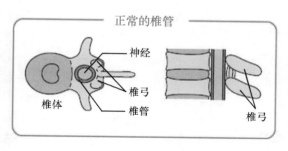 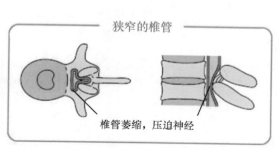

图7-27　椎管狭窄症

和椎间盘突出或腰椎变形滑脱症相比，椎管狭窄症的腰痛等症状并不强烈，安静时几乎没有症状。椎管狭窄症最具特征的症状是间歇性跛行。步行时若给下肢施加负担则会逐渐感到下肢疼痛、麻木、发凉，步行变得困难。稍作休息症状就会减轻，然后可以继续行走。

病情若进一步发展，则下肢力量变弱，有时会出现肛门周围潮热或膀胱障碍。

生活中的注意事项：当出现具特征性的间歇性跛行时，要怀疑是否为椎管狭窄症。注意不要认为"老年人易疲倦、无法长时间走路"而任由病情发展、恶化。若身体向前弯曲则神经的压迫会得到缓解，因此，行走时可使用拐杖或步行器来保持弯腰的姿势。另外，由于较难长时间行走，需准备轮椅。也有患者虽然行走困难但可长时间地骑自行车。在日常生活中尽量不要给腰部施加负担，想办法来缓解腰部疼痛。要避免长时间地站立而让其坐在椅子上。

4．骨性关节炎

由于作为关节缓冲作用的软骨不断磨损、变形，导致关节发炎而感觉疼痛的慢性疾病（图 7-28）。随着年龄的增加，发病概率也增加，尤其以女性居多。

承担体重的关节发病概率较高，其中最常见的是膝关节骨性关节炎，其次是髋关节骨性关节炎。

上下台阶时一活动关节就感到疼痛。若患有膝关节炎，膝部可能变形成 O 形腿，而无法伸直。进一步发展的话，关节可活动域逐渐减小。

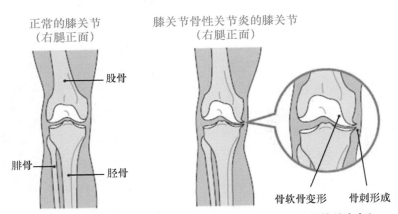

正常的膝关节
（右腿正面）

膝关节骨性关节炎的膝关节
（右腿正面）

股骨

腓骨　　胫骨

骨软骨变形　　骨刺形成

骨软骨变形，形成骨刺（由于骨质增生而出现的刺状的突起）

图 7-28　膝关节骨性关节炎

生活中的注意事项：软骨的磨损是无法避免的老化现象，但肥胖或运动不足也会成为致病原因。为了防止恶化需进行适当的运动、改善肥胖，尤其是伸展运动这样较轻松的运动是有效的。此外，为了不给膝关节或髋关节增加负担需改善生活环境。尤其是要避免长时间跪坐或上下台阶，并探讨是否使用拐杖等福利用具。

（八）泌尿器官疾病

1. 前列腺肥大症　前列腺是位于膀胱下方的男性特有的脏器，其作用是制造精液。在泌尿器官的疾病中，前列腺肥大症的原因尚不明确，有可能是受雄激素的影响，随着年龄的增加，前列腺渐渐变得肥大。前列腺若变得肥大，通过其中心的尿道就受到压迫而出现各种症状（图 7-29）。

主要症状有排尿障碍、尿频、夜间尿频、排尿不尽等。进一步发展会转变成尿闭症。从膀胱炎转变成肾盂肾炎，甚至是肾衰竭或尿毒症的风险。

生活中的注意事项：出现排尿困难的症状后，最重要的是要和前列腺癌区别开来，因此需尽早就诊。若日常排尿没有感到不便，则无需治疗。为了改善症状，建议老年人做些轻松的体操或散步等适量的运动。前列腺肥大的人如果饮酒则会使前列腺血管充血而压迫尿道，有可能导致

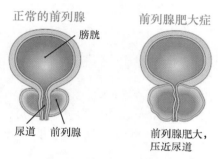

图 7-29　前列腺肥大症

尿闭症。因此要注意控制饮酒。另外，如果便秘的话，积存在直肠内的大便会压迫尿道而使尿液难以排出，因此还要预防便秘。受凉会使症状恶化，因此也要注意下半身保暖。

2. 尿路结石　尿路中形成的固态硬物便是尿路结石（图 7-30）。多见于男性及老年人，若任由病情发展可导致肾脏功能下降或尿路感染性疾病。

根据结石大小和产生结石的位置，症状各有不同。有的患者没有任何症状，也有患者出现剧烈的疼痛、呕吐、发冷、发热、尿血等症状。

一般情况下，不到 10mm 的结石期待其自然排出，在补充水分的同时服用镇痛药或利尿药，观察其经过直至结石自然排出。

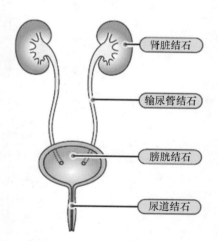

图 7-30　可能形成尿路结石的部位

生活中的注意事项：尿路结石极易复发，因此要通过注意饮食进行预防。控制饮酒和盐分的摄入，多饮水并充分摄入钙、蔬菜、海藻和鱼类。

3. 尿频　一般来说，经常如厕，排尿次数多的现象被称作尿频。白天 8 次以上、夜间睡眠期间 3 次以上、1 天之内如厕的总次数超过 8 ~ 10 次的可被称作尿频。

随着年龄的增加，肾功能下降而导致频发，大多数老年人因尿频而烦恼。然而致病原

因中也有可能隐藏着膀胱或前列腺等泌尿器官系统疾病或脑神经系统的障碍，因此不能轻易作判断。对于女性而言，尿频多是由膀胱炎引起的，而对于男性而言，前列腺肥大症是主要原因。

一般是一天之内都会尿频，但也有仅在白天或夜间尿频的情况。尤其是对于老年人来说，夜间尿频较为多见。

生活中的注意事项：为了防止夜间尿频，注意在傍晚之后不要摄入过多的水分。尿频严重的情况下，睡在离厕所近的位置或准备一个便携式马桶等，也要注意预防尿失禁。另外，如果下半身受凉则膀胱会收缩而易产生尿意，因此要想办法避免身体受凉。中药等药物疗法对于治疗尿频是很有效的，为此感到烦恼的老年人建议到相关医疗机构就诊。

（九）皮肤病

1. 疥癣　疥癣是一种皮肤病，它是由一种身长 0.4 ~ 0.2mm、肉眼不可见的疥虫（疥螨）在皮肤角质内寄生而引起的。除了和感染者接触之外，共用毛巾等也会感染，因此在养老院等场所容易集体发病，事先了解如何预防很重要。

疥癣可分为常见疥癣和挪威疥癣（角质型疥癣）两大类（表 7-9）。挪威疥癣是寄生了极多的疥螨而感染的严重疥癣，常见于免疫力低下的人群或老年人群中。

表 7-9　常见疥癣和挪威疥癣的区别

项　　目	常见疥癣	挪威疥癣（角质型疥癣）
螨虫数量	数十只以下	100 万 ~ 200 万只
感染性	弱	强
主要症状	全身出现丘疹（红色皮疹）	全身的皮肤发红，手和脚或臀部出现角质增生（仿佛污垢增加了）
发痒	强	不定
感染路径	● 直接路径（较长时间，通过肌肤直接接触而感染。轻微接触几乎不会感染） ● 间接路径（有时感染者用过的被褥或衣物等也会导致感染）	● 短时间接触、通过衣物或被褥间接接触等也会传染 ● 从皮肤脱落的污垢（角质）中也含有较多数量的螨虫，从而导致传染
出现症状的部位	除面部和头部之外的全身	全身
隔离的必要性	不必要	有必要

生活中的注意事项：为了防止集体感染，护理人员进行感染预防很重要。疥螨一旦离开人体的皮肤就无法长时间存活。它怕热和干燥，在 50℃ 的环境内经过 10 分钟就会死亡。在老年护理设施等场所，为了预防传染给其他老年人，护理时要将患有疥癣的老年人安排

在最后。和感染者接触时要戴上手套和穿上长袍等，护理完毕之后要彻底地清洗双手。另外，要经常清扫感染者的房间，晾晒被褥或毛毯。感染者用过的衣物或床单要用50℃以上的热水浸泡或者用沸水消毒。使用干燥机或熨斗熨烫也是有效的。

2．白癣　白癣是由于皮肤感染了白癣菌所致，它是真菌的一种。白癣可分为足癣、指甲癣（图7-31）、手癣、体癣、胯部癣等。

老年人患有足癣和指甲癣很多见。尤其是过了50岁，患指甲癣的人剧增。若出现指甲发白或发黄而变混浊，或者变脆，指甲增厚等症状，有可能是患了指甲癣。

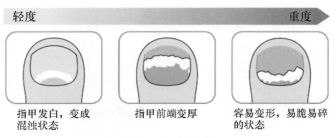

图 7-31　指甲癣

生活中的注意事项：白癣可通过浴室防滑垫或拖鞋等感染，需小心预防。经常清洗脚部直接接触的物体，仔细打扫地板。沐浴时要仔细清洗双脚保持清洁，同时沐浴完毕之后要晾干脚，切勿在潮湿状态下穿袜子等。若任由白癣发展，则指甲会增厚而转变成嵌甲症，不仅感到疼痛还会化脓，有导致感染性疾病的风险。症状严重的话建议去医疗机构就诊。

3．压疮　长期卧床会导致皮肤组织坏死而出现压疮。在日常照护中要努力预防压疮并尽早发现。

生活中的注意事项：在压疮的预防中，尽量不要给骨隆突处施加过多的压力很重要。可想办法使用毛巾、靠垫或坐垫来分散压力。根据需要也可使用气垫床等用品。对于易生压疮的卧床不起的老年人，要经常仔细观察其全身的皮肤状态，检查是否有压疮的征兆。此外，皮肤的清洁、保湿、保护也是预防压疮的基本。皮肤干燥，屏障功能就会下降，由于排泄物、衣物的摩擦、压迫等而产生的刺激就易出现问题。在清洗过后要使用保湿霜或保湿水来防止皮肤干燥。腹泻大便易导致压疮，但若用肥皂清洗会除去皮脂膜，因此一天1～2次就可以了。然后用含油的护理产品擦拭，再用防水的护肤霜保护皮肤。

（十）恶性肿瘤

老年人易患的癌症

肿瘤是体内异常细胞增生而形成的。肿瘤分恶性和良性，恶性肿瘤被统称为癌症。癌症加剧就会逐渐侵入周围的正常组织，然后进入血液或淋巴系统，从而转移到其他脏器上。

过去人们都知道癌症会伴有剧烈的疼痛，而现在随着医学的进步，已经可以控制疼痛。另外，老年人患癌症疼痛相对较轻，并且发展较慢，有时治疗从一开始就不以根治为目的，只期待能缓和症状。

因此，希望居家治疗的人增多，在提供照照护时需具备控制癌症疼痛的疼痛管理相关知识。

生活中的注意事项：服用镇痛药时，要注意便秘、恶心、长睡不起等副作用。照照护人员认为是副作用的症状一定要向医生或护士报告。

第四节　失智症的理解及照护

一、学习和记忆的相关基础知识

人的大脑进行着复杂的活动，我们眼睛看到的和耳朵听到的信息不断地传到大脑，再由大脑对这些信息进行判断，最后发出指令让身体做出动作。而且这一系列的活动不会停止，全部都会在我们脑中的各个部分进行处理。在此过程中，与记忆密切相关的是位于脑中心附近的大脑皮质内侧被称作海马的部分。

（一）记忆的结构

人通过眼睛接受信息，但实际接受信息的是位于头部后侧的枕叶部分的视神经。耳朵接收到的信息，实际上是通过最接近两耳的颞叶的听神经对语言的识别来完成的。

这些从外部获得的信息作为感觉记忆被传输到海马部分，并将作为短期记忆进行保管。但是，由于人每天都会有所见闻、体验各种新事物，所以就会对被蓄存在海马部分的信息是否必要做出判断，不需要的就会被舍弃。通常，被保管在海马部分的信息，最长储存时间约为1个月。

经过筛选被判定为必要的信息将会被传输到大脑皮质，并作为长期记忆保管起来，这就是记忆的机制。

记忆的种类：记忆按照获取信息的方式和信息对自己的重要性分类（表7-10）。保存在大脑皮质的长期记忆，以海马为窗口在必要时将会被提取出来。

表 7-10 记忆的类别概述

分　　类			内　　容
短期记忆			只需在必要时保持几分钟、用完之后会马上遗忘的记忆。典型的例子是记电话号码
长期记忆	陈述性记忆（可以用语言说明）	语义记忆	和我们自身的经历无关、通过反复阅读等重复性活动获得的记忆。关于知识的记忆。由于该类记忆不以经验为基础，所以如果没有提示的话很难想起
		情景记忆	每天生活的记忆。这是一种基于个人经历的记忆，例如对旅途中的经历的记忆，会对时间、地点以及通过视觉、听觉和愉快或悲伤等的感觉等得到的信息进行综合性记忆
	非陈述性记忆（不能用语言说明）	程序记忆	通过身体的反复练习而记住的事情。驾驶和乐器的演奏等
		无意识记忆	虽自己无意识，但是不知不觉记住的事情。与之前获得的信息相结合的记忆

（二）记忆的想起和思考

电话号码和地址等记忆属于短期记忆，其特征是对所需信息的储存仅是暂时的，容量也很小。这些信息被判断为日后不再需要，什么都不做的话很快便会遗忘掉。而保管长期记忆的大脑皮质的容量却非常大，所以从孩童时期的记忆一直到现在我们所经历的事情、记住的事即便是过了一段时间后也能够被提取出来。这种长期记忆包括 3 个阶段。第一阶段：写入信息（铭记）；第二阶段：记忆信息（保持）；第三阶段：提取信息（想起）。

1. 记忆形成阶段

如果将记忆比作录像记录装置的话，那么保存在硬盘、看过一次就会删除的节目就是短期记忆，而保存在信息记录媒体中、打算日后反复观看的节目就是长期记忆。此时，保存在信息记录媒体的这种行为，换句话说，将信息放入长期记忆中的过程被我们称为信息的"铭记"。

对于存储电视节目等媒体，为了不遗忘其中的内容，我们会写上题目等装

进盒子放好，一直等到下次看的时候再拿出来。这在长期记忆中被称为"保持"，等到下一次想看这个节目时，再找出这个媒体来进行播放，被称为"想起"。

2. 老化对记忆的影响

年龄的增长对我们的大脑会产生影响。特别是对于记忆而言，年龄增长后，记忆过程（铭记 - 保持 - 追忆）中的注意力和信息处理速度会下降，对记忆的影响较大。眼睛看到的、耳朵听到的事情将会被当作感觉记忆传输到我们的脑中，但是由于看和听的注意力低下的缘故，导致信息收集能力和信息处理速度低下（图 7-32）。

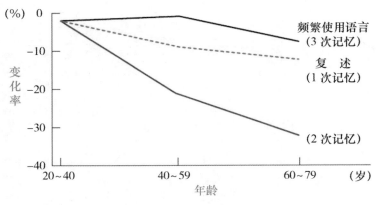

图 7-32 记忆随年龄的变化

相反，作为长期记忆被存储在大脑皮质中的信息往往能保持下来。在这其中情景记忆尤其容易保留下来，所以对以前经历过的事情以及过去的记忆都能详细记起。

（三）记忆和思考的关系

所谓思考，是基于对某一问题的经验和知识，回忆与目的相吻合的想法并将二者联系起来，通过判断和推理来进行课题分析的活动。在思考过程中最重要的是判断，如果记忆和感觉等存在障碍的话，那么判断也将会受到阻碍。

在思考时有必要持续地将意识集中到课题上。

这称为注意，它的作用总体被称作总体性注意（表 7-11）。

表 7-11　总体性注意的划分

分　类	内　　容
选择性注意	在众多信息中将意识集中于目标信息
持续性注意	为了完成思考和行为，需要让该意识持续一定时间
分配注意	把注意分配到不同信息
转移注意	把注意转到更重要的信息上

二、失智症的概念

WHO（世界卫生组织）对失智症的定义为"通常由于慢性或进行性大脑疾病所导致的，由记忆、思维、定向、理解、计算、学习、语言和判断能力等多种脑高级功能障碍构成的综合征"。

（一）何谓失智症

日常生活中，人的眼睛和耳朵接收着各种信息。大脑把这些信息和所储存的过去的经验、记忆和知识进行对照、分析，并不断选择。我们把因为记忆力和认知功能的下降而出现各种症状的疾病称为失智症，它会导致人们无法顺利进行日常生活中必要的活动，甚至无法控制自己的行为。

1. 大脑和血管老化

大脑神经细胞的数量随着年龄的增加而减少，因而步入老年后，大脑会不断萎缩变轻。此外，血管的老化会导致大脑神经细胞所需的氧气和营养无法输送到，使大脑老化愈发严重。

2. 认知功能的老化

一般 18～20 岁左右人的智能达到顶峰，然后随着年龄的增加会下降。虽然语言性智能并不容易衰退，但动作性智能却很容易衰退。另外，流动性智能也很容易衰退。

3. 大脑老化引起的健忘和失智症引起的健忘的区别

步入老年后，随着年龄的增加记忆力会衰退，变得更容易健忘。单纯健忘问题不大，但健忘也是失智症的初期症状，所以要了解普通健忘和失智症健忘的区别（表 7-12），若在早期阶段能够辨别其区别，有利于尽早发现失智症。

表 7-12　普通健忘和失智症健忘的区别

普通健忘	失智症健忘
能够意识到自己"忘了"	忘记事物的整个过程，意识不到自己忘了（情景记忆障碍）
为了防止忘记，能够把重要的事记录下来	自己无法采取措施防止健忘 即使被他人指出，自己也无法理解是怎么回事
例如： ● 偶尔说同样的话 ● 有时会忘记收起的东西放在什么地方 ● 有时会一时无法想起见过的人的名字	例如： ● 忘记自己已经吃过饭了 ● 总是在找东西 ● 反复说同样的话 ● 即使予以暗示，也说不出应说得出的人的名字

4. "记忆纽带"断裂

如果把体验过的、记忆中的事比作一条纽带，那么年龄增长引起的健忘是丢失了"记忆纽带"的一部分（图 7-33）。若记忆中有能够给予提示的内容，就可以回忆起被忘掉的部分记忆。

而失智症的特征是记忆的纽带在中途断开脱落（图 7-33）。因为记忆完全丢失，即使给予提示也无法唤起之前的经验和记忆。

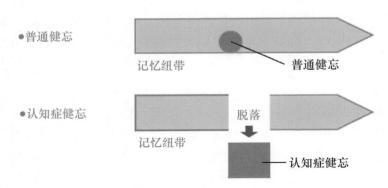

图 7-33　普通健忘和失智症健忘的区别

5．认知功能障碍的发展

失智症不会只停留在健忘阶段，认知功能的障碍会逐渐加剧，例如交流变得困难、不清楚自己身处何时、何地等（图 7-34）。

不仅如此，由失智症引发的健忘，甚至会让人无法察觉自己健忘这一事实。因此，无法采取措施来预防因健忘而引发的事故，即使被他人指出，依然无法理解，是特征。

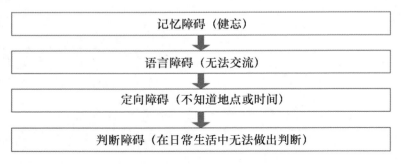

图 7-34　认知功能障碍的发展

普通健忘如果在短时间之内反复多次发生，也有可能发展为失智症。我们称这种情况为轻度认知障碍。

（二）失智症的种类

失智症是由损害认知功能的疾病引起的。不同的疾病，大脑发生的变化也不同。现在已查明约有 70 种疾病会引起失智症（表 7-13）。

表 7-13　引发失智症的主要疾病

神经系统变性疾病	阿尔茨海默病、匹克氏病、帕金森病、亨廷顿舞蹈病、进行性核上麻痹、路易小体病（Lewy body disease）、脊髓小脑变性症等
脑血管疾病	脑梗死、脑出血等
外伤性疾病	脑挫伤、脑内出血、慢性硬膜下血肿等
肿瘤性疾病	脑肿瘤、癌性髓膜炎等
感染性疾病	髓膜炎、脑炎、脑脓肿、进行性痴呆等
内分泌疾病、代谢性疾病以及中毒性疾病	甲状腺功能低下、脑下垂体功能低下、维生素 B_{12} 缺乏症、肝性脑病、电解质紊乱、脱水等
其他	正常颅压脑积水、多发性硬化症等

其中，阿尔茨海默型失智症因患者众多而被大家熟知，它是由阿尔茨海默病引起的，其次是由于脑血管疾病而引发的脑卒中等血管性失智症（图 7-35）。

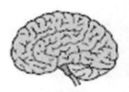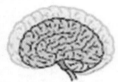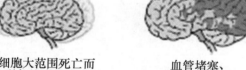

健康的脑　　　　脑细胞大范围死亡而　　　　血管堵塞、
　　　　　　　　引起的脑萎缩　　　　　　部分细胞死亡
　　　　　　（如阿尔茨海默病等变性疾病）　（血管性认知症）

图 7-35　失智症的病情

（三）谵妄和失智症

有一种与失智症相似的症状被称为"谵妄"。导致谵妄的原因有很多，任何疾病都有可能引发谵妄症状。尤其是老年人，即使病情并不严重也有可能引发谵妄，所以需谨慎小心。

1. 何谓谵妄

谵妄是指由其他疾病而引发的轻度意识障碍的一种，其特征包括记忆障碍、定向障碍、意识混浊以及产生幻觉等。有时表面看来有问有答，但其实脑中一片模糊。

因为谵妄需紧急治疗，所以住院治疗的情况比较多，但如果已经查明原因或者有家属陪伴，也可以在家疗养。

谵妄的主要症状特征如下：

● 突然发病、恶化与好转，病情反复

● 尤其在手术后、产生脱水症状时、失眠以及社会背景发生急剧变化等情况下极容易发病

- 注意力不能集中
- 认知功能发生变化
- 障碍、症状等容易改变
- 由身体原因引起

2．谵妄与失智症的关系

表面看来谵妄与失智症的症状很相似，但其实它们却完全不同。但是，随着失智症的恶化，可能会引发谵妄这一症状。区别如表 7-14 所示。

表 7-14　谵妄与失智症的区别

谵　　妄	失智症
突然发病	症状逐渐恶化
症状不稳定	症状稳定
初期出现错觉、幻觉、妄想、兴奋等症状	初期表现为记忆力下降
每到傍晚和夜间，病情就愈加恶化	一天之内病情无显著变化
症状会持续几天到几周	症状会逐渐恶化并一直持续
很多情况下会引起并发症	有时会引起并发症
有时在服用的药物影响下发病	不受服用药物的影响
很容易受到疗养环境的影响	不易受到疗养环境的影响

三、失智症的种类以及病因

（一）阿尔茨海默型失智症

阿尔茨海默型失智症据说是失智症中最普遍的。由于某种原因，β-淀粉样蛋白沉积，脑神经细胞萎缩甚至消失导致发病。

此外，因为与记忆存储相关联的神经递质乙酰胆碱的减少也与发病有关，人们开发研制出了间接增加乙酰胆碱的药物，从而减缓失智症的恶化。

1．阿尔茨海默型失智症的特征

一般认为从开始发病到病症晚期的平均周期为 8 年，但是个体差异较大。发病时，随着轻度的脑内病变扩散，病症也会逐渐显现出来。但是，有时也会在某一段时间病症出现缓解，处于稳定状态。典型症状如表 7-15 所示。

表 7-15　阿尔茨海默型失智症的典型症状

记忆障碍	● 反复说同样的话 ● 几分钟前发生的事情马上就忘了 ● 忘记东西已经收拾过了
执行功能障碍	● 无法按步骤进行一系列的操作（烹饪等）
局灶症状	● 出现大脑严重受损的症状（根据损伤部位不同，出现失语、失读、失写、失算、失用、失认等症状）
定向障碍	● 变得无法判断时间或地点 ● 变得无法认人
保持人格的完整性	● 在人际关系的应对上保持一定的人格完整性
神经症状	● 肌肉紧张，步行困难 ● 末期丧失自发性，卧床不起，不能言语

2．阿尔茨海默型失智症的护理

（1）初期

1）不要对忘记行为加以责怪：患者会试图掩饰在熟悉的路上迷路或忘记某事。此时不应加以指责，而应若无其事地帮助、和其搭话。

2）让老年人在家里拥有自己的角色：为了让老年人在家中没有被冷落的感觉，让老年人做力所能及的事是很重要的。

3）进行交流：积极制造谈话机会，例如谈谈眼见的事情。

4）调整生活节奏：定向障碍导致无法判断时间和日期，可以通过按时吃饭来调整生活节奏。

（2）中期

1）进行日常生活活动（ADL）支援：对识别事物、话语以及穿衣等无法自理的 ADL（日常生活活动能力）进行辅助。

2）营造让老年人安心的居住环境：对于老年人来说，营造一个舒适的居住环境可以稳定病情。

（3）末期

1）给予舒适的刺激：此时，身体功能下降，不能自理的事情增多，还会发生痉挛等。此外，语言表达变得困难，理解能力也会下降。重要的是，即便不能沟通，也要在做某个动作时用话语转达，即使没有反应也要尽可能与其说话。同时还要利用谈话以外的交流方式，例如握手以给他舒适的刺激等。

2）注意其他疾病：身体功能下降，就容易患上各种疾病，因而需要注重身体情况变化，观察是否患上感染性疾病和误咽性肺炎或其他疾病。

（二）脑血管性失智症

高血压和血脂代谢紊乱等由生活习惯引起的疾病会导致血管变厚、变硬的动脉硬化。若脑血管发生动脉硬化，会影响血液的流动，引起脑梗死和脑出血等脑血管疾病。脑血管性失智症就是因脑血管疾病导致氧气与养分无法到达大脑的某个部分，引起细胞死亡而造成的。

1. 脑血管性失智症的特征

特征之一是，由于大脑受损部位导致某部位的功能变差，而其他功能仍然完好。

患者以 60～70 岁的男性居多。另一个特征是人格上的变化较小，病情会因脑血管疾病的复发而恶化，随着症状反复恶化和改善，最终会像下台阶一样恶化下去。脑血管性失智症的特征如表 7-16 所示。

表 7-16　脑血管性失智症的特征

发作型	●伴随有偏瘫、运动障碍、语言障碍等后遗症 ●脑梗死、脑出血的范围较大，发病后不久出现失智症状
慢性	●因动脉硬化引起慢性的循环器官障碍，脑部大范围受损引起失智症 ●出现与阿尔茨海默型失智症类似的症状 ●初期会有头痛、头重、肩酸、头晕、手脚麻木、耳鸣、健忘、情绪不安等自觉症状

2. 脑血管性失智症的护理

表现为偏瘫、运动障碍和语言障碍，患者会不愿意出门。为了防止由失用综合征引起的身体功能下降，应寻找患者力所能及的事，尽量让其自己做。

虽然仍具有理解能力和判断能力，但很难适应新事物和环境，从而感到不安。需要耐心地示范动作，并与患者一起做。患者将注意力集中于一个动作时，很难同时注意到其他事情，所以需放慢节奏，边确认边进行。

偏瘫和运动障碍的老年人容易摔倒，因此需要营造良好的居住环境，如拆除台阶、地板上不乱放物品等。

（三）路易体型失智症

路易体这种物质在整个大脑范围内沉积而引起的失智症，叫作路易体型失智症。路易体是脑神经细胞中叫作 α-synuclein 的蛋白质聚集而成的。不过，至今路易体引起失智症的具体病理机制尚未明确。

1. 路易体型失智症的特征

路易体型失智症最大的特征是视幻觉、妄想、REM 睡眠行为障碍。与其他失智症不同，路易体型失智症在临床症状上与帕金森病相似（表 7-17）。

帕金森病是在大脑下部的脑干部分出现路易体，路易体型失智症是在大脑皮层甚至整个大脑范围内沉积。与帕金森病相似，路易体型失智症也存在着步行困难、小步曳行等运动障碍。路易体型失智症病程进展快，是从病发初期便需要照照护的失智症之一。

表 7-17 路易体型失智症和其他疾病的类似症状

与阿尔茨海默型失智症类似的症状	<ul><li>变得不知道时间和地点</li><li>情绪低沉</li><li>判断能力下降</li><li>注意力下降、记忆力下降</li></ul>
与帕金森病类似的症状	<ul><li>动作迟缓</li><li>无法控制身体平衡和姿势，曳行</li><li>四肢发抖</li><li>饮食等吞咽困难</li></ul>

2. 路易体型失智症的护理

患者常会描述出现的视幻觉。虽然只是幻觉，但也不要对患者的诉说表现出轻视的态度。此时，可采取以下措施。

- 暗处容易看到虚幻的事物，因此应使房间明亮。
- 人偶及墙壁上的污点等容易引起视幻觉，应及时清理。

视幻觉强烈时，应关注失智症老年人的精神状态，观察其是否感到孤独、日常生活中是否有引起精神错乱的原因。

另外，由于曳行患者容易摔倒，因此需要营造良好的居住环境，如拆除台阶、地板上不乱放物品等。

（四）额颞叶型失智症

初老期发病的典型失智症是额颞叶型失智症（匹克病）。发病后脑内的额颞叶萎缩，功能下降。

1. 额颞叶型失智症的特征

发病初期没有发现记忆力下降，也没有对日常生活造成很大的影响，因此不会被诊断为失智症。但随着病程进展，难以控制情绪及欲望，无法控制自我行为。同时，因为颞叶萎缩，引起理解困难、失语等症状。

2. 额颞叶型失智症的护理

发病初期到中期仍具有记忆和视觉空间认知能力。因此一种被认为十分有效的做法是，1 周内固定的一天、固定的时间段里由相同的照护人员进行相同的照护作业。把同样的作业融入日常生活中，即使病程进展仍可以继续这一作业，维持固定的生活模式。

（五）其他失智症

1. 酒精中毒性失智症

长期大量饮酒引起的失智症。酒精会损害额叶功能，因此对酒精依赖程度较高的老年人失智症的发病率较高。如果经过各种检查，未发现其他失智症的诱因，并且患者大量饮酒、有酒精依赖的情况下，可以诊断为酒精中毒性失智症。

因为是大量饮酒引起的病症，所以戒酒后症状会得到改善。

2. 青年性失智症

未满 65 岁发病的失智症的总称。发病原因与 65 岁以上发病的失智症相同，多为阿尔茨海默病和脑血管性失智症，其他的还有因头部外伤引起的失智症、酒精中毒性失智症、额颞失智症和路易体失智症等。病理学上没有不同。

与老年性失智症相比，存在以下等问题：①患者本人尚在就业、抚养子女；②难以得到周围人们的理解。

3. 正常颅压脑积水

由于脑内被称为脑室的部位产生的脑脊液失衡或者流动停滞等导致脑室扩大所引起的。有头痛、呕吐、意识障碍等症状，并引发失智症、步行障碍、尿失禁等病症。

由于有轻度的记忆障碍、积极性下降等症状，因此难以与其他类型的失智症相区别，这也是其特征。

最早出现的症状是步行障碍，发病 1 个月左右时开始出现健忘、认知功能下降等症状。由于越来越健忘并且积极性下降，因此逐渐对自己的爱好等失去兴趣。渐渐地，想如厕时也来不及，出现尿失禁的问题。

4. 外伤性失智症

因交通事故等原因造成的头部外伤可能会导致失智症。脑部严重受损时，会出现失语、失用、失认障碍等症状。此外，大多会引起自律神经障碍，这也是外伤性失智症的特征。

四、失智症的治疗和健康管理

早发现、早治疗对失智症很重要。引发失智症的疾病大约有 70 种之多，为了找到正确的治疗，诊断检查很重要。

（一）失智症的诊断

诊断失智症时，除了通过门诊听取具体病情，还要使用评定表等进行智力和心理测试、血液检查和影像学检查等（表 7-18）。通过检查来确定是否为失智症，如果是，则需进一步找出引起失智症的病因。

影像检查中，利用 X 线 CT 和 MRI 检查大脑的萎缩程度、大小的变化，以及是否有脑肿瘤、脑梗死等不易发现的疾病。此外，还可以通过脑血流显像（SPECT）和正电子发射断层扫描（PET）检查大脑功能。

表 7-18　失智症诊断测试

问诊	向家属（本人）询问生活情况、认知功能何时开始下降，以及至今的病史和服药情况等
心理测试、智力测试	使用 "MMSE" 等测试本人的记忆力和认知功能
血液测试	检查是否存在甲状腺功能下降（会引起认知功能下降）等情况
影像学检查	通过 X 线 CT、MRI、脑血流显像（SPECT）等的影像诊断装置，检查大脑是否有萎缩和变形、脑血流量等

（二）失智症的主要治疗方法

失智症因患病原因不同，症状和病程也不同，需要查明疾病原因后根据症状选择治疗方法（表 7-19）。

表 7-19　失智症的主要治疗方法

药物疗法	治疗阿尔茨海默型失智症的药，若是血管性失智症，服用治疗脑血管疾病的药。此外，对于周边症状，也就是伴随失智症的各种症状，使用抗精神病药物和中草药等
非药物疗法	有回忆疗法、音乐疗法、园艺疗法、艺术疗法、运动疗法、动物疗法、验证疗法和现实导向等非药物疗法

疗养环境变化有时会加剧失智症状的恶化，或给患者带来混乱。因此对于失智症老年人而言，保持熟悉的环境也是治疗非常重要的一个环节。此外，包括健康管理在内的日常生活支援也很重要。

1. 药物疗法

（1）阿尔茨海默型失智症的药物疗法

阿尔茨海默型失智症的药物正在研发中。可是，这些并非是特效药，只能延缓病情发展。为了提高失智症老年人的 QOL（生活质量），早发现、早治疗尤为重要。

（2）脑血管性失智症的药物疗法

脑血管性失智症是由脑血管疾病引起的失智症。因此会开具引发脑血管疾病的高血压或糖尿病等疾病的药物进行治疗。

（3）行为和精神症状（BPSD）的药物疗法

失智症老年人的症状大致可分为 "核心症状" 和 "行为和精神症状（Behavioral and

Psychological Symptoms of Dementia：BPSD）"两类（图 7-36）。BPSD 又称作"周边症状"，表现为各种症状，且具有个体差异，所以会根据症状开具抗精神病药物或中药进行治疗。

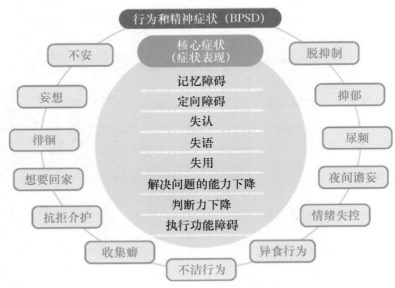

图 7-36　失智症的症状：核心症状及行为和精神症状（BPSD）

2. 非药物疗法

治疗失智症除了药物疗法以外，还会采用以活化大脑为目的的康复训练。这样的方法很多，具有让精神错乱的老年人放松、延缓健忘症状恶化的效果（表 7-20）。

表 7-20　主要的非药物疗法

回忆法	通过诉说人生经历来活化大脑
活动疗法	通过发展爱好、增加运动和生活活动，让身心焕发新的活力
Validation 疗法	一种与失智症老年人交流的方法。这种疗法以"共鸣"为基础，需要考虑老年人表现出的周边症状的背景
现实导向	一种重复名字、日期、时间和地点等，加深对现实的认识的治疗方法

（1）回忆法。老年人经过漫长的人生路才走到现在。通过让老年人诉说自己的人生经历和回忆历史性事件，可以达到活化大脑的目的，是康复训练的一种方法。

（2）活动疗法。作为治疗失智症的一个环节，举行活动疗法可以让失智症老年人的生活更加丰富有趣，起到重要作用。

可以将之前的兴趣爱好和想参与的活动都纳入进来。

例如：

- 运动……散步、体操等；
- 音乐……卡拉 OK、乐器演奏、音乐欣赏等；
- 爱好……书法、插花、厨艺、园艺等；
- 手工……折纸、刺绣、针织等；
- 游戏……扑克、黑白棋、麻将等。

感受完成作品时的成就感和创作的快乐，可以促进大脑活性化运动。

（3）验证疗法。这是一种美国开发的与失智症老年人交流的方法。

失智症的行为和精神症状中有异食癖和言语暴力、徘徊等各种症状，这些症状的"意义"要结合失智症老年人的人生经历来理解。验证疗法包括眼神交流、重复说过的话和讲述回忆等方法。

（三）失智症老年人的健康管理

随着记忆障碍、认知障碍和语言障碍等的加剧，失智症老年人将无法诉说身体的异常和不适感，健康管理的意识变弱。重要的是在进行照护时，要仔细观察失智症老年人的日常生活，发现其自己无法完成的事并及时给予帮助。

1. 失智症老年人健康管理的重要性记忆障碍以及行为和精神症状会导致失智症老年人的生活节奏容易被扰乱。通过护理让失智症老年人积极接受治疗、进行规律的生活，有助于延缓症状的恶化。因此，健康管理非常重要！

（1）脱水：对失智症老年人而言，脱水引起的身体不适不仅会导致病情恶化，也影响其判断是否该喝水的能力，因此照护人员积极地提醒补水是很重要的。

（2）便秘：失智症老年人无法诉说由便秘引起的腹胀难受，作为行为和精神症状，会表现为徘徊、坐立不安、骂人、打人等。

（3）营养不良：失智症一旦引起活动能力下降，几乎不会感到饥饿，食量也会减少。若营养不良，失用综合征等会加剧，导致失智症愈发恶化。

而有的失智症老年人因记忆障碍，会忘记吃过饭而导致饮食过量。

（4）运动不足：失智症老年人会随着体力的下降而不想外出。此外，由于外出有危险，为了保护失智症老年人，家人会限制其外出。可是，运动量的减少会引起失用综合征，失去与外界的联系也就是失去了与社会接触的机会。此外，能量得不到消耗，患者的食量会愈发减小，陷入恶性循环。

（5）口腔护理：如果口腔内不干净，食物残渣和牙垢的残留会使食物的咀嚼和吞咽变得困难，这也是导致误咽性肺炎的原因。此外，步入老年后，唾液分泌量减少，口臭愈发严重，所以口腔内不干净对人际交往也会产生影响。

2．健康管理的实际操作

健康管理从日常生活中的细心观察开始。为了发现失智症老年人不同以往之处，需了解平时的情况，并且要在掌握如何不同的基础上考虑应对方法，按需向护士或医生汇报情况。

（1）脱水：确认是否摄入了一天所需的水分（约1500ml）。此外，若有发热或腹泻，体内的水分流失较快，需要补充更多的水分。脱水症会引起夜间谵妄，所以保证一天足够的补水量非常重要。

- 确认失智症老年人常用的杯子的容量以及一天中喝的杯数。
- 如果水分补充不足，则在吃饭时和饭后提供茶水等进行水分补充。
- 夜间有尿意，多次起身影响睡眠的话，就让失智症老年人在睡前如厕。

（2）便秘：由于失智症引起的定向障碍，导致失智症老年人找不到厕所，或感觉不到尿意，来不及如厕而导致大小便失禁。

- 排泄规律具有个体差异，掌握失智症老年人的排泄规律，提前引导其如厕。
- 排泄照护对维持人的尊严有重要意义，尽可能让失智症老年人做到自立。
- 发生大小便失禁时不要责怪失智症老年人，应委婉地催促其换衣服。

（3）营养不良：为了防止营养不良，提供的食物营养要均衡。为了增加失智症老年人的食欲，应多在菜单中加入其爱吃的食材。

- 若摄入的能量少，则需要增加高能量、营养均衡的营养辅助食品。
- 饭后不久就忘记自己吃过饭了。这时，在下次就餐之前，可以分多次拿少量的点心给失智症老年人吃，或者请失智症老年人去散步等做其他与吃饭无关的事，来转移其注意力。
- 了解失智症的各种症状对摄食的影响，对于失智症老年人自己无法完成的部分予以协助（表7-21）。

表 7-21　失智症的各种症状对摄食的主要影响

记忆障碍	● 不知道何时吃过饭，多次询问吃饭时间 ● 不会吃饭，不会使用餐具
失认等	● 不知道餐具的位置 ● 无法理解是否是食物就吐了出来 ● 吃不是食物的东西
语言障碍	● 无法传达自己想吃什么，会把不喜欢的食物吐出来 ● 被劝吃不喜欢的食物时会拒绝吃饭
执行功能障碍	● 把食物塞进嘴里 ● 吃得快

（4）运动不足。从失智症初期开始坚持身体活动，可减轻兴奋状态。从中期到末期，失智症老年人会有长期卧床的情况，为了维持日常生活能力仍要结合适当的运动（表7-22）。

表 7-22　防止运动不足的示例

扩大关节活动幅度的运动	利用日常行动中本人能做的动作进行关节运动
增强肌肉力量的运动	初期阶段可进行对肌肉负荷较小的运动
基本生活行为	进行起床、移动、站立、坐下等运动。散步等移动动作也有助于防止运动不足

（5）口腔护理

● 注意不要在有刷牙习惯的人的附近放容易误以为是牙膏的东西。

● 如果失智症老年人忘记怎么刷牙，可在照护人员的指导帮助下完成刷牙。

● 如果失智症老年人自己无法刷牙，又不想张嘴，不要勉强，可以把手掌放在老年人脸颊上轻揉，让其放松。

五、失智症老年人的生活障碍、心理和行为特征

（一）失智症的核心症状

1. 失智症的症状分两类

在失智症老年人的照护中，每当遇到意想不到的言行时会产生惊讶、困惑、焦虑等各种情绪。当遇到患者徘徊、拒绝照护等困难时，照护人员会努力地应对，但如果没有效果，就会感到"不知道该怎样进行照护才好"。

当遇到这类照护困难时，照护人员不禁要产生疑问"他为什么要做这样的事呢？"或者产生不耐烦的情绪"他怎么就听不明白啊！"，而失智症老年人也同样抱有各种感受和想法。为了理解他们的感受和想法，需要对失智症的症状有正确的理解。

失智症的症状可大致分为"核心症状"和"行为和精神症状（BPSD）"两类。前者可在很多人身上体现，只是程度有别。后者由背景及境遇等各种因素引起，因此，照护方法和不同环境下出现的频率各不相同。

也就是说，虽然无法完全消除核心症状，但可设法使行为和精神症状（BPSD）不发作或少发作。

2. 何谓失智症的核心症状

人活着会对各种各样的事物进行记忆、理解和判断。我们要认识到失智症老年人的记忆、理解、判断等"认知功能"会下降，从而导致日常生活出现问题。

我们所能看到的认知功能下降的症状就叫作失智症的核心症状。这是引发失智症老年人混乱、困惑、焦虑等情绪的核心要素，主要有图 7-37 所示的症状。

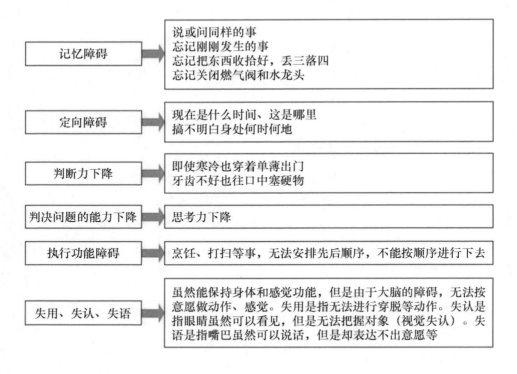

记忆障碍	说或问同样的事 忘记刚刚发生的事 忘记把东西收拾好，丢三落四 忘记关闭燃气阀和水龙头
定向障碍	现在是什么时间、这是哪里 搞不明白身处何时何地
判断力下降	即使寒冷也穿着单薄出门 牙齿不好也往口中塞硬物
判决问题的能力下降	思考力下降
执行功能障碍	烹饪、打扫等事，无法安排先后顺序，不能按顺序进行下去
失用、失认、失语	虽然能保持身体和感觉功能，但是由于大脑的障碍，无法按意愿做动作、感觉。失用是指无法进行穿脱等动作。失认是指眼睛虽然可以看见，但是无法把握对象（视觉失认）。失语是指嘴巴虽然可以说话，但是却表达不出意愿等

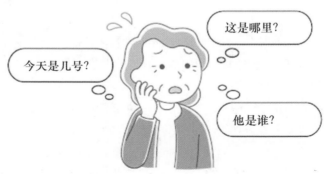

图 7-37　阿尔茨海默型失智症的主要核心症状

（1）记忆障碍：伴随年龄增长出现的健忘，即便是忘记吃了些什么，但会记得自己已经吃过饭了，而失智症导致的记忆障碍是连已经吃过饭这件事都不记得了。"把钱包放起来后会忘记已经放起来了这件事""买东西回来后会忘记已经去过"等，失智症的记忆障碍特征就是整段的体验完全消失。

另一个特点是，虽然对体验本身的记忆丢失了，却还会记得当时的情感。例如被人说教后，虽然不记得说教的内容，但被说教时感受到的恼怒或难过的情感却会作为记忆留下来，不会轻易消失。同样，度过一段愉快的时光后，当时的喜悦、高兴等情感也会留在记忆里。从失智症记忆障碍的特点来看，顾及当事人的情感是非常重要的。

（2）定向障碍：把握时间、地点和人物的能力称为定向力。据说失智症老年人会按时间、地点、人物的顺序开始变得糊涂。定向障碍会通过言行表现出来，例如，穿与当下季节不符的衣服，明明在自己家里却说"要回家"，问朝夕相处的老伴儿"你是谁？"等。发生这种情况时，如果周围人不断地去纠正他，他就会意识到自己和周围世界脱节，可能导致更严重的混乱，因此需要注意。

（3）判断力下降：一旦记忆力下降，把握当前的时间、地点和人物的定向力也下降，人就很难对事物进行判断。随着判断力下降，身边的人对自己的干涉（被纠正、由他人代作决定）就会增多。这会使失智症老年人失去自信，觉得"自己已经不行了"而有放弃的倾向。这种情况下，照顾失智症老年人的感受很重要。

（4）解决问题的能力下降：大便沾到手却想不到适当的应对方法，不知道要先用卫生纸擦掉，然后在卫生间用水冲洗。因此，失智症老年人有时会用衣服或卫生间的窗帘擦手，这样的行为虽然在他人看来是不合理的，但应当理解这是当事人努力想要解决问题的结果。

（5）执行功能障碍：烹饪时，我们会先准备需要的食材，然后切成合适的大小和形状，用调味料调味并烧煮一定时间，最后盛在盘子里。如果做到一半时不知道下一步该做什么了，这就称为执行功能障碍。这类障碍的特点是，每步动作都可以正确地完成，但却难以按照一定的顺序串起来。

（6）失用：指无法完成有目的的行为，例如，不知道如何打开洗手间的水龙头、不会用筷子、把衬衫当裤子穿等。应该理解的是，并不是完全无法做到有目的的动作，只是想要去做，却找不到适当的方法。

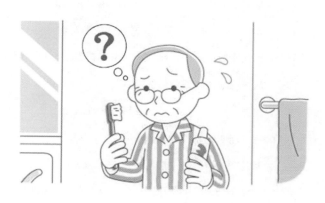

（7）失认：失认是指不认识熟悉的人，或对视野中的一半内容无法认知等，眼睛可以看见却不能正确识别的症状。由于并非失智症老年人的视力问题，所以，重要的是要考虑到患者虽然貌似看到护理人员而实际上却并没有看见的可能性，恰当对待。

（8）失语：失语是指语言交流和对文字的理解发生困难的状态。因此，照护人员通过语言或纸条跟失智症老年人交流，有时对方并不能理解。

（二）失智症的行为和精神症状（BPSD）

1. 什么是行为和精神症状（BPSD）

核心症状是指所有失智症老年人都会表现出来的症状。"过去的经历忘得一干二净""不能正确把握当前的情况""难以根据情况做出适当的判断"等，生活上出现诸多不便。这种状况下如果再叠加各种因素，就会表现出被害妄想、徘徊等"失智症的行为和精神症状（Behavioral and Psychological Symptoms of Dementia：BPSD）"。

BPSD 的症状多是由家人或照护人员的护理方法、环境等因素引起的，因此，有的失智症老年人并没有这种症状，可以平静地生活，也有的失智症老年人会表现得十分明显，可以说这种症状具有突出的个性。根据引起失智症的病因不同，有时这种症状表现得很强烈，因此护理时对该疾病的理解非常重要。要理解"有 BPSD，必有其原因"。

2. BPSD 的具体症状

BPSD 的主要内容如图 7-38 所示。此处主要介绍失智症老年人家人和照护人员在护理中经常要面对的症状。

BPSD	
不安	记忆消失不安、我是谁在哪等不安
妄想	被害妄想/嫉妒妄想/妄自尊大
徘徊	从周围的视角来看，没有目的地来回走动
想要回家	（甚至在家里）也有要逃避回老家的愿望
抗拒介护	拒绝吃饭、服药、排泄、入浴等护理，拒绝就诊等
收集癖	从各种地方收集收纳物品
不洁行为	摆弄大小便、将便擦抹在墙壁和地板上
异食行为	把不能吃的东西放入口中
情绪失控	无法抑制情感，突然地哭泣、发怒等
夜间谵妄	主要是一到晚上就意识混乱，产生幻觉和错觉
尿频	持续抱怨想上厕所
抑郁	情绪低落
脱抑制	抑制不住欲望和冲动等

图 7-38　行为和精神症状（BPSD）的内容

（1）妄想：忘记自己将钱包放在何处，眼前没有钱包的这个现实和自己的记忆发生矛盾，就会产生妄想。为了使其合情合理，出于防御反应就会产生"一定是被谁偷走了"的想法。这就是被害妄想的出发点。由于这种被害妄想，许多失智症老年人会把经常在自己身边的照护人员当成加害者。这也是使记忆符合情理的一种防御反应。同样的还有"有外遇了"这样的嫉妒妄想。

（2）徘徊：徘徊是指没有目的地来回走动的情况。但要理解，虽然周围人不明白其目的，失智症老年人却是有目的的，比如"要去上班""找不到卫生间"等。

（3）想要回家：明明在自己家里却说"我要回家了"、在养老院里每当傍晚时便说"我该回家了"等。说这样的话，很多时候是因为失智症老年人感觉不舒服或者不高兴，也有可能是因为以往一到傍晚就要做饭的习惯，照护人员要理解这是一种情绪的表现。

（4）抗拒照护：失智症老年人有时也会抗拒照护。这种抗拒都是有原因的，有时是因为不理解为何自己需要这种照护，有时是因为不理解照护人员说的话，或者不喜欢照护人员说话的方式等。如果只是简单地认为"失智症老年人不明白照护的必要性"就会忽视其真正的需要，所以，此时观察更为重要。

（5）收集癖：表现为多次购买同样的东西，或收集垃圾、某种特定物品的行为。多次购买同样的东西是因为失去了自己已经买过的记忆，因此也和记忆障碍相关。而总是收集垃圾或某一特定物品也有失智症老年人个人的背景和理由。周围的人即便不能理解其必要性，也要尽可能地理解失智症老年人的心情。

（6）不洁行为：对于失智症老年人将手伸入尿裤而触摸到排泄物的情况，不应将其看作是清洁观念下降的表现，而要理解这是他本人想要按自己的方式进行应对的结果。失智症老年人可能觉得"屁股那里痒痒的，好像有什么东西。是什么呢？看看吧"，然后做出了触摸的判断。另外，也有可能是难以感到排尿后的不适感，嗅觉也不灵敏了，没有注意到气味。这就是为什么劝其更换内裤时，他会说"不脏就不必换了"。要理解失智症老年人并非喜欢不卫生的状态。

3. 引起 BPSD 的主要原因

如果能知道引起 BPSD 的主要原因就可使失智症老年人和周围的人都免受该症状的困扰（图 7-39）。

（1）身体因素

● 疾病的影响（身体不灵活、易出现幻觉等）

● 视力、听力等感觉能力下降　● 疼痛　● 瘙痒　● 脱水　● 发热　● 便秘　● 药物不良反应等

（2）心理因素

● 担心　● 孤独　● 焦躁　● 被忽视等

（3）环境因素

● 不适宜的环境（声音、采光、温度、气味、通风等）

● 陌生的场所或物品　● 身边没有亲近的人

● 人或物品过多等

（4）个人因素

● 成长史（家庭结构、学历、工作经历等）　● 习惯　　● 性格

● 面临问题时的解决方法等

考虑了这些因素，护理时就不会只停留在表面现象上，而是能够提供和失智症老年人的心情以及能力相适应的照护。

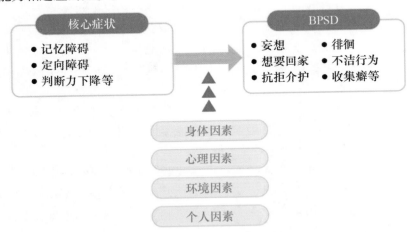

图 7-39　引起 BPSD 的主要原因

（三）不当的护理

1. 照护人员需要的护理和失智症老年人需要的护理

失智症照护容易被看作是针对核心症状以及行为和精神症状（BPSD）的照护，然而不同视角下的照护效果是截然不同的。

对于不同症状，觉得"进行照护太麻烦了，处理一下症状吧"，把它看作是一个"问题"，就会把焦点放在如何方便照护上，容易忽视失智症老年人烦恼的原因。

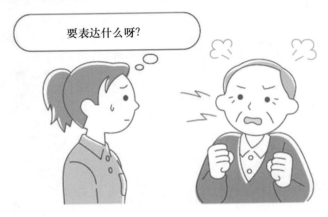

换个角度，针对同样的症状如果把它当作一种"信号"，认为"失智症老年人一定是想要表达些什么东西，探寻其想法并进行应对"，这样焦点就在失智症老年人烦恼的事情上，不会忽视其本人的愿望和想说的话，并将之灵活地运用在护理中。

2. 需要记住的"不当的护理"

如果一直忽视失智症老年人发出的信号，那么不但注意不到症状的背景、诱因和失智症老年人的情绪，也注意不到可能是自己的行为导致或加剧了对方的反应。例如，对失智症老年人进行不当的照护会加剧在外面徘徊等的 BPSD，摔倒的风险变高。照护在任何时候都是双向行为。为了使自己不受到负面影响，需要注意切勿进行不当的护理。

（1）认为失智症老年人"什么都不懂、什么都不会"

有人会觉得失智症老年人"什么都不懂、什么都不会"。有了这种观点就会觉得"反正他都会忘记的，就随便说点什么当场应付一下好了"，或者"反正他也不会，我都替他全做了吧"等。这并非尊重失智症老年人本人意愿或者生活能力的照护，而是仅按照照护人员一方的步调进行。

不应该有"反正他不懂、不会"的想法，而要从"怎样才能让他明白、做到？"的角度去看待问题，让失智症老年人发挥出自身力量，这在失智症照护中是必不可少的要素。

（2）不愿倾听失智症老年人的倾诉

得了失智症以后，失智症老年人回答的内容（记忆）有时是错的，有时是对的。错误的回答听多了，就会难免先入为主地认为"这个人说的话不能当真"。这样的话，有时当着失智症老年人的面，不问本人却欠考虑地去问家人的意见。这种行为会令失智症老年人感到被忽视、被当作外人。应该时刻观察自己是否有对失智症老年人的话充耳不闻，应该具有认真倾听的姿态。

（3）按照护方的步调进行对话和护理

如果不注意失智症老年人的反应，也容易犯这样的错误。自己很难发现，所以需要注意。和认知功能低下的人说话却得不到想要的反应，想让他理解的东西他理解不了，在这种情况下，有些照护人员就会放弃，会觉得"失智症就是这样，没办法"。然而，有可能是因为说话的语速对失智症老年人来说太快了，或者因为传递的信息太多了，失智症老年人无法整理。按照照护方的步调进行，某种程度上也导致照护变得困难，因此有必要自省。

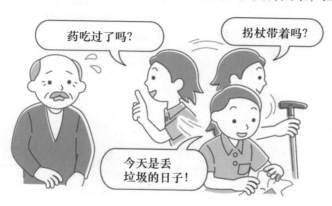

（四）生活环境的改善

1. 环境的影响

我们有时在生活中会见到这样的场景：老年人离开居住多年的已经习惯了的家，从搬家之后脾气就变得古怪。由于住处改变而受到的伤害被称作是"环境转换性危害"。失智症老年人身体功能正常，却突然不会做家务了，或者自己的爱好也停止了等，环境的变化对人的生活能力有着巨大的影响。

环境能够左右失智症老年人的"理解力和执行力"，也就是说，如果能营造适合失智症老年人的环境，就可以提高他的"理解力和执行力"。尤其是在失智症老年人熟悉的环境中有和他的生活能力相关联的诸多因素。

2. 营造生活环境

此处为了能使失智症老年人发挥出"理解力和执行力"，我们来看一下在改善生活环境时应当注意哪些方面。

（1）地点

我们平时睡觉、起床、坐的地点不会频繁变化。地点变化是指从那里看到的景色和以往不同。当现在的生活环境和以往的生活环境中所看到的事物、所感受的氛围不同时，如果使"理解力和执行力"在习惯的环境中得以发挥，让这两种能力不受影响，就要将现在的环境尽可能布置得和以往的环境相似。

当由于搬家而引起环境发生较大的变化时，要想到失智症老年人可能受其影响而产生混乱，设法让他熟悉地点，并尽可能地将新环境布置得和原来一样，这有助于稳定失智症老年人的情绪，让其放心、安心。

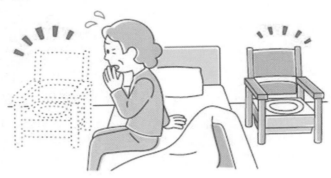

（2）用品

用品有很多种类，尺寸不一，有可以拿在手上的，也有摆设在房间里的。

失智症老年人可能在面对不熟悉的用品时感到困惑，例如由于电灯开关的形状变了就不会开灯、关灯了，由于冲水马桶的种类变了就不知如何放水了等。有时对我们来说很容易使用的用品，对失智症老年人而言，却会因为不习惯而难以使用。

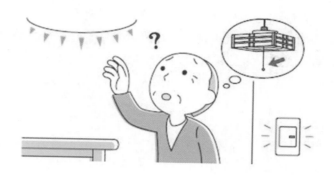

（3）人际关系

这里所说的人际关系不仅指家人之间，也包括平时常去的商店里的店员、附近一起喝茶的朋友等熟识的关系。在陌生的地方见到认识的人会感到亲切和放心。如果有熟悉的人际关系存在，即便对地点和用品感到不习惯，也能平静地待上很长时间。

而且，并非只有能直接接触的人际关系会对失智症老年人产生影响。已经去世的丈夫、居住在远方的孙子等，即便只是用他们的照片来装饰，也能让失智症老年人的情绪稳定、愉悦，所以要预先了解哪些人对失智症老年人来说很重要。

六、失智症老年人（客户）的应对

（一）理解失智症老年人（客户）

1. 洞察客户的心情

在和失智症老年人（客户）接触的过程中，一旦对方不讲理或发泄情绪，就很难听从照护人员的劝说。这时，如果放任不管，照护人员就会由于不够重视失智症老年人尽全力想表达的需求，而仅仅按照自己的想法进行照护。

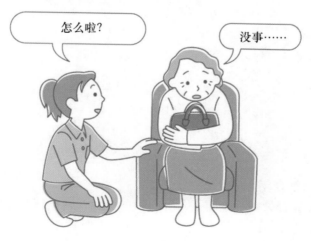

失智症老年人会以自己的方式把自己知道的信息、看到和感觉到的东西通过语言、行动或者表情表现出来。如果失智症老年人的言行难以理解，就表明其认知的世界与照护人员认知的世界有所不同。因此，为了弄清楚失智症老年人"对何种事物有何种认知""在哪方面存在何种认知困难"等这些问题，需要根据失智症老年人的状态、表情、视线和姿势等来洞察其心情。

2．推测失智症老年人的心情

我们要避免发生以下情况：不根据失智症老年人的状态、表情、视线和姿势来洞察其心情，由照护人员单方面想象，或者利用过去的经验来推测"其他的客户……那么这个人肯定也是这样觉得的"。虽然照护人员应当尽量发挥想象力和过去的经验，但不能只依赖这些。根据客户的语言、行为和表情来推测失智症老年人的心情是很重要的。即便对方不是失智症老年人也要如此。

3．迎合失智症老年人的世界

失智症老年人凭自己的记忆、知识和经验来认识周围的世界。他们运用自己全部的信息来努力了解面前的人、状况、用物和地点。也就是说，失智症老年人（客户）认为自己所认识的世界里也有他人存在，并与自己进行交流。

比如，为了让自己理解、接受"钱包不见了"这个事实，失智症老年人会编出"被媳妇偷走了"这样的故事。这里面并没有恶意，而只是凭借"自己所掌握的信息（了解的世界）得出了这个结论"。也有人会退回到记忆深刻的少女时代，认为"自己是 15 岁的少女，还没有结婚也没有子女"，和当下的世界脱离，活在自己的世界里。无论哪种情况，都不应该否定失智症老年人所认知的世界是"错误的"，而是应当迎合失智症老年人的世界，倾听他在那个世界里担心、烦恼的事情，向他传达"我就是来帮助你的"这样的信息。

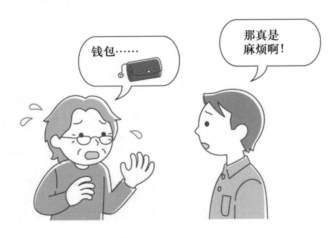

4．不要伤害失智症老年人的自尊心

若照护人员不去迎合失智症老年人（客户）的世界，而是持否定的态度，就会让失智症老年人感到非常痛苦，自尊心受到伤害——"他并不听我在说什么，也不理解我的心情"

或者"他对我给出的答案一口否定，说我'说错了'"。

　　照护人员应当表现出"您是重要的""不管您有没有失智症，您只需要做好自己""您不必觉得丢人，我不会让您有这种感觉"等，这才能体现出对失智症老年人自尊心的重视。

　　如果自尊心受到伤害，可能会让失智症老年人丧失活下去的勇气。照护人员应在与失智症老年人接触时注意不要伤害其自尊心，以免使其丧失活下去的动力。

（二）与失智症老年人的交流

　　1. 所有的援助行为都是一种交流

　　提到"交流"人们容易想到的是"对话（使用语言或文字进行交流）"，但这里所说的交流指的是相互的、存在于人和人之间的所有交流。

　　进行援助的照护人员不应只关注失智症老年人用语言传递的信息，而是要观察、感受并思考当时的表情和动作，然后做出相应的反应。失智症老年人也会观察、感受并思考照护人员的反应，从而做出相应的反应。在这样反复的过程中，相互之间的理解和感情就加深了。"所有的援助行为都是一种交流"可以说是护理失智症老年人的照护人员的基本要求。

　　失智症老年人反馈的语言、表情和行为就如同一面镜子，可以照出照护人员的做法是否恰当。照护人员应理解失智症老年人所表现出来的语言、表情和行为，并在当时的情景下做出适合该失智症老年人的反应。

　　2. 利用 5 种感官进行交流

　　人们会无意识地利用 5 种感官来了解自己所处状况和周围环境，然后选择自己认为合适的言行。这就是"利用 5 种感官进行交流"。然而，如果仅将交流理解为"语言的交流"，就很容易忽略事实的真相。

　　（1）视觉＝看

　　看这个动作对于认识自己周围的人、物和场所很重要，并且通过视觉所获取的信息比通过语言得到的多。患有失智症的失智症老年人会用眼睛把握照护人员的表情和动作。照护人员想用纸条等把事情告诉失智症老年人，但却没有把纸条放在其可以看到的地方，或者失智症老年人根本看不清文字等，这时就需要想办法让其看得见，例如改变粘贴位置，或者增大字体等。

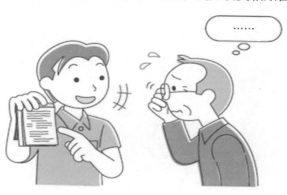

（2）听觉＝听

听觉和视觉一样，对于了解周围情况来说是很重要的功能。除了语言的意思，还可捕捉到语气、声调等用文字无法传递的微妙差异。因此，在和患有失智症的老年人说话时，需要注意语气和声音的简洁明朗。此外，随着年龄的增加，听力会逐渐下降，会越来越难以识别周围的声音。有些失智症老年人一对一说话时听力没有问题，但人多时可能就会听不到别人跟他说话，所以要选择有利于听清的环境，注意说话的语速和声调等。

（3）嗅觉＝闻

气味也是会给人的身心带来影响的要素。如果闻到平时熟悉的香味就会觉得情绪稳定，而在医院特有的酒精味或药品味会使人不安也是可以理解的。有人说吃饭就是享受菜肴的香味，根据香味的有无，食物的美味程度会完全不同，还会对饭量产生影响。最近，芳香剂的有效性也得到了证明，香味和人们生活的丰富程度直接相关。所以照护人员也要注意与失智症老年人接触时的气味。

（4）味觉＝尝

要感觉出食物好吃、饮料好喝，味觉必不可少。如果吃饭而尝不出味道，那感觉就像把沙子放在嘴里嚼，是一种不健康的状态。每个人的口味和喜好各不相同，所以要了解失智症老年人的喜好，让失智症老年人享受味道。

（5）触觉＝摸

通过皮肤可感觉到的有手感、温度、风的流向、人手的温暖等各种感觉。有时，即便没有任何语言，仅是将手轻轻地搭在肩上，就能够让失智症老年人感到安心，从而建立起相互信赖的关系。皮肤感觉对心理的影响可能会超出我们的想象。此外，也可通过轻柔的肢体接触，促使失智症老年人清醒过来，让失智症老年人的意识逐渐专注于照护人员的语言或表情。

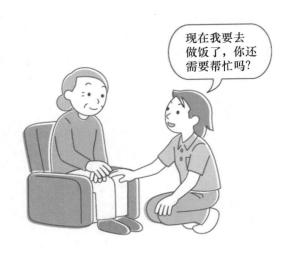

（三）环境调整

1. 不要轻易得出"失智症加重了"的结论

根据疾病的种类和发展阶段不同，失智症老年人的认知功能也不同。即使失智症老年人以前明白的事情现在不明白了，或者以前会做的事情现在不会了，也不能轻易得出"失智症加重了"这种不恰当的结论。在此之前，应该想到"在环境上稍做一些改变，也许就能像以前那样明白了"，并以此视点来布置环境，这是照护人员能够想到的事情之一。

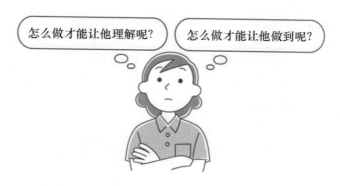

2. 营造失智症老年人可以理解的环境

看不懂指针式钟表，但有可能能看懂数字表。要根据失智症老年人的视线来放置物品，并且，可以选择放在床上或贴在天花板上。还可以"在安静的地方慢慢地用短句进行对话"，或是"一边让他看纸条或照片一边聊天"。重要的是不要依赖他的记忆力，而是"想办法让他一看就能明白"。

3. 营造失智症老年人可以做到的环境

随着失智症的发展，之前会做的事情渐渐地就不会做了。这种情况下应持有的观点不是"做不到了"，而是"怎样才能让他做到呢？"。前面已经讲过不要伤害失智症老年人的自尊心的重要性，这里所说的"营造失智症老年人可以做到的环境"是指"营造一个避免失败的情境"。

比如烹饪时，虽然患者不能一个人做好所有的事，但可以让他拿菜刀，让他看一下切菜的方法，可能他就可以帮忙了。脑血管性失智症老年人如果患有左偏瘫，那么就较难认知其左侧的空间。吃饭时会看不到托盘左侧的菜，因此要注意尽量摆在右侧。另外，例如"在换衣服时一边提醒不要搞错上衣和下衣，一边把衣服递给失智症老年人"，这些对失智症老年人说的话也会成为其环境的一部分，在思考"怎样才能让他做到呢？"时，要同时考虑照护人员应该如何与其接触。

4. 营造失智症老年人可以享受的环境

虽然失智症老年人明白的事情和会做的事情会逐渐减少，但并不一定会影响其享受以前那些熟悉的事物。即便是修剪花草或烹饪等过程较复杂的事情，有的人仅需要简单的提醒就能完成，也有的人虽然日常对话有困难，但一听到音乐就能自然地唱起歌来。但是，如果强迫失智症老年人去做他做不到的事，就会伤害其自尊心而给对方带来压力，因此需要注意。可以在日常生活中加入一些小乐趣，发现失智症老年人的喜好和能力，照护人员也能从中获得乐趣。

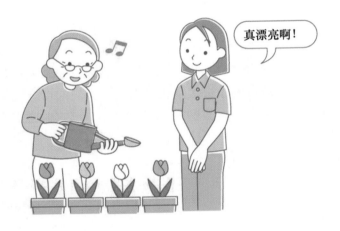

5. 营造互相接触的环境

和熟悉的自然环境（院子里的花、公园里的树木、附近的大海或高山等）或人接触，或者去常去的超市和公园，人们通过和人或事物接触会感到喜悦和幸福。色泽鲜艳的花朵、风中摇摆的树木、阳光、吹到皮肤上的微风等，人们通过和大自然接触而感到自己活着。此外，了解失智症老年人的人知道他是做什么的、是什么样的人，并且他们还有着共同的回忆，是能认可失智症老年人的人。和这样的人交流能让失智症老年人感到熟悉和温暖，从而获得安心感。这样接触的效果可能不会当即显现出来，不过确实有人晚上睡得香了，或者不再嚷着要回家了。"虽然不会留在记忆中，但会作为感情留下来"，这点在相互接触中同样适用，因此，能感受到温情的接触机会很重要。

（四）顺应失智症发展阶段的护理

失智症有很多种（阿尔茨海默型失智症、脑血管性失智症、路易体失智症等），病程不同，经历也各不相同，但都会随着时间慢慢地发生变化。预先了解会有怎样的变化，可以帮助我们去发现不同阶段失智症老年人的能力（理解力和执行力），从而判断应帮助到何种程度以及如何提供帮助。

对于脑血管性失智症而言，只要不再发作脑梗死就不会有急剧变化。阿尔茨海默型失智症等进行性失智症则会随着时间的流逝而产生显著变化。以阿尔茨海默型失智症为例，顺应失智症发展阶段的护理如表 7-23 所示。

表 7-23　顺应阿尔茨海默型失智症发展阶段的护理

	典型症状、状态	护理要点
初期（为 2～3 年）	● 由于短期记忆障碍，"反复说同样的话""就算记笔记提醒自己不要忘记，最后会忘记自己做过笔记这件事"等，健忘表现得十分明显 ● 由于周围的人和状况与自己的记忆不一样，就会不安、心情低落而不愿意和人接触	● 这个时期对于失智症老年人而言是"无法理解的事情接二连三地发生"，强烈地想找一个能理解自己的人 ● 应了解失智症老年人的执行力和理解力，并让这些能力得到发挥 ● 要记下失智症老年人熟悉的习惯和个人特色等，这样的话即便将来病情发展，也能在未来的护理中给予尊重
中期（为 4～5 年）	● 理解周围情况的能力下降，忘记各种用品的使用方法等，患者会经历更严重的混乱 ● 表现出各种各样的 BPSD 症状 ● 对空间的认知能力下降，不能理解自己的房间和卫生间的位置关系 ● 步行及坐位的姿势变差，视力或听力下降等，身体功能下降	● BPSD 症状是失智症老年人根据自己拥有的信息、理解力、判断力进行选择的结果，反映了个人背景和想法。探索这种背景，消除导致混乱的因素很重要 ● 也要注意由于空间的认知能力下降，容易发生跌倒事故 ● 身体功能下降有时会成为 BPSD 的诱因，因此，要通过护理团队拟定与失智症老年人的变化相适应的照护方法
末期（为 2～3 年）	● 不认识家人等熟悉的人、"没有食欲""沉默寡言"等，活动性明显降低，卧床不起 ● 自己不会要求排泄，开始使用尿布 ● 吞咽功能下降，易发生误咽性肺炎，甚至反复住院、出院 ● 由于认知方面和身体功能方面的功能都明显下降，BPSD 症状减少 ● 语言、行为、表情变得贫乏，难以了解客户的意图	● 护理时要参考以前在与失智症老年人接触的过程中得到的信息 ● 要发自内心地尊重失智症老年人的个性，即便对方没有反应，也要真诚地和他说话 ● 应对护理工作怀有自豪感，"让失智症老年人的每一分每一秒都过得平静、安心"

第八章

关于临终期的基础知识和身心基础知识

第一节　临终关怀

　　临终关怀（又称安宁疗护）是指以临终患者和家属为中心，以多学科协作模式为疾病终末期或老年患者在临终前提供的全方位照护，包括生理、心理、精神和社会支持，控制痛苦和不适症状，提高生命质量，帮助患者舒适、安详、有尊严地离世。安宁疗护以尊重生命、护理照顾为主，以提高生存质量、注重心理支持为原则。作为护理人员，需要在患者行将到达人生终点的时刻，了解患者的心理和生理反应，提供恰当、正确的护理，提高患者的生命质量，维护其尊严。同时对患者的家属给予安慰和指导，使其早日从悲伤中解脱。

　　安宁疗护是近代医学领域中新兴的一门边缘性交叉学科，是社会的需求和人类文明发展的标志，就世界范围而言，它的出现只有二三十年的时间。安宁疗护并非一种治愈疗法，而是对患者进行恰当的（在医院或在家里）医疗及护理，以减轻其疾病的症状，延缓疾病的发展。安宁疗护的护理核心是"关心"，其目的是尽最大努力、最大限度地减轻患者的痛苦，缓和情绪，缓和其面对死亡的恐惧与不安，维护其尊严，提高生命质量，使患者在亲切、温馨的环境中离开世界。安宁疗护不追求创伤较大的、可能给患者增添痛苦的或无意义的治疗，但要求医务人员以熟练的业务和良好的服务来控制患者的症状。

第二节　临终期的基础知识和临终关怀

一、临终期

　　无论接受怎样精心的医疗与照护，死亡终究会降临。除患癌症、心血管疾病、脑血管疾病、肺炎、衰老、肾功能不全等疾病的病人外，患有失智症和神经类疑难杂症的病人同样要面临临终期。

　　由于无法确定"临终期最后几个月"这样的时间限定，大多数老年人容易受到来自家属的关系或居住环境的压力等心理、社会方面的影响。很多老年人能够认识到"死亡无法避免"且努力度过这段时期并重新恢复安定生活。临终期具有高度的个体差异，可以说每个人都要面临与他人不同的临终期。从家属的角度来看，这也是精神负担较大的时期。当患者进入临终期，家属就要做好心理准备并考虑筹备葬礼，例如，他们会因担心"患者会不会在没人看守时突然离开人世"而减少外出等。

二、临终期的照护——临终关怀

临终期的照护中，老年人的生活质量（Quality of life，QOL）比治疗及延长寿命更加重要，因此提高老年人的生活质量成为临终关怀的最大目标。临终期的老年人除承受着身体方面的痛苦以外，还承受着社会方面、精神方面以及心灵的痛苦，所以全面护理是必要的。

在老年人如何度过有限的时间、如何生活等问题上，照护人员需尊重老年人本人的意愿，重视老年人的生活质量，让老年人到临终期的最后都能保持自己的个性，为其度过一个高度满意的临终期提供帮助。

在面对"死"的同时重新审视自己的"生"，每个老年人都有着各自不同的价值观和需求。作为专业的照护人员，虽然会基于专业知识提出建议，但是最终要根据老年人的价值观和需求来进行支持。在支持老年人的时候，需注意不要把自己的价值观强加于老年人及其家属身上。

临终关怀指的是在患者的临终期进行的医疗护理。临终关怀的重心是保证患者有限时间内的生活质量，在缓解患者身体痛苦的同时，也进行心理、社会、心灵方面的支持，使其找到有限生命里的人生意义，消除其对死后未知世界的不安及恐惧。此外，临终关怀也包含对经历看护即将去世的人的关怀，以及在患者逝去后向对其家属进行哀伤辅导。

在临终关怀中进行的主要医疗照护包括以下内容：

● 疼痛管理：医生、护士使用镇痛药、医用麻醉药（鸦片类）等药物疗法以及心理疏导、音乐疗法、芳香疗法、瑜伽、冥想等非药物疗法缓解或去除疼痛

● 心理辅导：精神科医生等心理专家提供心理辅导

● 日常照护：由照护人员提供支持、护理，以实现舒适生活

● 灵性关怀：根据情况，由牧师提供心灵支持

● 哀伤辅导：为丧亲者提供精神、心理支持

三、临终关怀中对家属的支持

与向老年人提供支持一样，向老年人的家属提供支持也是临终关怀中照护人员的重要

职责。用心提供支持和关怀，使老年人及其家属能一起充实地度过剩余的时光，这有助于提高照护的质量，从而提升照护的满意度。

临终老年人的家属在精神和身体方面的负担都很重，因此需要照护人员提供支持及多方面的关心。具体需要什么样的支持因各个家庭的情况而异，但是照护人员应该与老年人的家属进行充分的沟通，进而建立信任关系，然后考虑老年人及其家属需要什么样的支持。

临终护理中与家属进行沟通的要点：

● 关心家属的不安与悲痛，努力做到感同身受。

【例】"您现在最担心的是什么""您有其他操心的事情吗""任何时候我们都在"

● 耐心沟通，以便诱导老年人的家属说出担心及烦恼。

【例】"您累不累""我能帮上什么忙吗？"

● 从家属的表情和言行中获取微妙的信号。

● 抓住关键时刻，边观察其反映边搭话。

● 不要否定家属的意见和话语，以接受的态度聆听。

进入临终期，随着老年人的身体状况逐渐变得不稳定，其家属也会越来越担心且压力变大。当看到家属出现疲劳的神色时，应该说"您真的用心照护得很好，所以很累了吧"这样表示充分肯定的话。此外，也有家属不顾老年人的希望把自己的想法强加于老年人身上。面对这种情况，照护人员不要马上否定家属，而是要认真倾听家属的意见，理解家属语言和行为的真正意图，尽量从第三者的立场出发理解双方的感受。在临终护理中，为了加深与家属间的关系，除了技术与经验之外，沟通也很重要。其根本在于能够与老年人的家属共同分担痛苦，为其提供悉心的关怀。

四、姑息治疗和临终关怀的区别

即使不在临终期内，以疼痛管理等为中心的护理也在进行，如减轻癌症治疗中的痛苦等，其被称为姑息治疗。姑息治疗的内容与临终关怀相近，但接受姑息治疗的老年人并不一定是处于临终期。

现代临终关怀的建立以1967年桑德斯博士在英国创办的圣克里斯托弗临终关怀院为标志，之后在全世界范围内迅速发展。在一些发达国家，临终关怀项目在20世纪80年代陆续进入医疗保健体系，由医生判断预期生存时间不超过6个月的患者可进入临终关怀项目，不再接受延长生命的治疗，但同时也出现了问题，很多慢性迁延性疾病的生存期很难被准确地预测，也有患者因为某些原因，如不想被当作临终患者对待，因此不能从临终关怀照顾模式中受益。然而，这种以患者和家庭为中心，以提高生活质量为目的临终关怀照护模式又是这些慢性迁延性疾病以及疾病进展期患者所需要的。由此，与临终关怀理念一致的姑息照护模式逐渐发展起来，并努力整合到患者的全程诊疗中，强调姑息照护模式应从这些严重威胁生命的疾病早期开始，即一经诊断，患者就应该获得心理咨询、营养服务、康复指导、疼痛等症状的控制，到了临终阶段可通过临终关怀模式或项目得到加强。此后，在长期的临床实践中，医疗和护理根据各自的专业侧重点逐渐形成了姑息治疗 / 缓和医疗和姑息护理学科，并在实践中不断得到发展和完善。姑息治疗 / 缓和医疗均起源于临终关怀，它是临终关怀理念和模式的扩展和延伸，而安宁疗护则等同于临终关怀，是姑息照护模式在患者生命终末期的实践。

第三节　从生到死的过程——生命过程

一、理解死亡是什么

在学习老年人的死亡过程之前，首先要理解"死"指的是什么状态。人死的定义包含以下 3 项。

1. 生物学死亡

维持生命活动的机体所有生理功能停止，且已无法恢复的状态。

2. 脑死亡

脑功能几乎完全丧失，表现为深昏迷脑干反射全部消失，自主呼吸消失，且为无法逆转的状态。脑死亡的状态下，虽然有可能借助呼吸机等装置来维持生命，但数天后呼吸、循环等这些生命体征（vital sign）停止。

3. 临床死亡

指的是"心跳停止""呼吸停止""瞳孔扩大"这 3 个标志，以此作为心脏（循环系统）、肺（呼吸系统）、脑（中枢神经系统）功能停止的判断基准。这 3 个标志也就是俗称的"死亡三大征兆"，是很早以前医生在进行死亡诊断时的判断基准，但现在由于医疗器械的高度发达，通过使用能够代替心肺功能的生命维持装置，例如，呼吸机及心脏起搏器等，仅以此"三大征兆"并不能判断死亡的情况也越来越多。

二、患各种疾病的老年人的死亡过程

按老年人所患疾病的不同，其死亡的过程也各有不同。老年人患病至死的过程虽然有很多种，但最典型的模式分为以下 3 种：直至死亡之前都能保持身体功能以及意识的模式

（癌症死亡中居多）；恶化与缓解反复发生并导致身体功能逐渐下降的模式（心、肺、肝脏疾病等慢性疾病居多）；经过长时间的患病导致身体功能逐渐下降的模式（认知症、自然死亡居多）。

1. 癌症

癌症死亡时，一般来说到死亡前数周都能保持身体的功能，但从某个时间点开始病情就急剧恶化直至死亡。很多人直到死前都保持着清醒的意识，所以可能会有老年人到生命最后一刻都保持着自己的意识，这是癌症死亡的一大特征。由于老年人也会出现呼吸困难、出血等急剧的病情变化导致的死亡，故而有可能无法在所期望的地方接受临终照护。与疗养场所无关，护理人员应该找一个合适的时机向老年人及其家属确认希望接受什么样的临终护理等意愿，并让他们做好发生紧急情况的思想准备。

2. 心脏病

心肌梗死等缺血性心脏病及心律不齐等，所有因为心脏病而导致临终期的情况，最终都会由于心脏衰竭而死亡。心脏衰竭指的是，由于心脏的泵血功能出现问题，导致无法将血液送达全身而产生淤血的状态。

心脏衰竭并非疾病名称，而是所有心脏病最终阶段产生的症状。除心脏病之外，肾脏疾病（肾功能不全等）、内分泌疾病（糖尿病等）、呼吸系统疾病（COPD等）也可能引起心脏衰竭。

心脏衰竭恶化后，常常会发生夜间呼吸困难的情况。夜间的发作，会导致睡眠不足以及水肿、腹水、营养不良，进而产生全身疲倦的感觉。另外，随着心脏衰竭的恶化，有可能引起潮式呼吸（周期性呼吸）的发生。潮式呼吸是一种特殊的呼吸形态，由深快转为浅慢，随后的数秒间则会呼吸完全暂停。有可能引起低血压及血氧不足，是导致焦躁及谵妄的原因。尤其需要注意的是，上呼吸道感染，肺炎等感染性疾病易引起心脏衰竭的急性恶化。

由心脏衰竭引起的呼吸困难在卧位时会加重，在端坐位或半坐卧位时会减轻，照护人员首先需要将老年人调整到舒服的体位。呼吸困难的发作会让老年人感到与死亡相联系的不安和恐怖感，只要与身边的照护人员谈话即可使情绪稳定下来，当老年人谈及对死亡的恐惧时，不要对他们说"不可以想那些事"这样的否定的话，而需要采取聆听的态度。此外，心脏衰竭的口服药中多数含有利尿药，因此老年人排尿量会增多。

3. 失智症

虽然人们对以阿尔茨海默病为首的失智症会导致死亡的认识程度较低，但它确实是一种会历经数年并导致老年人死亡的疾病。

有徘徊现象的阶段是家属等照护者负担较重的时期，但也是维持其活动性的阶段。但是，随后到来的是没有精神，不久将卧床不起，意识水平下降并丧失排泄的感觉，吞咽变得困难，无法摄入水分、营养等直至死亡。

三、濒临死亡时的征兆和照护

即使是医疗专家也很难预测老年人具体的死亡时间，但是临近死亡时会出现相应的征兆。

1. 生命体征的变化

（1）呼吸紊乱：临死前观测到的呼吸方式，多数如下。无论哪个，都是老年人走向死亡的过程中发生的自然现象，并非是其本人痛苦的表现。

1）潮式呼吸：由较浅的呼吸逐渐变为深长的呼吸，随后出现暂时性呼吸停止，如此反复循环；

2）肩式呼吸：像用肩部进行呼吸似的，呼吸时肩部大幅度活动；

3）下颌式呼吸：在进行呼吸运动的时候，只看到下颌在运动，此为呼吸衰竭的一种具体表现。

根据患者呼吸困难的情况以及主治医生的诊断，可在床头设置吸氧装置和吸痰装置，使老年人能轻松自如地呼吸。

进一步接近死亡时，呼吸会变得不规则、喉部的肌肉也变得松弛、下咽部积存痰等分泌物，有时也会在呼吸时喉部深处发出呼哧呼哧的声音，出现"死前喘鸣"等征兆。当家属诉说"看着他痛苦的样子，我也很痛苦"时，采取改变老年人的体位来降低呼吸音可以缓解症状，但这并不能从根本上解决问题。可告诉家属"由于老年人处于意识薄弱状态中，感受不到痛苦"，以使家属情绪稳定下来。

（2）体温降低

体温降低的情况居多，手脚变凉（四肢冷感）。有时皮肤也会变青，或出现斑点。

（3）脉搏变弱

心脏功能减弱，心跳也变弱。因此，脉搏节奏会变得紊乱、渐弱。即使呼吸停止后，心脏也会持续跳动几分钟。有时也会出现看上去像是在呼吸的样子。

（4）血压降低

血压逐渐下降，直到临死前变得无法测量。

（5）意识降低

一般情况为意识降低，意识模糊、昏昏沉沉对外界刺激没有反应。嗜睡、昏睡等持续时间变长。但是存在个体差异，比如，有的老年人直到最后一刻都处于意识清醒的状态，他们虽然无法对呼唤做出回应，但耳朵能听见声音。因此，不仅照护人员，家属也要注意自己在床边谈话的内容。

（6）其他

由于缺氧，有时会导致老年人的嘴唇及指甲等的皮肤、黏膜变成暗蓝色而引起青紫症。

2. 饮食、水分摄取的变化

临近死亡时，在饮食及水分摄取方面会发生以下变化。

- 食欲低下——变得没有食欲，且无法告诉他人自己肚子饿。
- 无力咀嚼，无力吞咽——即使将水滴入口中也无法吞咽。
- 吃了也会吐出来。
- 感觉不到喉部及嘴里干渴。

食欲低下时，可让老年人少量吃一些有营养的高热量食物，或让老年人喝一些他喜好的饮料等，在补充营养、水分的方法上下些功夫。

另外，根据医嘱，也可更换为通过静脉输液（高热量静脉输液）的方式来进行补给。但是，由于个人情况不同，可能会伴随心脏及肾脏的负担加重、痰液增加而使呼吸变得更加困难等负面影响。家属往往会有"担心脱水""无论如何要输液"的想法，有关是否需要进行高热量静脉输液，促使老年人的家属了解其利弊并与医生好好商谈也是护理内容之一。

3．排泄的变化

（1）尿量减少

死前全身循环功能低下，肾衰竭。此外，水分摄入量减少，产生脱水症状，因此尿量减少。

（2）便秘

针对卧床不起、癌症晚期的老年人的疼痛管理，使用吗啡等麻醉药时易引起便秘。

即使是能使用厕所、便捷式厕所、借助尿器进行排泄的老年人，死前体力以及日常生活活动能力（ADL）变得低下，有时也不得不使用纸尿裤。

由于纸尿裤的使用关系到老年人的尊严以及羞耻心，因此要体谅其心情，并要先与其家属商量后再做定论。

4．其他

伴随着死亡的临近，不仅是疼痛，呼吸困难、恶心等以及其他症状有时也会引发失眠。老年人一旦失眠，家属也容易失眠。

另外，由于老年人自己无法翻身，以及营养状况恶化，易引发压疮。

四、照护人员的基本态度

目睹死亡，不只家属，照护人员也会惊慌失措，但重要的是临终期的照护以及与老年人的接触方式应与临终前一样。

关于临终期的身体状况变化，需要由医生或护士尽快采取相应的医疗护理措施。这里提出的前兆以及老年人的身体状况变化，要及时向医生汇报，同时将其记录下来。

老年人身边最近的照护人员通过对老年人日常生活的照顾能获取到很多信息。针对老年人身体状况的变化，有时需要由医生或护士尽快采取相应的医疗护理措施，因此重要的是不可以自行判断与解决，而是应迅速与相关人员共享信息。

第四节　临终期的心理表现及应对要点

一、临终期的心理

无论是谁，在意识到自己已经无法逃避死亡的时候，内心都会感到震惊及混乱。有"身体的痛苦"和对死亡的恐惧和孤独感等"精神上的痛苦"，也有对死后未知状况的不安、质问自己人生意义的"心灵上的痛苦"，以及担心自己死后家属的生活、公司经营者担心公司的将来的"社会痛苦"等。

二、接受死亡的过程和应对要点

与身体的状态一样，精神状态也具有很高的个体差异。面对死亡，老年人的精神状态也会随时间的流逝而发生变化，并非每天都悲痛欲绝、心里持续矛盾着迎接死亡。

美国精神美国精神科医生 E. Kübler-Ross 博士撰写的《Death》描述了人在临终期的心理变化。Ross 博士分析了许多临终期患者的采访，在书中讲述了人们在被宣告即将死亡到死亡的这一过程中大体经历以下五个阶段，直到最终接受死亡。

1. 第 1 阶段"否认"

一旦得知自己临近死亡，虽已意识到这是事实，但还是会在心中想着"不应该那样啊""是不是哪里弄错了"等对事实进行否定。这种"否认"的反应，是人们拒绝接受意外打击时本能地对自己内心的一种保护，是一种起缓冲作用的感情。

对于被宣告死亡而伤心至极的人来说，貌似家属和朋友与自己不同，他们看上去已经接受了死亡的事实。这种心理上的隔阂会使其与亲人产生距离感，会因感受到没有人能理解自己而产生孤独感。

应对要点："否认"是很多人都会产生的情感。老年人虽然会一时否认，但日后大多会平静地接受自己的死亡与命运。家属以及照护人员要一直表现出我们会一直在老年人身边的态度，并努力构建信任关系。

2. 第 2 阶段"愤怒"

"否认"的情感，会随着病情、身体状况的恶化等而消失不见，继而会转变为"愤怒""气愤""忌妒""怨恨"等一系列消极情感。产生"为什么只是我……""为什么不是别人而是我……"等抱怨自己的病情与不幸的情感。如果是有信仰的人，有时会对自己相信的"神明"感到愤怒。

应对要点：老年人看到的、听到的和感受到的都会成为他们产生愤怒情绪的原因，所以，这个阶段对于家属以及照护人员来说是最难应对的阶段。老年人的愤怒会指向任何一个事物，外在表现为经常不予理睬、不讲道理，总是不开心。

要照护这样的老年人，对于照护人员来说是一件非常有挑战性的工作。但是，"流露出悲伤的表情"或"采取回避老年人的态度"等会更加招致老年人的不快感。要了解"愤怒"是临终期心理变化的一个过程，要站在老年人的立场来考虑这种"愤怒"从何而来，抱着尊重和共情的态度来对待老年人非常重要。

3. 第 3 阶段"交易"

产生想要"交换些什么东西来治好自己的病"这类治愈疾病的愿望。期盼着疾病能治愈的奇迹，乞求着"若能治好，我可以拿任何东西来交换"的"与命运的交易"。这种心理，特别是与患者以往的人生中的负罪感相关，比如"没有好好照顾家庭""没有让妻子过得幸福"等。

应对要点：Ross 博士讲到，"大部分的'交易'都是与所信仰的'神明'之间的交易"。身边的照护人员要理解这种真实想法。即使仅仅是用倾听的态度来应对，也会让老年人从精神的痛苦中解放出来。同时，通过老年人的"交易"内容，可以了解他们的心愿，协助完成其最后的夙愿，让他们走得安心，让家属更加坦然地接受老年人的离去。

4. 第 4 阶段"抑郁"

随着病情、身体状况的不断恶化，治愈的希望越来越渺茫，此时患者不得不承认自己要死亡的事实。这个阶段患者受困于"失去了最重要的东西"的"丧失感"，"无论做什么都只是白费力气"的"无力感""虚无感"等诸多感受。医疗费用以及照护的花销等经济负担越来越重，患者慢慢转到抑郁的状态，情绪低落、意志与兴趣下降，陷入郁闷的情绪中。

应对要点：人们常说不可以对抑郁症患者说"加油"。Ross 博士也讲到在这个阶段不能对老年人说"要看到事物光明的一面"。死亡是与亲人的分别，感到无尽的悲伤是非常正常的事情。照护人员这时只需要默默理解老年人的悲伤，并且采取倾听的态度。和患者及其家属一起去面对和经历这份悲伤。对于一直对老年人说"想开点儿""别难过"的家属，照护人员要婉转地劝导其尽量去倾听，这也是对其家属进行的护理之一。

5. 第 5 阶段"接受"

最后的阶段，患者将到达"已疲于战斗，漫长旅行前最后的休息"的阶段。虽说是"接受"，但患者并非感受到幸福，倒不如说是患者迷迷糊糊的时间越来越多，正在失去真正的情感更为恰当。

应对要点：家属以及照护人员要接受老年人即将死亡的事实，并满怀敬意、冷静地接受其生命最终时刻的到来。另外，对于"是否叫救护车""是否采取抢救措施（例如，是否戴上呼吸机）"、"病人的安葬方式"等临终问题的处理方式，应提前与老年人及其家属进行沟通讨论，且努力按照老年人的希望进行临终照护。另外，这个阶段也需要对日益不安与悲观的家属进行哀伤辅导。

三、接受死亡的过程存在个体差异

接受死亡的过程，并非都要经历上述的全部阶段，也并非完全按照上述的顺序来经历。可能多个阶段的心理状态同时发生，反反复复，需要花费时间来接受死亡，并存在很大的个体差异。另外，有人回顾自己的一生，发现人生的意义，满足且平静地接受死亡，也有人直到死亡都无法接受自己将要死亡的这个事实。老年人的文化背景、社会经济背景、个人性格、社会支持、社会适应能力、生死观、宗教信仰等诸多因素都会对老年人所经历的心理阶段产生影响。

第五节 减少死亡痛苦的照护

一、临终护理时照护人员的作用

担任临终护理的照护人员，要与老年人的家属、医生、看护人员形成联动体制，要24小时对老年人及其家属进行照护。接受值得信赖的照护人员的护理，不仅可以减轻家属的照护负担，也会缓和老年人各方面的痛苦，使其感到心灵上的安宁。

担任临终护理的照护人员，对于病情不断恶化的老年人，要经常向医生询问其病情走向，以便进行灵活应对，与其家属协商，同时进行准备工作。

另外，老年人的家属有时会产生焦虑不安的情绪。在努力、冷静地对待与照护患者的同时，消除其家属的不安与恐惧心理，是照护人员的基本工作。

此外，要理解老年人死后其家属的悲痛与失落感，也要尽量感同身受地说一些关怀与激励的话来进行哀伤辅导。

二、沟通＝倾听

由于老年人临终期病情不稳定，各种工作人员进进出出，这样会使老年人及其家属平静不下来，同时精神上也会产生负担。而身边的照护人员，最容易成为他们可以说真心话的人。照护人员可以一边从事手头的工作，一边清楚地用恰当的语调说话，以此排解老年人心中的焦虑不安与恐惧。若注意到老年人想要说话时，一定要好好倾听。但是，若勉强地没话找话，反而会给老年人造成负担。

临终关怀的沟通基本就是"倾听"，并不一定需要照护人员考虑出解决方案，或与老年人讨论等，而是要倾听老年人的心声，并且用语言或表情告诉老年人你可以理解并感同身受。倾听的目的不是要解决问题，而是在倾听时，有时会了解到老年人"想再看一次樱花""想外出走走"等愿望，这样就可以让家属或者团队内的人员了解老年人的想法，同时尽量帮助其实现这些愿望。

三、相关概念

1. 尊严死

理想的照护方法多被讨论，其中有一种观点为尊严死。

所谓尊严死，就是指按照患者自身的意愿，不希望安装人工呼吸机等延命医疗措施，而是自然地迎接生命的最后时刻的一种方法。

2. 生前预嘱（living will）

又称预立医疗指示（advance directives，ADs）是指是指人们在健康或意识清楚时签署的，说明在不可治愈的病危或临终时要或不要哪种医疗照护，并指定无自主意识后为自己做医疗决策的代理人的指示文件。"Will"指的是遗书，"Living"是"生前"的意思。

首先，生前预嘱的设定需要在个体理性、清楚时进行，需要病人本人的签署或相关人员的见证；其次，生前预嘱的目的是为了表达设立者在丧失医疗决策能力时，是否拒绝 / 接受某些必要的医疗服务的意愿，但并不反对、质疑和轻视其他选择；最后，生前预嘱仅在病危时刻或永久无意识状态时才有效，例如植物人、昏迷不醒等。生前预嘱充分体现了生命伦理学"尊重自主"的基本原则，它为在临终前的人们提供了一个新的选择方向，减少痛苦，避免过度医疗，有尊严地走完生命的最后旅程。

老年人将自己希望以上述的尊严死来结束自己的生命这一事宜事先告知给周围的人，当其临近死亡且陷入无意识状态时，不希望采取任何相应措施如心肺复苏、戴人工呼吸机、静脉输液、大手术、输血、透析、使用抗生素等用来维持生命的相应措施。作为照护人员，重要的是在老年人临终前引导其说出自己的想法，例如，"想在哪里度过最后的时光""想要接受怎样的治疗"等，并事先进行信息共享。可以说生前预嘱是一种实现了想法共享的工具。

临终照护的方法没有"正确答案"，每位老年人都有各自的选择。在老年人死后，留下来的家属有时会迷惘和后悔，如"那种选择是对的吗？"但是，"与老年人本人一起沟通过"的事实说明这是老年人自己的意愿，也能使其家属放心并满意。

参考文献

中国就业培训技术指导中心，人力资源和社会保障部社会保障能力建设中心组织编写养老护理员（高级），中国劳动社会保障出版社（第七章第一节内容的参考）。

1. 李小寒，尚少梅. 基础护理学（第五版）. 北京：人民卫生出版社，2012.
2. 赵庆华. 危重症临床护理实用手册. 北京：人民卫生出版社，2019.

第九章
常见老年综合征的照护

随着年龄的增长及各器官系统功能的逐渐老化，尤其是躯体和精神系统的老化，在老年人中会出现一系列非特异性症状和体征。这些症状严重损害老年人的生活能力，影响老年人的生活质量和显著缩短预期寿命。这种由多种原因或多种疾病造成的非特异性的同一临床表现或问题概括为老年综合征。常见的老年综合征包括跌倒、压疮、疼痛、睡眠障碍、认知功能障碍、老年性尿失禁、便秘、老年营养不良、晕厥和眩晕、谵妄、听力障碍、抑郁和衰弱综合征等。它们与传统临床医学提到的综合征有着本质的区别。老年综合征强调的是一种临床表现背后由多种原因导致，区别于临床医学中由一种病因导致多种表现的综合征。

第一节　多重用药老年人的照护

多重用药通常分为适当多重用药和不适当多重用药。多重用药的相关风险主要由不适当多重用药导致。据报道，居家老年人平均同时使用 3 种药物，养老机构的老年人平均同时使用 8 种药物。服用 5 种及以上药物的老年人占 86.4% ~ 95.7%，用药种类越多，药物不良反应的发生率越高。因此，老年人用药的品种及剂量必须谨慎。

一、多重用药的概念、诱因及后果

（一）多重用药的概念

多重用药通常是指患者接受药物治疗时使用了潜在的不适当药物或者同时服用了 6 种及以上的药物。

研究显示，多重用药在老年人住院原因中占第 3 位，在医院获得性疾病中列居第 1 位。医护人员作为老年多重用药的管理主体，对多重用药的管理直接影响他们的用药安全。

（二）诱发多重用药的因素

1. 身体因素

老年人各脏器功能衰退，易患多种疾病，多病共存，常需服用多种药物。

2. 外部因素

随着老年人年龄的增加，认知功能降低，对各类保健品、中药、民间"偏方""秘方"等药品产生依赖。

（三）多重用药导致的后果

1. 增加药物间的不良相互作用，多种药物共同作用于机体，相互作用更加复杂，更容易发生不良反应。

2. 降低用药依从性，增加了药品错服、漏服的概率。

3. 增加老年人发生其他疾病的风险。

4. 增加药物依赖性。

二、多重用药的评估与预防

（一）多重用药评估标准

多重用药尚未有公认的评估标准，欧洲主要根据药物的种类（4种以上），而美国主要根据药物是否符合临床需要。临床上用于评估多重用药的标准主要包括：

1. 没有明确的用药指征用药。

2. 运用与治疗手段等效的药物来治疗相同的疾病。

3. 所用药物之间存在相互作用。

4. 不适当的剂量。

5. 用其他药物来治疗某种药物引起的不良反应。局部皮肤用药、眼科用药或者"根据需要"的维生素和矿物质等不包括在多重用药的评估范围内。

（二）多重用药不良后果的预防措施

1. 选择合适的药物　挑选治疗目的和药效明确的药物，模棱两可者尽量不用。

2. 选择合适的剂量　从小剂量开始给药，注意个体化给药。

3. 选择恰当的剂型和给药途径　能口服者尽量不要静脉给药。

4. 合理联合用药　联合用药种类尽可能少，了解药物代谢途径，避免不恰当药物配伍。

5. 选择合适的给药时间　尽量简化，理想情况下服用1次/天或2次/天，避免服药次数过多造成漏服、误服等。

6. 提高用药依从性　老年人往往记忆力减退，容易漏服、多服、误服药物，难以获得理想的疗效，甚至加重病情。照护人员需定时检查老年人的用药情况，督促老年人做到按时按规定剂量服药。

7. 避免盲目用药　教育老年患者及其家属不宜凭自己的经验自作主张，随便联合用药，包括处方药、非处方（OTC）药物、中草药、食品添加剂和各类保健品。不要轻信民间"偏方""秘方"，以免造成药物不良反应。

三、多重用药老年人的照护措施

（一）做好老年人的药物保管

充分了解老年人的用药史，如目前老年人服用的所有药物，包括药物名称、剂量、给药途径、给药频率等用药信息；了解有无药物的过敏史以及过敏药物种类。由于老年人的记忆力和智力水平减退，容易出现药品随意存放，漏服、多服、停药、减药、换药等情况，以致难以获得疗效或加重病情。

1. 应安排照护人员负责督促并提醒服药，对于不能服药自理的老年人，药品需要统一管理，按时发放，根据老年人的服药特点，定时提醒。

2. 对于能否自理服药的老年人，应在药品盒上贴大字标签，注明剂量、服用时间、次数。照护人员要及时查看剩余药量，检查是否按时服用，如有漏服或多服的情况需要及时进行指导并报告医生。

（二）确保老年安全用药

1. 向老年人讲解如何发现药物的不良反应以及发生药物相互作用的可能性。注意观察用药后反应，如是否出现呕吐、腹泻、头晕、口干、心跳加快、胸闷、心慌以及喉头发紧等症状。

2. 严格按药物服用时间进行服药管理，如空腹服、进餐前服、进餐后服、睡前服等。注意药物名称、剂量、用药时间，可用较大字体进行标识以便老年人识别。

3. 选择恰当的剂型和给药途径，能口服者尽量不要静脉给药。如对吞咽困难的老年人不宜选用片剂、胶囊等药物，宜使用液体型，如冲剂、口服液等。

4. 密切关注老年人用药后的反应，服药后如有感觉胃肠不适、倦怠、头晕、口干、心跳加快、失眠、便秘、排尿困难、视物模糊等不适症状，照护人员应及时报告，并做好记录。

（三）为老年人给药的注意事项

1. 老年人服药时可取立位、坐位或半坐卧位（头偏向一侧）。

2. 根据药物剂型选择合理服用方式，如糖浆类药物口服后不宜立即饮水，如糖浆与多种药物同时服用时，应最后服用糖浆，硝酸甘油舌下含服等。

3. 服药时应温水送服，注意一些服药禁忌。如服用阿司匹林时忌饮酒和果汁；服小檗碱时忌茶水；服布洛芬时忌咖啡和可乐；服钙剂时忌菠菜；服抗生素时忌牛奶果汁，禁饮酒；止泻药忌牛奶；保钾利尿药忌香蕉和橘子。

4. 多数老年人体内蛋白质水平低，加之疾病，消瘦，贫血等原因会影响药物的疗效，应当重视食物的选择与营养的搭配。例如，控制饮酒以避免老年人 B 族维生素的吸收，老年糖尿病患者注意调节饮食以保证降糖药的疗效。

第二节　易跌倒老年人的照护

老年人跌倒是一种常见的现象。据美国疾病控制与预防中心的调查数据显示，65 岁以上老年人，每年跌倒发生率约为 33%，其中半数以上会发生再次跌倒；而 80 岁以上的老年人中，跌倒的年发生率高达 50%。我国 65 岁及以上的社区居民中，跌倒的发生率为 15%~35%。尽管各地区跌倒发生率不尽相同，但都随年龄增长而增加，老年女性发生率高于男性。另据推算，我国 65 岁以上的老年人每年跌倒发生人数达 3000 万，由跌倒产生的直接医疗费用超过 50 亿元，间接费用超过 800 亿元。对老年人及其照护者来说，都应该重视跌倒的防范。

一、跌倒的概念、发生因素及后果

（一）跌倒的概念

跌倒是指一种突发的、不自主的体位改变，可导致身体的任何部位（不包括双脚）意外"触及地面"。

（二）跌倒的发生因素

1. 内在因素

包括步态和平衡功能障碍、下肢肌力下降、感觉减退、多种慢性疾病、心理因素、老年人反应时间延迟、药物引起的副作用，如安眠镇静类药物，治疗晕车的药物，抗癫痫的药物等。

2. 外在因素

主要是环境因素，39%~44% 的跌倒发生与环境有关，例如灯光黑暗、地面湿滑不平、家具或电话线绊倒、椅子过低、鞋子不合适等均是易引起跌倒的原因。

（三）跌倒的后果

1. 轻者：可出现扭伤、擦伤，进行简单处理或观察即可恢复。对于年老或骨质病变或广泛骨质疏松，容易引起病理性骨折。

2. 重者：可引起股骨颈、骨盆、脊柱等重要部位的骨折导致老年人需要长期卧床，增加深静脉血栓形成、吸入性肺炎、压疮等发生机会，甚至由于这些并发症导致死亡。

二、跌倒的风险评估与预防

（一）跌倒的风险评估

可选用 Morse 跌倒危险因素评估量表进行评估。此量表由美国宾夕法尼亚大学 Morse 等于 1989 年研制，并在多个国家及地区医院使用。该量表是一个专门用于预测跌倒可能性的量表。评估表详见 9-1。

表 9-1　Morse 跌倒风险评估量表

项目	描述	评分标准（分）	分值
跌倒史	3 个月内因自身身体原因发生跌倒（晕厥）/ 视觉障碍	无：0 有：25	
医学诊断	有两个或两个以上医学诊断	无：0 有：15	
行走辅助	行走时需要使用辅助用具	不需要 / 完全卧床 / 放任协助：0 需要手杖 / 拄拐 / 助步器：15 依扶器具：30	
治疗	接受药物治疗	否：0 是：20	
步态 / 移动	步行或移动	正常、卧床不能移动：0 虚弱：10 功能障碍、残疾：20	
认知状况	自主行为	正常：0 认知障碍 / 过于自信：15	
		总得分：	

总得分判断标准：0～24 分：零危险，只需采取一般防护措施。25～45 分：低危险，需采取标准防护措施。＞45 分：高危险，需采取高危防护措施。

（二）跌倒的预防措施

1. 去除病因

积极治疗老年人自身疾病，如高血压、骨质疏松症、心肌梗死和慢性心衰等。对骨质疏松症患者应鼓励其每天补充钙片，多吃绿色蔬菜、豆制品和坚果类食物，平衡营养，减少跌倒危险因素。

2. 合理用药

照护人员应注意对药物药理作用及副作用的观察，指导协助老年人按医嘱服药，避免其擅自增减药物。对老年人服用降压药、降糖药、安眠药可能出现的不良反应，照护人员应该增强风险意识，做好预防措施。

3. 心理护理

加强老年人对跌倒的认知教育，告知其衰老是自然界不可抗拒的规律，要善于自我保健。同时应教育老年人不要高估自己的能力，必要时应接受照护人员及家属的帮助。

4. 改善环境

让老年人尽快熟悉新环境，在电梯口、走廊设置椅凳，卫生间、阳台、楼梯应有扶手，地板应采用防滑设施，光线应充足，夜间应开地灯，通道不应有杂物。老年人的衣裤应合适，不宜过松过紧，鞋子应合脚，应穿防滑鞋，行动不便者应使用助行器，提醒老年人变换体位时应慢，要做到3个30秒，即醒后30秒后再起床，起床后30秒后再站立，站立30秒后再行走。

5. 适当的温湿度

室内保持合适的温湿度，一般在22~24℃，居室温度不宜过高或过低。湿度50%~60%。

6. 评估高危人群

加强照护人员的责任感，评估老年人跌倒的风险。有条件的照护人员应对老年人进行跌倒危险因素评估，筛选出跌倒的高危人群。在床头或床尾处贴防跌倒的醒目标志，使其家属及所有照护人员都知道，并及时予以协助或提醒。对高危老年人应告知并动员其家属陪护。建立老年人跌倒的应急预案，确定跌倒高危人群。跌倒高危人群指以往有跌倒史，能行走但体虚，定向力差，视力下降，服用镇静催眠和降压药物，久病下床及随时可能晕厥的老年人。

7. 加强风险教育

老年人最好有人陪护。应教会陪护人员基本的预防跌倒的措施，如怎样正确翻身、正确使用轮椅和如何搀扶老年人等。照护人员工作时应尽心尽责。

三、易跌倒老年人的照护措施

（一）做好生活照护

1. 个人生活

（1）为老年人挑选适宜的衣物和合适的防滑鞋具。

（2）设立无障碍设施，防止老年人绊倒。

（3）没有自理能力的老年人，需要有专人照顾。

2. 活动起居：如厕时要有人看护。

3. 一般预防：帮助老年人选择必要的辅助工具。

4. 心理干预：从心理上多关心老年人，保持家庭和睦，为老年人创造和谐、快乐的生活氛围，避免其有太大的情绪波动。帮助老年人消除如跌倒恐惧症等心理障碍。

（二）加强防范意识

1. 培训、指导照护人员加强"预防老年人时刻都会跌倒"的意识，对跌倒风险较高的老年人应谨慎对待，同时根据老年人跌倒风险等级配备相应标识，以便时刻提醒。

2. 对老年人及家属进行健康宣教，告知老年人自身疾病情况，哪些因素可引发跌倒，注意预防。

（三）提高老年人的细节管理

1. 指导老年人安全使用辅助器具，如正确使用步行器、拐杖、呼叫器、轮椅、安全带等，同时照护人员要对老年人的辅助器具进行定期检查和维修，保证使用安全。

2. 对于介助、照护型老年人应定时巡视，专人护理老年人不宜独处，应安排在照护人员视线范围内，可采取集中管理方式。

3. 在照护老年人活动区域应保证有无障碍设施，如扶手、坡道、防滑垫、光线明亮等。

（四）老年人发生跌倒后的照护

1. 稳定老年人情绪，给予心理护理，减轻老年人心理压力。

2. 对无明显外伤、骨折等情况，应密切观察老年人皮肤、关节、生命体征、情绪、饮食等变化，并做好相应记录；如有外伤需要及时处理，避免感染，同时评估是否有骨折情况需要拍片检查或就医。

第三节 肌少症老年人的照护

随着年龄的增长，人体肌肉的结构和功能会发生变化。据《肌少症的亚洲诊断共识》

报告，从 30 ~ 70 岁，人体的肌肉质量每 10 年下降 6.0%，60 岁以后每年减少 1.4% ~ 2.5%；肌肉力量在 50 ~ 60 岁每年下降约 1.5%，50 岁以后每年下降 3.0%。肌少症会增加老年人跌倒、骨折、感染的风险和肺炎等问题。

一、肌少症的概念、发生因素及基本表现

（一）肌少症的概念

肌少症是以骨骼肌量减少，肌力下降和肌肉功能减退为特征的综合征。

（二）肌少症的发生因素

1. 内在因素　多数研究提示肌少症发生与老年人炎症、体内核激素减少有关，导致肌蛋白合成减少或因疾病导致食欲减退、消化、吸收功能下降，蛋白质及维生素 D 摄入减少、营养不良，导致体内合成蛋白质减少，继发骨骼肌量的衰减和功能下降等。

2. 外在因素　老年人活动减少、活动能力下降导致骨骼肌量减少。

（三）肌少症的基本表现

1. 肌力减退，活动能力下降。日常动作如行走、坐立等完成困难，甚至导致平衡障碍、易跌倒等。

2. 肌肉数量减少，平衡能力下降。易发生跌倒、骨质疏松症或骨折。

二、肌少症的评估与预防

（一）肌少症的评估

《肌少症共识》建议筛查与评估的步骤

1. 先行步速测试，若步速 ≤ 0.8m/s，则进一步测评肌量；步速 > 0.8m/s 时，则进一步测评手部握力。

2. 若静息情况下，健力手握力正常（男性握力 > 25kg，女性握力 > 18kg），则排除肌少症；若肌力低于正常，则要进一步测评肌量。

3. 若肌量正常，则排除肌少症，若肌量降低则诊为肌少症。

4. 肌量测定应首选 DXA（双能 X 线骨密度仪），也可采用 MRI、CT、BIA 测量肌量诊断阈值：低于青年健康人峰值的 -2SD，健力手握力结果可能受上肢关节疾病（如类风湿性关节炎）和测量体位或姿势等因素的影响。

（二）肌少症的预防措施

1. 进行肌肉锻炼，肌肉减少症更多的是对骨骼和关节造成影响，因此，应加强肌肉锻炼，增加肌肉量。

2. 加强营养，避免纯素食，要增加蛋白质和维生素的摄入，可以预防并缓解肌肉减少。

3. 保持运动，运动习惯对于肌肉整体功能的保持以及延缓衰老有着显著的作用，采取适当的抗阻训练可提高肌肉力量，建议多进行户外运动，每日半小时为宜。

4. 抗阻运动，大多数研究表明抗阻训练对老年人是安全的。美国运动医学会（ACSM）建议，要提高肌力和肌耐力，每周完成 2 ~ 3 次力量训练，每次至少每组 8 ~ 12 次最大重复运动。50 ~ 60 岁才开始力量训练的人和虚弱的个体可以采用略低的负荷，以最大重复次数为 10 ~ 15 次的负荷为宜。

三、肌少症老年人的照护措施

（一）做好生活照护

1. 饮食照护

协助老年人每日补充蛋白质（1 ~ 1.2g/kg），由专业的营养师进行膳食搭配，保证营养充足而且要与老年人种族和文化背景相适应；由于老年人的病种较多，在制定营养食谱时要充分考虑已患疾病的需要，如高血压、糖尿病、肾病、痛风等。

2. 积极治疗相关疾病

高龄老年人合并其他综合征（如睡眠障碍、尿失禁、疼痛）的比例较高，发生肌少症的风险也高，均会影响活动肌锻炼，应注意及时改善症状。

3. 加强观察

老年人慢病较多（如糖尿病、脑血管病、高血压等），病情复杂，抵抗能力较差。照护人员应多注意观察老年人进食、活动、体力等情况，及时做出评估，并协助开展营养、运动康复照护。

4. 安全防范

照护人员应多注意观察老年人身体状况，是否有骨质疏松、行动缓慢、过度疲劳等情况发生，避免发生意外情况，如跌倒，坠床等，加强防范。

（二）进行运动康复训练

1. 制订锻炼计划，协助老年人定期进行耐力和抗阻力锻炼，鼓励长期坚持，做好用药、饮食、心理和情绪记录；

2. 规律性运动是为了增加灵活性、耐力、力量，所以运动计划应具备多重性，循序渐进，综合考虑老年人基础情况和个体化差异；从低、中强度开始，长期坚持。

3. 抗阻训练：肌少症老年人，会出现不同程度的肌肉萎缩，可进行四肢的抗阻力运动不仅可以增加肌肉合成，也可延缓肌肉的衰退速度。阻力可来自物体、自身重力、专用器械，如举重物、哑铃、弹力带等等；最好保证每周 3 次的抗阻练习，每次运动 20 ~ 30 分钟。

4. 运动前协助老年人做好准备工作，运动中做好防护。

第四节　帕金森综合征老年人的照护

帕金森综合征是一种中老年常见的神经系统退行性疾病，平均发病年龄在 60 岁左右，我国 65 岁以上人群发病率大约为 1.7%，帕金森综合征的治疗是药物、手术、康复、心理疏导相结合的综合治疗，科学的护理可以全面提高老年人的生活质量。

一、帕金森综合征的概念、发病原因及基本表现

（一）帕金森综合征的概念

帕金森综合征是特指各种原因（脑血管病、脑动脉硬化、感染、中毒、外伤、药物以及遗传变性等）造成的以运动迟缓为主的一组临床症候群，主要表现为震颤、肌僵直、运动迟缓和姿势不稳等。包括原发性帕金森病、帕金森叠加综合征、继发性帕金森综合征和遗传变性病性帕金森综合征。

（二）帕金森综合征的发病原因

1. 原发性帕金森病因黑质纹状体变性、脑内多巴胺含量显著减少所致，约占帕金森综合征的 80%。

2. 帕金森叠加综合征表现类似帕金森病，但程度重，病变广，对左旋多巴治疗反应不佳，包括多系统萎缩（MSA）、进行性核上性麻痹（PSP）和皮质基底节变性（CBD）等。

3. 继发性帕金森综合征多是由药物、感染、中毒、脑卒中、外伤等明确病因所致。

4. 遗传性帕金森综合征可见于肝豆状核变性、Fahr病、多巴反应性肌张力障碍（DRD）等

（三）帕金森综合征的基本表现

1. 帕金森病

（1）震颤：由于协调肌和拮抗肌有节律地交替性收缩所致，多数人群以震颤为首发症状。常开始于一侧上肢或下肢，可累及头、下腭、舌、和躯体的双侧。休息时明显，运动时减轻或消失，故称静止性震颤。震颤频率多为4~6Hz，情绪激动或紧张时加重，睡眠时消失。手的震颤常表现为搓丸样运动。当静止性震颤加剧或与原发性震颤并存时，可出现姿势性震颤（图9-1）。

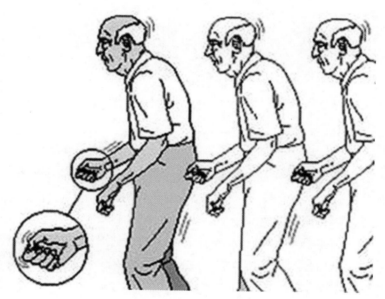

图9-1 帕金森老年人震颤

（2）强直：强直常开始于一侧肢体，通常上肢先于下肢，可累及四肢、躯干、颈部和面部，协调肌和拮抗肌的张力均增高，出现头向前倾、驱赶和下肢屈曲的姿势，与震颤合并者常出现齿轮样强直或铅管样强直。强直严重时可出现肢体疼痛。

（3）运动迟缓和姿势障碍：以步态障碍和运动不能为主。肢体僵硬无力，动作缓慢，穿衣、翻身、进食、洗漱等日常生活难以完成，严重者可出现运动困难。面肌运动减少，形成面具脸；上肢和手部肌肉强直，出现书写困难或写字过小；行走时上肢的前后摆动减少或消失，步伐变小、变快并向前冲，形成慌张步态；口、舌、腭、咽部的肌肉运动障碍，常出现流涎或吞咽困难等（图9-2）。

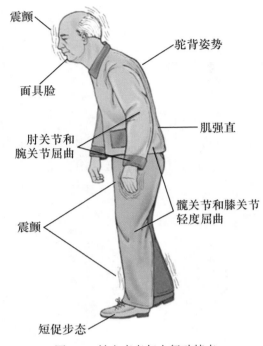

震颤
驼背姿势
面具脸
肌强直
肘关节和
腕关节屈曲
髋关节和膝关节
轻度屈曲
震颤
短促步态

图 9-2　帕金森老年人行动特点

2. 帕金森叠加综合征

临床表现除了具备帕金森病的临床特点外，尚有突出的锥体束征、小脑萎缩、认知损害等，受累部位范围较广，症状较重，对抗帕金森病药物反应不佳，主要包括以下几种：

（1）多系统萎缩：目前分为两种类型，分别为 MSA-P 和 MSA-C 型，其中 MSA-P 型表现为运动迟缓等帕金森综合征症状，MSA-C 有突出的小脑损害，首发症状多为自主神经症状，如便秘、直立性低血压，尿潴留（或膀胱残余尿增加），男性有勃起障碍等，可在出现帕金森综合征之前数年即存在。

（2）进行性核上性麻痹：以假延髓性麻痹、垂直性核上性眼肌麻痹、锥体外系肌僵直、步态障碍和轻度痴呆为主要临床特征。比原发性帕金森病较早出现步态不稳、跌跤现象。

（3）皮质基底节变性：主要临床表现为运动减少、肌阵挛、姿势障碍、肢体肌张力增高（上肢多不对称）、皮层复合觉缺失、失用，异己肢感现象等。晚期可出现痴呆、步态不稳和平衡障碍。

（4）路易体痴呆：主要症状为波动性认知障碍，帕金森病样表现和幻觉。进行性加重的皮质性痴呆是其特征性症状，可伴发失语、失认、失用和空间定向障碍。部分以肌僵直、运动减少、姿势障碍、步态异常和震颤等帕金森病样表现为首发症状。

3. 继发性帕金森综合征

是由各种已知原因，包括血管病、药物、感染、中毒、外伤等所致的帕金森病样表现。

（1）药物源性帕金森综合征：是继发性帕金森综合征最常见的原因，多由服用多巴胺能耗竭剂或具多巴胺受体拮抗作用的抗精神病药或钙离子拮抗剂引起。多见于老年人，女性居多，多出现于用药后 3 个月内。多数老年人症状可逆，停用相关药物数周或数月后症状可消失。表现为服用相关药物后出现静止性震颤、肌僵直、动作迟缓、运动减少、姿势不稳等锥体外系症状。起病较快、进展迅速。震颤较轻微或不出现，但出汗等自主神经症状较明显，还可出现静坐不能，口、面、颈及肢体的不自主运动。

（2）血管病性帕金森综合征：主要表现为碎步，步态不稳，对称性铅管样肌僵直，缺乏静止性震颤，半数以上老年人有假性延髓性麻痹及锥体束征；以下肢受累为主，对左旋多巴治疗无效。

4. 遗传变性病性帕金森综合征

可见于儿童或青少年，主要表现为震颤、肌张力障碍，共济失调，锥体束征和智力低下，运动障碍具有某些帕金森病的特点。

二、帕金森综合征的评估与预防措施

（一）帕金森综合征的评估与判断

帕金森统一评分量表包括 6 个分量表，第 I 量表用于判断帕金森老年人的精神活动和情感障碍；第 II 量表用于判断帕金森老年人的日常生活能力；III 量表用于判断帕金森老年人的运动功能；第 IV 量表用于判断帕金森老年人治疗的并发症；第 V 量表用于判断帕金森老年人病程中的疾病发展程度；第 VI 量表用于判断帕金森老年人在开"时相和"关"时相的活动功能。通过该量表的评判可对老年人的运动日常生活能力病程发展程度、治疗后的状态、治疗的副作用和并发症等方面作出客观的评判，每一项目计分分为 5 个等级（0~4 分）零分为正常 4 分最重（表 9-2）。

（二）帕金森综合征的预防措施

1. 对于有家族遗传史，年龄超过 60 岁的人群应密切监护，定期体检，并加强健康教育，重视自我防护。

2. 早期帕金森一旦诊断，即应尽早开始治疗，全面提高老年人生活质量，重视非运动症状的改善和运动并发症的防治，利用药物、非药物手段综合治疗、全程管理。

3. 药物治疗为首选，是整个治疗过程中的主要治疗手段，手术治疗则是药物治疗的补充手段。目前治疗帕金森的手段只能改善症状不能阻止病情发展，更无法治愈，因此治疗需立足当下兼顾长远，制定帕金森综合征的全程综合管理。

表 9-2 统一帕金森病评分量表（UPDRS）

Ⅰ．精神、行为和情绪量表

项目	0分	1分	2分	3分	4分
1．智能损害	正常	轻度记忆力下降，无其他智能障碍	中度记忆力下降，伴有定向障碍。中等程度的处理复杂问题的能力下降。轻度自理能力下降，有时需别人提示	严重记忆力下降，伴时间和地点定向障碍，处理问题的能力严重受损	严重记忆力损害，仅保留对自身的判断能力。不能自行判断和处理问题。个人生活需他人照料，不能单独生活
2．思维障碍（痴呆和药物中毒）	无思维障碍	有生动的梦境	有不严重的幻觉，但洞察力保留	幻觉或妄想，缺乏洞察力，可能影响日常生活	持续性的幻觉、妄想或明显精神障碍，不能自理
3．抑郁	无抑郁	经常悲伤或内疚，但持续时间短	持续性抑郁，可持续1周或更长时间	持续性的抑郁和自主神经症状（失眠、厌食、体重下降、缺乏兴趣）	持续性的抑郁和自主神经症状，有自杀意图或倾向
4．主动性	正常	与正常比缺乏主见，显得被动	缺乏主动性，对某些活动缺乏兴趣	缺乏主动性，对日常活动缺乏兴趣	完全没有兴趣，退缩

Ⅱ．日常生活能力量表（"关"和"开"期）

项目	0分	1分	2分	3分	4分
5．语言	正常	轻度受影响，但理解无困难	中度受影响，有时需要重复表达	严重受影响，经常需要重复表达	大多数时候听不懂
6．流涎	正常	轻度，口水多，可能有夜间流涎	中度，口水多，少量流涎	明显，口水很多，中量流涎	严重流涎，需不断用纸或手帕揩拭
7．吞咽	正常	很少呛咳	有时呛咳	需要进软食	需留置胃管或胃造瘘喂食
8．书写和笔迹	正常	轻度缓慢或字迹变小	中度缓慢或字迹变小，但各字均可辨认	严重影响，字迹中并非所有字都可辨认	大多数字不能辨认
9．刀切食物和使用餐具	正常	有点缓慢和笨拙，但不需帮助	虽然缓慢而笨拙，但能切大多数食物，需一些帮助	需别人切食物、夹菜，但能缓慢进食	需要喂食
10．穿衣	正常	有些缓慢，但不需要帮助	偶尔需要帮助其系组扣或将手臂放入衣袖	需要相当多的帮助，仅能单独完成少数动作	完全需要帮助
11．卫生	正常	有些慢，但不需帮助	淋浴或坐浴需人帮助，或在帮助下缓慢完成	洗面、刷牙、梳头或去洗手间均需人帮助	需用导尿管及其他便器

项目	0分	1分	2分	3分	4分
12. 床上翻身和盖被褥	正常	有些缓慢和笨拙，但不需要帮助	能独自翻身或盖好被褥，但有很大困难	有翻身和盖被褥的动作，但不能独立完成	完全不能
13. 跌倒（与僵住无关）	无	偶尔跌倒	有时跌倒，少于1次/天	平均每天跌倒1次	平均每天跌倒1次以上
14. 行走时被僵住	无	偶尔出现步行中僵住，仅在起步时呈犹豫状态（起步难或十分缓慢）	偶尔行走中出现僵住，每天少于1次	常有僵住，偶尔因僵住而跌倒	经常因僵住而跌倒
15. 步行	正常	轻度困难，无手臂摆动或拖步	中度困难，很少需要帮助或不需要支撑物	严重行走困难，需支撑物	即使有支撑物也不能步行
16. 震颤（身体任何部位的震颤）	无	轻度，不经常出现	中度，给老年人造成麻烦	重度，干扰很多活动	极显著，大多数活动受干扰
17. 与帕金森综合征有关的感觉与主诉	无	偶尔有麻、刺或轻度疼痛	常有麻、刺或痛，老年人不觉痛苦	频繁疼痛	剧烈疼痛

Ⅲ. 运动检查量表

项目	0分	1分	2分	3分	4分
18. 言语	正常	轻度的语言表达障碍，发音或声调异常	中度障碍，语音单调，含糊不清，能被理解	重度障碍，难于听懂	根本不能理解
19. 面部表情	正常	极轻微的表情异常	轻度而肯定的表情呆板	中度的面部表情损害，仍能张口	呈面具脸，面部表情严重或完全消失，张口时双唇仅分开0.5cm左右
20. 静止性震颤（头、上肢、下肢）	无	偶尔有轻度震颤	持久存在较小振幅的震颤或间断出现中等振幅的震颤	经常出现中等振幅的震颤	持续的大幅度震颤
21. 双手动作性或位置性震颤	无	轻度动作性震颤	中等幅度的动作性震颤	中等幅度的震颤，做某个动作和特定姿势时均出现	重度震颤，影响进食
22. 僵硬（坐位放松状态下检查肢体大关节的被动动作，不注重齿轮样感觉）	无	轻微僵硬	轻到中度增高	明显增高，但最大关节活动可以容易的完成	严重增高，最大关节活动完成很困难

续表

项目	0分	1分	2分	3分	4分
23. 手指捏合（拇指和示指最大幅度、最快频率的捏合）	正常（≥15次/5秒）	11～14次/5秒；速度轻度减慢，幅度轻度变小	7～10次/5秒，中度损害，幅度越来越小，偶尔可有停顿	3～6次/5秒，严重损害，运动开始时犹豫或动作进行中有暂停现象	0～2次/5秒，几乎不能完成上述动作
24. 手部运动（单手最大幅度快速握拳、张开交替运动）	正常	动作轻度减慢，幅度轻度减小	中度损害，幅度越来越小，似疲劳状，运动中偶尔有暂停	严重损害，动作开始时犹豫，动作进行中有暂停现象	几乎不能完成测试
25. 双手快速轮替动作（双手同时旋前-旋后、垂直-水平运动，幅度尽可能大）	正常	轻度减慢或幅度轻度变小	明显受累。幅度越来越小，偶尔有停顿状态	严重受累。动作开始时犹豫或动作进行中有暂停现象	几乎不能完成测试
26. 下肢灵活度（快速反复跺起足跟使腿抬起，足跟抬高至少6cm）	正常	动作轻度减慢或幅度轻度变小	中度损害。幅度减小，易于疲劳，动作中偶尔有暂停	严重损害。动作开始时犹豫，动作进行中有暂停现象	几乎不能完成测试
27. 坐椅起立（双手交叉抱在胸前，从靠背椅中起立）	正常	缓慢，可能需尝试1次以上才完成	需撑椅子把手才起立	易跌回椅中；需尝试1次以上，没有他人帮助时，努力撑才能站起	无他人帮助不能站起
28. 姿势	正常	不完全立直，轻度前倾，犹如通常老年人状态	中度前倾姿势，显得异常；也可轻微向一侧倾斜	严重前倾、弯背，也可中度向一侧歪斜	躯体明显弯曲，姿势极度异常
29. 步态	正常	行走缓慢，可小步曳行，但无慌张或前冲步态	行走困难，但很少或不需扶持，可有一定程度的慌张、小步或前冲	严重步态障碍，需扶助	无法行走，甚至扶助时也无法行走
30. 姿势平衡（睁眼直立、双足稍分开，做好准备。检查者自身后突然拉动肩部）	正常	后仰，但不需要帮助而恢复直立位	姿势反应消失。如检查者不扶住老年人可跌倒	非常不稳，有自发失去平衡的倾向	无人扶助不能站立
31. 身体运动迟缓和减少（包括协同缓慢、犹豫状态、手臂摆动减少，全身运动幅度小而慢）	无	动作轻微减慢，可能伴摆动幅度减小。对某些人来说可能属正常	动作轻度减慢，肯定的动作减少，可有动作幅度减小	动作中度减慢，动作幅度减小	动作明显减慢，动作幅度减小或消失
32. 持续时间：异动症状占一日觉醒时间的比率	无	1%～25%	26%～50%	51%～75%	76%～100%

项目	0分	1分	2分	3分	4分
33. 功能障碍：异动症所致的功能障碍的程度	无	轻度功能障碍	中度功能障碍	重度功能障碍	功能完全丧失
34. 痛性异动症：异动症的疼痛程度	无	轻度	中度	重度	极重
35. 清晨出现的肌张力障碍	无	有			
36. "关"期是否可以根据服药时间来预测	不可预测	可以预测			
37. "关"期是否不能根据服药时间来预测	可预测	不可预测			
38. "关"期是否均突然发生（几秒钟内）	不是	是			
39. "关"期所占一日觉醒时间的比率	无	1%～25%	26%～50%	51%～75%	76%～100%
40. 厌食、恶心或呕吐	无	有			
41. 是否存在睡眠障碍，如失眠或嗜睡	无	有			
42. 站立时是否有低血压或感觉头晕	无	有			

Ⅳ. HOEHN&YAHR 分级量表

0 级 = 无疾病体征
1 级 = 单侧肢体症状
1.5 级 = 单侧肢体 + 躯干症状
2 级 = 双侧肢体症状，无平衡障碍
2.5 级 = 轻度双侧肢体症状，后拉试验可恢复
3 级 = 轻至中度双侧肢体症状，平衡障碍，保留独立能力
4 级 = 严重障碍，在无协助的情况下仍能行走或站立
5 级 = 限制在轮椅或床上，需人照料

Ⅴ. SCHWAB&ENGLAND 日常活动能力量表

100%= 完全独立，能做各种家务，速度不慢，毫无困难
90%= 完全独立，能做各种家务，速度稍慢、感觉有些困难
80%= 能独立完成大部分家务，感到吃力、速度缓慢
70%= 不能完全独立，做某些家务较困难，需 3～4 倍的时间，需用一天的大部分时间完成家务
60%= 轻度依赖，能做大部分家务，但极为缓慢和费力，出错误，某些家务不能完成
50%= 更多地依赖他人，半数活动需要帮助，任何事情均感困难
40%= 极需依赖他人，在帮助下做各种家务，但很少能独立完成

续表

30%= 费力，偶尔一些家务可独立完成或只能完成开始一部分，需要更多的帮助 20%= 不能独立完成任何事情，对少数家务能帮些忙，严重残疾 10%= 完全依赖他人，不能自理，完全残疾 0%= 吞咽障碍，大小便失禁，卧床不起

三、帕金森综合征老年人的照护措施

（一）做好生活照护

1. 饮食照护措施

（1）评估老年人的营养状况。

（2）根据老年人的口味提供丰富的食物，以高纤维、低脂、易消化的食物为主。

（3）多食蔬菜水果，促进肠蠕动，防止便秘。

（4）注意食物对药物的影响：高脂肪类食物会延迟左旋多巴药物的吸收，影响药效；蚕豆含天然的左旋多巴，能使老年人体内左旋多巴和卡比多巴的释放时间延长。

（5）对进食有呛咳的老年人应在照护人员的指导下进餐，进食时取坐位，头向前倾；对于卧床者，进食时应抬高床头 ≥ 45° 减少误吸；当发生呛咳时应立刻停止进食，待呼吸平稳后再进食，对频发呛咳者应暂停进食，必要时给予鼻饲。

2. 用药护理措施

对老年人给予明确用药指导是预防药物不良反应最有效的方法之一。遵医嘱及时调整用药剂量及用药时间，不可随意增、减、停药，空腹用药效果比较好，如多巴丝肼应在餐前30分钟或餐后45分钟后服用。告知老年人药物的禁忌证，如单用左旋多巴时禁止与维生素 B_6 同时服用。密切观察用药表现，如苯海索使老年人易产生幻听、幻视等精神症状，以及便秘、尿潴留等，应及时发现药物不良反应。

3. 二便护理措施

对于便秘老年人，应多摄取粗纤维食物、蔬菜、水果等，可多饮蜂蜜、麻油，以软化食物残渣。可配以效果好，副作用少的药物，如番泻叶、芪蓉润肠口服液、开塞露等，促进排便。小便困难者可按摩膀胱、听流水声刺激排尿，必要时遵医嘱导尿，尽量减少老年人的痛苦，维持正常功能。

（二）进行功能康复训练

1. 日常生活照护与活动练习

（1）保证生活环境安全：室内光线充足，地面平坦。房间内减少障碍物的摆放，床加防护栏，以防坠床。

（2）确保日常行动安全：行走时穿防滑鞋，卫生间要有扶手，以防跌倒。指导老年人衣物尽可能选用按扣、拉链、自粘胶式以代替纽扣，以便于穿脱。裤子与鞋要合身，不能过于肥大，以免自己踩踏导致摔伤。起床或躺下时应扶床沿，动作缓慢进行，避免直立型低血压的发生。

（3）步态练习：肌肉持续紧张导致老年人肢体乏力，行走困难，重心丧失，步态障碍。应加强行走步伐的协调训练（图9-3）。

1）原地反复起立。

2）原地站立高抬腿踏步，下蹲练习。

3）双眼平视，配合口令平地行走。如出现碎布时，可穿摩擦力大的胶底鞋，以防滑倒。有前冲步时，避免穿坡跟鞋，尽量持手杖协助控制前冲，维持平衡等。

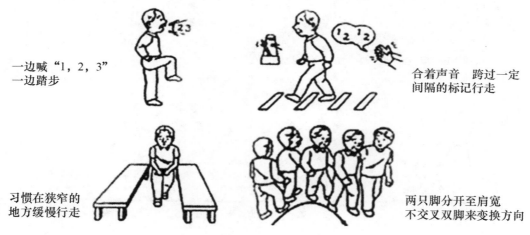

图9-3　步态练习

2．语言功能训练

因发音肌肉协调功能异常，导致语言交流能力障碍。照护人员要多从营造良好沟通氛围入手，让老年人多说话、多交流、多阅读，沟通时给老年人足够时间表达，训练中注意老年人发音的力度、音量、语速频率，鼓励老年人坚持持续连续不断的练习，减缓病情发展。

面部练习：鼓腮、噘嘴、龇牙、伸舌、吹起等动作，以改善面部表情和吞咽困难，协调发音，保持呼吸平稳顺畅。

3．基本动作及运动功能训练（图9-4、图9-5）

（1）上、下肢的前屈、后伸、内旋、外展，起立下蹲。

（2）肩部内收、外展及扩胸运动，腰部的前屈，后仰，左、右侧弯及轻度旋转等。

（3）在有保护的前提下适当运动，进行一些简单的器械运动项目，有助于维持全身运动的协调。

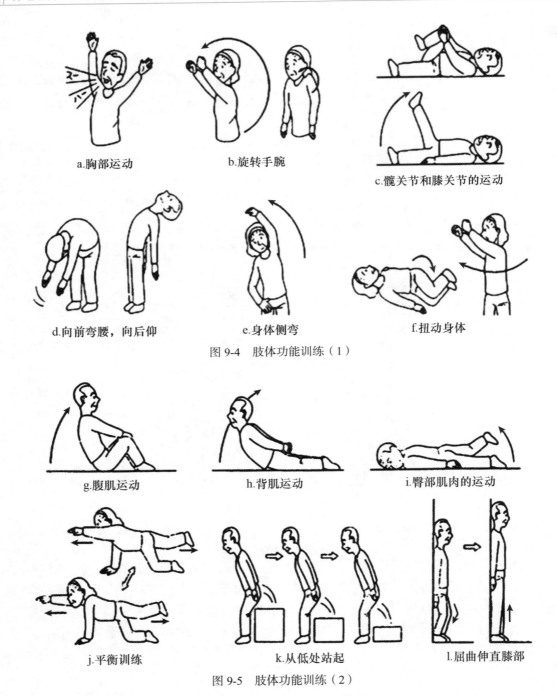

a.胸部运动   b.旋转手腕   c.髋关节和膝关节的运动

d.向前弯腰，向后仰   e.身体侧弯   f.扭动身体

图 9-4　肢体功能训练（1）

g.腹肌运动   h.背肌运动   i.臀部肌肉的运动

j.平衡训练   k.从低处站起   l.屈曲伸直膝部

图 9-5　肢体功能训练（2）

4．功能训练注意事项

（1）功能训练越早越好，运动时间及运动量应因人而异，逐渐增加运动强度。

（2）不宜采取剧烈活动，训练项目逐步进行，训练时动作要轻柔、缓慢，注意安全，避免碰伤、摔伤等事故发生。

（3）到病程后期，老年人如没有自主运动能力时，需要照护人员辅助被动运动。

（4）康复训练时应循序渐进，及时表扬、鼓励；不要急于求成，以免产生失望、抑郁心理。

（三）做好老年人的心理支持

1. 通过收集老年人资料，了解老年人的需求，对老年人的心理状况做出评估。

2. 根据老年人的心理状况，向老年人及家属介绍发病的原因、治疗过程，服药注意事项。

3. 组织老年人参加集体活动，照护人员应陪伴和鼓励老年人参与团体活动。开始时可提供一些简单、易完成的活动，以协助老年人获得正面经验。也可安排参观团体活动，然后引起注意、讨论、逐步参与，最终使老年人主动参与，并从中获得成就和满足。同时要对老年人的进步及时给予表扬，增加自信。

第五节　抑郁症老年人的照护

抑郁是最常见的精神障碍之一，患病率高。我国老年人抑郁患病率北京约为 1.57%，上海约为 5.28%，并随老龄化社会的进展日趋上升。相关研究发现，老年人的自杀和自杀企图有 50%～70% 继发于抑郁症，Denihan 等随访研究 127 例老年抑郁症者 3 年的预后，其中 10.4% 痊愈，34.9% 仍有抑郁症状，24.5% 有其他精神症状。由此，对抑郁症的老年人需要长期的治疗及护理。

一、抑郁症的概念、发生因素及基本表现

（一）抑郁症的概念

抑郁症是指一种以持久（至少 2 周）的情绪低落或抑郁的心境为主要临床表现的精神障碍。

（二）抑郁症的发生因素

1. 生理因素

老年人生理功能退化，一些躯体疾病给老年人带来身心痛苦，高额的治理费用也带来

经济负担，使老年人产生焦虑、担忧、悲观等不良反应。

2．心理因素

因人际交往、终身治疗疾病造成经济负担、缺乏社会支持、角色转变导致心理不适应等诸多原因作用于人体，而产生应激性心理反应，如果得不到及时排解和心理疏导，则可出现抑郁症状。

3．社会因素

与朋友缺乏联系、交际圈变窄、社会角色转换，均可影响老年人情绪，产生失落、自卑感，同时对疾病认识不足易导致病情延误或加重。

（三）抑郁症的基本表现

1．抑郁主要症状

（1）抑郁心境：主要表现为持久的心境低落，抑郁悲观。重度抑郁障碍的老年人常表现为昼重夜轻，即清晨破晓情绪最为低落，而黄昏时分低落的情绪和症状则有所改善。

（2）思维迟缓和妄想症状：表现为主动言语减少，语速减慢，反应迟钝，部分老年人可出现幻觉和妄想，看见或听见不存在的东西，由于缺乏安全感和无价值感，常常认为自己被监视和迫害。

（3）精力丧失，意志消沉：开始可能较轻，主要感到精力不足、疲乏、无力，日常生活表现为机械和被动；后期可出现行为迟缓，双目凝视，情感淡漠，对外界动向无动于衷。

（4）躯体症状：睡眠障碍、食欲下降、体重减轻、胃肠道不适、颈背部疼痛、心血管疾病等。

（5）自杀观念和自杀：抑郁的自杀率比一般人群约高20倍，有2/3的抑郁者有自杀观念，10%~15%有自杀行为。自杀观念通常逐渐产生，随着病情的加重，自杀观念日趋强烈。

2．抑郁的临床分型

（1）按抑郁的严重程度分型

1）轻度抑郁：有一些临床症状，感到做事情很困难。轻度抑郁对工作、社交的影响常常较小。

2）中度抑郁：工作、社交受影响的程度介于轻度抑郁和重度抑郁之间，老年患者有许多抑郁症状，常常不能正常生活，常伴有躯体症状。

3）重度抑郁：工作、社交明显受影响，可伴有精神病性症状，几乎有所有抑郁症状，常常不能进行正常生活，常伴有躯体症状。

（2）按是否伴有精神病性症状分型

1）幻觉：如幻视、幻听、幻嗅、幻味，可能会听到有人命令他做某事，而事实上根本没有。

2）妄想：有错误的信念，尽管有客观的证据表明是错误的，但仍坚信不疑，且不能用其文化背景解释。

二、抑郁症的评估与预防措施

（一）日常观察、交流，评估老年人有无抑郁症状

1. 评估老年人是否感觉心情不佳、心烦意乱、忧伤、绝望，且不为喜乐的环境和事物所改变。

2. 是否兴趣爱好减退，失去了生活热情，回避社会交往。

3. 有无自我感受不良症状，感到精神疲惫，脑力迟钝，进行日常活动吃力，或认为无力完成自己的工作任务或其他劳动。

4. 是否自我评价下降，觉得自己无能、无用，是社会和家庭的累赘，对生活没有信心。

5. 病前的性格特点怎样，兴趣爱好如何，工作、学习、生活能力保持怎样。

6. 近期（6个月）有无应激性事件发生，事件的性质、内容、强度如何，老年人的反应程度怎样，是否有悲观绝望、暴力冲动行为、自伤自残行为的潜在危险。

7. 是否有自杀观念或行动，如感到生活或生命本身没有意义，活着不如死去，有自杀的想法，或已开始准备采取行动。

（二）选用抑郁自评量表（SDS）进行评估

1. 评估内容（表9-3）

表9-3　抑郁自评量表（SDS）（评定时间为过去1周内）

评估项目	偶尔 A	有时 B	经常 C	持续 D
1. 我觉得闷闷不乐，情绪低沉				
2. 我觉得一天之中早晨最好				
3. 我一阵阵地哭出来或是想哭				
4. 我晚上睡眠不好				
5. 我的胃口跟以前一样				
6. 我跟异性交往时像以前一样开心				
7. 我发现自己体重下降				
8. 我有便秘的烦恼				
9. 我的心跳比平时快				
10. 我无缘无故感到疲劳				

续表

评估项目	偶尔 A	有时 B	经常 C	持续 D
11. 我的头脑像往常一样清楚				
12. 我觉得经常做的事情并没有困难				
13. 我感到不安，心情难以平静				
14. 我对未来抱有希望				
15. 我比以前更容易生气激动				
16. 我觉得决定什么事很容易				
17. 我觉得自己是个有用的人，有人需要我				
18. 我的生活过的很有意思				
19. 假如我死了别人会过得更好				
20. 平常感兴趣的事情我照样感兴趣				

2．评分标准

（1）A．B．C．D 依次计 1、2、3、4 分；第 2、5、6、11、12、14、16、17、18、20 题反向计分，即 A．B．C．D 依次计 4、3、2、1 分。

（2）统计结果：总分乘以 1.25 取整数，即得标准分。

（3）中国常模：分界值总分为 53 分，53~62 分为轻度抑郁，63~72 分为中度抑郁，72 分以上为重度抑郁。

（三）抑郁症老年人的严重程度判断

1．躯体症状

（1）评估老年人是否存在入睡困难、多梦、易醒等睡眠障碍，以及睡眠障碍是否给老年人带来烦恼和痛苦。

（2）评估老年人有无躯体症状和不适主诉，如食欲减退、消瘦、口干、便秘，恶心、头晕、头痛、耳鸣、眼花、性功能障碍等。

2．认知功能

（1）老年人是否感觉自己思考困难，不能决断，注意力不集中或记忆力减退。

（2）老年人对自我形象的认识是否受到干扰，对客观刺激是否有存在夸大、曲解倾向，是否持续表现出对人、环境、时间的定向障碍，老年人的认知过程和活动是否受到干扰。

（3）老年人对自身心理健康水平的认识如何，是否对所患疾病存在错误的认识、理解，是否认为自己的病情严重、治疗和预后不好等。

（4）老年人的应对机制如何，是否有基于自我保护意识反复表现出错误的自我肯定；表现出不能顺从医嘱或不坚持治疗；是否有否认某些事情的存在，以此减少内心的焦虑或恐惧。

3．社会行为方面

（1）老年人是否感到孤独，并感到自身处于被人强加的消极或威胁状态，是否处于不明原因引起的焦虑不安，是否处于很危险的状态。

（2）老年人是否感到自己家庭角色受到干扰，如果担心亲情关系又破裂的危险。

（3）老年人是否存在社交障碍，是否处于与社会交往不足、过度或无效的状态。

（4）老年人适应目前健康状况的行为改变是否有效，在面临生活需求和面临角色责任时，其适应能力、调节能力和解决问题的能力是否不足。

（四）抑郁症的预防措施

1．良好的生活习惯

老年人要保持规律的生活习惯，疏泄负性心理能量，有效防止抑郁症的发作，坚持运动有助于增强体质，产生积极的心理感受，能较快地提高情绪、消除抑郁的一系列症状。

2．预防

应避免不良事件影响保持积极向上的良好心态，多与朋友、家属沟通，积极参与各类活动，有意识地停止不良情绪和思考，发生问题时及时寻求帮助，积极取得家庭和社会支持。

3．重视遗传因素

家族中有抑郁者，应重视日常生活，积极参加各类实践活动。锻炼自己，提高心理承受能力，丰富经验，从而促进心理健康。

三、抑郁症老年人的照护措施

（一）做好生活照护

1．保证营养，维持平衡

轻度抑郁者可能会出现暴饮暴食现象，以缓解压力，以至体重增加，较为严重的抑郁老年人则常会出现食欲不振，甚至会受精神症状影响，拒绝进食。了解老年人的饮食习惯，尽量满足和提供适合老年人口味的饮食，以提高食欲，忌食油腻、辛辣等刺激性食物。也可陪伴老年人进餐，增加其就餐安全感，鼓励老年人进食或给予喂食。

2．排泄护理

抑郁者因为活动少、饮水量少，或药物的副作用，经常会出现便秘或尿潴留问题。照护人员应鼓励老年人多活动、多饮水、多吃含维生素丰富的蔬菜和水果，培养每天排便的习惯。如3日未排便，应遵医嘱给予缓泻剂，如麻仁丸等，如老年人排便困难，必要时给予灌肠。如果超过8小时未排尿，且膀胱充盈者应给予温水洗外阴等方式协助排尿，必要时遵医嘱进行导尿。

3．改善老年人睡眠状态

睡眠障碍时抑郁者最为常见的症状，很多抑郁者发生各种意外情况也常常在夜间睡眠不好的情况下出现。因此，改善抑郁者睡眠状态是一项非常重要的工作。

（1）建立规律的作息时间：鼓励老年人白天适当活动，尽量少卧床，并增加白天活动的内容，如打球、下棋、唱歌、跳舞等，从而使老年人晚上能获得充分的休息。

（2）建立良好睡眠习惯：老年人入睡前，应鼓励其热水淋浴、温水泡脚，改善血液循环；听轻音乐，进行肌肉放松运动等促进放松；勿饮咖啡、浓茶等有中枢兴奋作用的饮料，可喝些牛奶或睡前进食少许点心，以助睡眠。

（3）创造良好睡眠环境：为老年人创造一个安静、舒适的睡眠环境，如卧室光线要暗，没有噪声刺激等。

4．药物治疗

对入睡困难或半夜醒来不能再入睡者，可按医嘱适当给予帮助睡眠的药物，以达到减轻焦虑和入眠。

5．协助照护日常生活

由于老年人精神活动抑制，感到疲惫，缺乏兴趣和低自尊，往往无心料理日常生活和起居生活，照护人员应耐心引导和协助其料理个人卫生，但不可完全包办替其打理一切，以免助长老年人的依赖性和强化老年人的无能感。照护中多以积极正性的语言给予老年人支持与信心，如"你做得很出色""这次比以前好多了"。对完全不能自理卧床的抑郁老年人，照护人员应做好各项基础护理工作，诸如口腔护理、皮肤护理、排泄护理、晨晚间护理。特别是年老体弱、肥胖的老年人，注意避免发生皮肤长期受压而导致的压疮发生，定期变换体位，按摩受压皮肤，污染的床单、衣物及时更换，保持清洁、干燥。

（二）做好安全防范

抑郁症者常常由于症状的影响而表现出情绪低落，悲观厌世，甚至会采取自伤、自杀行为。多数抑郁者在抑郁发作的较长时间内有潜在自杀的危险。

1．早期识别自杀的危险因素

及时识别和评估抑郁者自杀危险和可能采取的自杀方式，是有效地阻止老年人自杀行为，保证老年人安全的最有效措施。多数抑郁者在自杀前都有一些前兆，如出现较为明显的情绪转变，言谈中表情欠自然，将自己的财物送人、交代后事、书写遗书等情况时，提醒我们应严密观察、加倍防范，必要时专人护理。

2．妥善安置老年人及危险物品

照护人员应谨慎安排抑郁老年人的居住环境，在疾病的急性期切勿让老年人独居一室，房间陈设要尽可能简单、安全，对各种危险物品，如绳带、玻璃、刀剪等和各类药品，特别是抗抑郁药物等，都要精心妥善保管，以免被老年人利用而发生意外。

3．加强防范

抑郁者往往会在夜间、节假日、周末或趁周围人忙碌的时候，采取自伤、自杀行动，对此照护人员应予以高度得重视，加强防范措施。

（三）做好老年人的心理支持

抑郁者最需要处理的问题是抑郁情绪，很多老年患者还伴有焦虑，两者常相互影响。

1．建立良好关系

老年抑郁症者多表现有人格极端化倾向，心理承受能力差，受不了刺激。因此，照护人员要爱护和尊重他们，礼貌、耐心地协助老年人，使其感到被接受，对于一些积极乐观的行为应给予表扬和鼓励。老年人多怕孤独，要增加陪伴时间，并动员家属子女经常探望。

2．合理选择话题与老年人交流

抑郁者常对自己或事情保持负面看法，对周围的一切事物总认为对自己不利，是自己无能造成的，在了解老年人情况的基础上，要有针对性地选择老年人感兴趣的话题与之交流，讲解有关疾病方面的预防和治疗知识，消除其对疾病的恐惧心理，并安慰、鼓励老年人增强信心。认识到自身价值，积极配合治疗及护理。

3．建立有效的沟通

（1）抑郁老年人思维迟缓、言语减少或缓慢，生活不能自理，因为，沟通时要鼓励老年人抒发自己的感受，当老年人说话时，应积极倾听，不可催促、打断老年人，不可表现出不耐烦或冷漠的表情和行为。

（2）与老年人言语交流时，照护人员可通过眼神、手势等肢体语言传递对老年人的关心支持。

（四）协助老年人适应社会生活

1．鼓励老年人参与团体活动

协助老年人与他人多接触，参与社区举办的文娱活动，参观自己感兴趣的团体活动，培养一项感兴趣的活动，使老年人从中获得满足感，增加自信。

2．鼓励家属共同参与

通过家属参与团体活动，增加家属对疾病的认识和对治疗的了解，引导家属共同面对问题。

第六节 焦虑症老年人的照护

焦虑是精神疾病中常见疾病之一，以紧张、焦虑情绪为主，焦虑症的患病率 1.48‰，女性高于男性，从年龄上看，老年患病者较多，并且焦虑症有一定的家族集聚性；焦虑症的发病主要跟心理、社会因素和人格有关系。

一、焦虑症的概念、发病原因及基本表现

（一）焦虑症的概念

焦虑症是一种以焦虑情绪为主的神经症，以广泛和持续性焦虑或反复发作的惊恐不安为主要特征，常伴有自主神经紊乱、肌肉紧张与运动性不安。

（二）焦虑症的发病相关因素

1．生物因素

受遗传因素的影响，近亲中焦虑症的患病率为 15%。

2．心理因素

有学者发现，老年焦虑症患者常有某些个性特点，在精神因素诱发下发作；焦虑症老年人更倾向于把模棱两可、良性的事件解释成危机先兆，认为坏事会降落到他们头上，低估自己对消极事件的控制能力。

3．社会因素

在生活应激事件发生的情况下，更容易出现焦虑情绪，如失去亲人、失去社会地位、人际关系紧张等。

（三）焦虑症的基本表现

不同的焦虑程度，其生理、认知、行为等方面均有不同的表现（表 9-4）。

表 9-4 焦虑反应的程度及其表现

焦虑程度	主要表现		
	生理方面	感知/认知方面	情绪行为方面
轻度	生命体征正常，个别有轻微肌肉紧张，不舒适或坐立不安	认知范围增加，对内外环境刺激敏感，注意力和警觉性增强，可激发学习能力及创造力	感觉相对舒适安全，平静的外表和声音，行为自然、主动
中度	生命体征轻度升高，表现紧张、不舒适或不愉快（紧张、激动），心跳加快，呼吸加速，出汗和轻微的躯体症状，如胃痛、头痛、尿急等	认知范围有缩小，倾向选择性注意，注意力集中在所关心的事件，此时仍能学习、解决问题，但不能达最佳状态	情感稍感烦躁，但能控制
重度	紧张加重，交感神经兴奋，躯体症状加重，如头痛、恶心、冒冷汗、肌肉极度紧张、眩晕、失眠和发抖等，言谈困难，心跳及呼吸明显加快，出汗增加，尿频，尿急	认知范围明显缩窄，解决问题困难，过分专注事件的琐碎细节而无法进行其他思考，选择性疏忽（阻断有害刺激），时间概念扭曲（比实际快或慢），注意分散等	感到害怕，对新的刺激吃惊，感"负荷"过重，活动可能增加或减少，如来回踱步、跑、搓手、呻吟及颤抖等，行为紊乱或退缩（僵硬、不动），可能出现抑郁、抱怨、激动或易怒，要求增多
恐惧	上述所有症状均加重，可能出现全身颤抖、脸色苍白、出冷汗、血压下降、肌肉协调性差、疼痛、听觉能力下降	感知觉分散或关闭，不能接受刺激，解决问题和逻辑推理能力严重受损，感知觉扭曲，缺乏理性思考，有可怕、惊恐和骇人的感觉，如持续惊恐状态，可造成衰竭死亡	感到无助，失去自我控制，可能出现愤怒或惊吓，变得好争斗或退缩、哭泣、奔跑，行为混乱，如异常活跃或不活跃

二、焦虑症的评估与预防措施

（一）焦虑症的评估与判断

1. 日常观察与交流，评估有无焦虑症状

（1）确定焦虑是否存在：通过观察老年人的外观、行为姿态及表情等确定老年人是否存在焦虑，或通过询问老年人最近经历的事件等来判断是否存在引起焦虑的事件。

（2）确定焦虑对老年人的影响：通过监测老年人的呼吸、脉搏、排泄、食欲等了解焦虑对老年人身体的影响。

2. 心理情况评估

（1）认知反应：观察老年人有无认知范围变小，关注自己，忽视外在环境，并将环境中不相关事件与自己相联系，影响解决问题的能力；常注意过去而不关心现在和将来。

（2）情感方面：有无表现为害怕、沮丧、羞耻、罪恶感、气愤、兴奋等情感表现。

3．社会行为方面评估

（1）人际关系：了解老年人与家人、亲戚、朋友和同事相处的情况，以及老年人当前的症状对其人际关系有什么影响。如问"您与您家人或朋友的关系如何"等。

（2）社会功能：了解老年人的角色功能及社会功能状态。如问"这个问题影响你的日常生活吗""你的工作、学习、兴趣、社交活动有无变化"等。

（3）行为反应：中度以上焦虑者有无出现行为反应，如哭、笑、吃东西、吸烟、饮酒、运动、左顾右盼等。这些行为是通过回避、妥协来满足个体需要，以保护自身。

4．选用 Zung 焦虑自评量表（SAS）进行评估（表 9-5）

表 9-5　Zung 焦虑自评量表（SAS）（评定时间为过去 1 周内）

评定项目	很少有	有时有	大部分时间有	绝大多数时间有
1．我感到比往常更加神经过敏和焦虑	1	2	3	4
2．我无缘无故感到担心	1	2	3	4
3．我容易心烦意乱或感到恐慌	1	2	3	4
4．我感到我的身体好像被分成几块，支离破碎	1	2	3	4
5．我感到事事都很顺利，不会有倒霉的事情发生	4	3	2	1
6．我的四肢抖动和震颤	1	2	3	4
7．我因头痛、颈痛、背痛而烦恼	1	2	3	4
8．我感到无力且容易疲劳	1	2	3	4
9．我感到很平静，能安静坐下来	4	3	2	1
10．我感到我的心跳较快	1	2	3	4
11．我因阵阵的眩晕而不舒服	1	2	3	4
12．我有阵阵要昏倒的感觉	1	2	3	4
13．我呼吸时进气和出气都不费力	4	3	2	1
14．我的手指和脚趾感到麻木和刺痛	1	2	3	4
15．我因胃痛和消化不良而苦恼	1	2	3	4
16．我必须时常排尿	1	2	3	4
17．我的手总是很温暖而干燥	4	3	2	1
18．我觉得脸发热发红	1	2	3	4

评定项目	很少有	有时有	大部分时间有	绝大多数时间有
19. 我容易入睡，晚上休息很好	4	3	2	1
20. 我做噩梦	1	2	3	4

计分与解释：

（1）评定采用 1~4 制计分。

（2）把 20 题的得分相加得总分，把总分乘以 1.25，四舍五入取整数，即得标准分。

（3）焦虑评定的分界值为 50 分，50 分以上，就可诊断为有焦虑倾向。50~60 分为轻度焦虑，61~70 分为中度焦虑，70 分以上为重度焦虑。

（二）焦虑症的预防措施

1. 建立良好的生活习惯

老年人应保持规律的生活作息习惯，学会调节情绪和自我控制，如心理松弛，转移注意力、排除杂念，平和的处事态度。远离咖啡、酒、中枢兴奋药物，可以帮助减少焦虑。树立正确的人生观，以健康心态适应现实环境。

2. 健康教育

对老年人进行健康教育，使老年人充分认识到可能引起焦虑的因素，帮助老年人正确识别焦虑情绪及程度，并能够认识到哪些情境会引起焦虑。

正确看待疾病，焦虑症不是器质性疾病，对人的生命没有直接威胁，减少精神压力和心理负担。

3. 心理支持

增加自信，学会正确处理各种应急事件，增强心理防御能力。培养广泛的兴趣和爱好，使心情豁达开朗。

三、焦虑症老年人的照护措施

（一）做好生活照护

1. 协助老年人日常起居照护

焦虑症严重老年人可使生活能力下降，照护人员应耐心引导、改善和协助老年人做好沐浴、更衣、头发、皮肤等日常护理。

2. 加强饮食和排泄的照护

老年人可能出现食欲减退、体重下降等情况，应鼓励老年人多进食蔬菜水果，多喝水，带领老年人一起运动，养成每日排便的习惯。如有必要遵医嘱给予缓泻剂辅助排便。

3．作息照护

焦虑老年人存在睡眠浅、入睡困难或醒后仍感疲惫等情况，因而老年人白天常卧床，但无法真正休息，反而更疲倦。照护人员应鼓励老年人起床活动，安排以娱乐为主的活动，使老年人在松弛环境中减少焦虑。睡眠障碍者晚上要保证环境安静、减少刺激、指导老年人放松、减轻不必要的担心，必要时可根据医嘱适当给予辅助入睡的药物。

4．保证安全

严重焦虑老年人急性期可能出现自伤、不合作、冲动行为等，慢性的持续性焦虑也可能导致老年人情绪低落、悲观失望，出现自杀行为。所以应为老年人提供一个安全的休息环境，减少心理压力，避免刺激和危险物品，必要时应给予适当的隔离或保护。

（二）做好老年人的心理支持

1．与老年人建立良好关系

对待老年人要真诚、和善，以良好的同理心与老年人沟通，使其感到自己被接受、被关心。当老年人主诉躯体不适时，应给予及时的身体评估，虽然有时找不到器质性改变的症状存在，但对老年人而言躯体症状是真实的，不受意识控制的，要接纳老年人的主诉。

2．鼓励老年人表达自己内心感受

有利于老年人释放内心蓄积的焦虑感，也能帮助照护人员发现老年人心理问题，制订相应的照护措施。在与老年人交谈交流时，应音调柔和，速度慢，简明扼要，鼓励老年人表达自己的想法和感受，使他们感到被尊重。

3．帮助老年人降低现有的焦虑水平

减少引发焦虑的原因，如提供安静环境、无刺激性的环境，限制与具有焦虑的照护对象或亲属接触，避免不愉快的事情发生；陪伴老年人，安排可转移注意力的活动；提供条件让老年人进行放松，如热水浴、足疗、听音乐、按摩等。

4．帮助老年人识别焦虑，找出引起焦虑的原因

照护人员应从老年人的描述中，倾听其中所隐藏的信息，并通过观察老年人生活中的非语言行为，如：来回踱步、搓手、出汗、和脸红等，识别焦虑来源，鼓励老年人回忆或描述焦虑时的感受，评估未满足的需求或希望。有时老年人为了避免讨论令他不愉快的焦虑感受，会顾左右而言他、拒绝交谈、说话绕圈子、否认等，此时照护人员要给老年人时间以作调整。若老年人有正向反应时，要及时鼓励，逐步深入，帮助老年人识别自己的焦虑，寻找引起焦虑的压力源。照护人员可通过询问"您在什么情况下最紧张""什么时候感觉最累"等帮助，区分哪些引起焦虑的因素。

5. 协助老年人减少或消除不良的应对方式

协助老年人重新认识自己，帮助其改变对自己的评价，减少抑郁、否认、回退、退缩、冲动等不良的反应行为。

与老年人共同制定具有积极的应对方式，例如：

（1）通过自我认识、自我肯定及接纳别人，掌控自己的情绪。

（2）学会接纳压力，与压力共存。

（3）学习解决问题的方法，处理压力的情境。

（4）指导老年人使用肌肉松弛法。如协助老年人采用轻松舒适的姿势，闭上眼睛，以轻松的心情聆听照护人员的指示：绷紧脸部肌肉，使之紧缩在一起，慢慢放松，再重复1次。依照此顺序，牙齿－肩膀－手臂－手掌－背部－腹部－腿－脚，重复练习，指导老年人感到放松，能舒适地休息为止。

（5）也可采用深呼吸、听音乐、练气功、打太极拳等方法，放松自己。

6. 鼓励老年人以健康心态适应现实环境

帮助老年人增长个人对压力的容忍度，促使个人适应环境，发展自我的目的。

（三）协助老年人适应社会生活

1. 协助老年人寻求社会帮助

照护人员应帮助老年人认清现有的人际关系，鼓励其扩大社会交往范围，使老年人的心理需求得到更多的满足机会。如加入群众互助组织、社会活动或自己感兴趣的团体。

2. 帮助协调家庭人际关系

协助老年人及家庭维持正常关系。家庭是老年人的主要社会支持，可以帮助老年人缓解压力，也可能是加重老年人压力、造成焦虑的根源。照护人员协助分析家庭困扰，确认正向的人际关系，并对存在的问题进行分析，寻求解决方法。

第七节　衰弱老年人的照护

衰弱是老年人在神经肌肉、代谢及免疫系统方面的生理储备能力减退，从而使老年人维持自身环境稳定的能力下降，是衰老的表现之一，是导致老年人失能的主要原因，严重影响老年人的生活质量，随老年人增龄而增加，且女性高于男性，医疗机构中老年人衰弱率高于社区老年人，社区老年人衰弱率为 4.0%～59.1%。

一、衰弱的概念、发病因素及基本表现

（一）衰弱的概念

衰弱是由于衰老、老年人多重生理系统功能衰退累积作用，造成身体恢复及储备能力降低、抵抗应激的能力下降，以维持体内恒定能力改变等，进而呈现一些综合征的表现，如跌倒、谵妄及失能等。

（二）衰弱的发病相关因素

与老年人炎症、营养不良、肌少症、体重下降、新陈代谢失衡、神经退化等因素有关。有研究发现 75 岁以上老年人，女性、社会地位经济地位低、合并多种疾病、失能、认知损伤、抑郁的老年人，发生衰弱的风险显著增高。

（三）衰弱的基本表现

1. 非特异性表现
极度疲劳、行动缓慢、活动能力下降、丧失独立性。
2. 特异性表现
如跌倒、谵妄及间歇性失能也是衰弱的表现。

二、衰弱的评估与预防措施

（一）衰弱的评估与判断

根据 Fried 提出的衰弱诊断标准共五条：
1. 体重减轻　1 年体重下降 ≥ 5%（没有节食、锻炼或手术干预）。
2. 疲劳感　前 1 周内多数时间（ ≥ 3 天）感到做每件事很费力。
3. 握力下降　标准（表 9-6），握力下降的老年人发生衰弱是正常老年人的 6 倍。
4. 步速减慢　6 米正常步速：从静止开始，步行 6 米，计算步速：欧洲肌少症工作组的步速标准为步行 6 米，≤ 0.8m/s 为异常。
5. 低体能　活动量减少，每周体力活动男性＜ 383kcal；女性＜ 270kcal 为低体能。一般步行 4km/h，消耗热卡 3.1kcal/（kg·h）；步行 6km/h，消耗热卡 4.4kcal/（kg·h）（该指标来自 CHS 研究，为美国标准，我国目前尚无类似标准）。

符合 3 条以上可以诊断衰弱；符合 1～2 条可以诊断衰弱前期。

表 9-6　握力减弱 Fried 判定标准

性　　别	BMI（kg/m^2）	握力（kg）
男性	≤ 24	≤ 29
	24.1 ~ 26	≤ 30
	26.1 ~ 28	≤ 31
	> 28	≤ 32
女性	≤ 23	≤ 17
	23.1 ~ 26	≤ 17.3
	26.1 ~ 29	≤ 18
	> 29	≤ 21

（二）衰弱的预防措施

1. 生活方面　养成良好的生活习惯，保持好心态；饮食规律，保证营养的摄入；定期运动锻炼身体，增强机体免疫力。

2. 疾病方面

（1）密切观察老年人基础疾病情况，有效控制老年人的慢性病和老年综合征。

（2）定期对老年人进行综合评估，针对存在问题给予个性化的照护和支持。

三、衰弱老年人的照护措施

（一）做好生活照护

1. 保证营养，维持平衡　衰弱老年人由于体力耐力下降，可能会出现食欲减退，进食减少的现象。了解老年人的饮食习惯，在满足老年人口味的前提下，给予高蛋白、高热量、易消化的食物，忌食油腻、辛辣等刺激性食物。鼓励老年人自己进食。

2. 做好排泄护理　衰弱老年人因为耐力较差导致活动量减少，经常会出现便秘问题。照护人员应鼓励老年人多饮水、多吃维生素丰富的蔬菜和水果，给予腹部顺时针按摩，培养每天定时排便的习惯。如 3 日未排便，应遵医嘱给予缓泻剂，如麻仁丸等，如老年人排便困难，必要时可给予灌肠。

3. 协助照护日常生活　由于老年人体力下降，感到疲惫，往往无法料理日常生活和起居生活，照护人员应耐心引导和协助其料理个人卫生。对完全不能自理的卧床的衰弱老年人，照护人员应做好各项基础护理工作，诸如口腔护理、皮肤护理、排泄护理、晨晚间护理。对于年老体弱、肥胖的老年人，注意避免皮肤长期受压而导致的压疮，定期变换体位，按摩受压皮肤，及时更换污染的床单、衣物，保持清洁、干燥。

4. 设置安全的环境　室内光线充足，地面平坦。房间内减少障碍物的摆放，床加防护栏，以防坠床。行走时穿防滑鞋，卫生间要有扶手，以防跌倒。指导老年人衣物尽可能选用按扣、拉链、自粘胶式以代替纽扣，以便于穿脱。裤子与鞋要合身，不能过于肥大，以免老年人踩踏导致摔伤。起床或躺下时应扶床沿，动作缓慢进行，避免直立型低血压的发生。

（二）协助开展运动训练

1. 功能训练项目　根据老年人自身体力耐力情况，可选择性进行主动、被动训练，适合衰弱老年人的运动训练方式主要有耐力训练、抗阻训练和综合性的功能训练，其中综合性的功能训练包含有氧运动和无氧运动，如太极拳、八段锦等有助于提高运动功能，促进老年人平衡，改善肌肉力量，减轻慢性疼痛。

2. 功能训练注意事项　运动时间及运动量应因人而异，渐渐地增加运动强度；不宜采取剧烈活动，训练项目逐步进行，训练时动作要轻柔、缓慢，注意安全，避免碰伤、摔伤等事故发生。康复训练时应循序渐进，及时表扬、鼓励；不要急于求成，以免产生失望、抑郁心理。运动前协助照护对象做好准备工作，运动中做好防护。

第十章
照护风险防范与应急处理

第一节　坠床或跌倒的防范与应急处理

调查显示，75 岁以上老年人最容易发生摔倒骨折，而老年人摔倒后，一年内死亡的概率超过了 40%。据 2014 年深圳市慢性病防治中心流行病学调查表明，深圳市老年跌倒发生率 13.7%，每年约有 67130 名老年人发生跌倒。在跌倒的老年人中近 60% 者发生较为严重伤害，比如髋关节骨折、其他部位骨折、硬脑膜下出血、软组织伤害或头部外伤，这需要进行医疗处理。

一、跌倒与坠床的概念与危险因素

（一）跌倒与坠床的概念

坠床是指从床上掉落在地上。多发生在体力不支，改变体位、床上取用物、睡梦中翻身及下床时，发生在夜间最多，其次是早晨及午睡起床时。

跌倒是指一种突发的、不自主的体位改变，可导致身体的任何部位（不包括双脚）意外"触及地面"，但不包括由于瘫痪、癫痫发作或外界暴力作用引起的跌倒。

（二）跌倒与坠床的危险因素

1. 与疾病有关的因素。

2. 视力衰退或受损，如白内障、青光眼等；心脑血管系统疾病，如直立性体血压、晕厥、心律不齐等；下肢功能不良，如肌肉无力、周围神经性疾病等；步行及平衡不良，如小脑病变等；排泄系统失常，如夜尿症、二便失常、腹泻等；精神、意识状况失常，如严重头晕、乏力、感觉迟钝、意识障碍、幻觉、定向障碍等；药物因素，如使用利尿剂、泻药、镇静、催眠药、抗精神疾病药、麻醉药等，以及禁食、失血及其他有跌倒危险者。

3. 物理、环境因素。

4. 光线不合适，如太暗或太亮，影响视物；地面有障碍物、潮湿、不平等；厕所/浴室地面湿滑、缺乏扶手；座椅太高或太低，影响行动；床边未设置安全防护措施。

5. 个人因素。

6. 鞋子不合适，不防滑；裤子过长；无家人陪护/搀扶；年龄大于或等于 65 岁等。

二、跌倒与坠床的防范措施

（一）准确评估老年人的情况

评估老年人的认知、感觉、活动能力等，有条件的话，照护人员可对老年人进行危险跌倒因素评估。

（二）积极治疗老年人的自身疾病

对患有易引起坠床／跌倒的疾病的老年人，如高血压、骨质疏松症、心肌梗死和慢性心衰等，积极观察症状，配合治疗；对骨质疏松症的老年人应鼓励其每天补充钙片，多吃绿色蔬菜、豆制品和坚果类食物，平衡营养，减少跌倒危险因素。

（三）防范老年人发生药物副作用

指导并协助老年人及其照护人员按医嘱服药，注意对药物药理作用及副作用的观察，避免擅自增减药物。对服用降压药、降糖药、安眠药可能出现的不良后果，做好积极预防。

（四）确保老年人所处的环境、设施安全

1. 确保床的安全。床要牢固，如有脚轮，应处于制动状态；床的高度要合适，方便上下床；根据情况适当加床档或在床旁用椅子挡护；床垫不要太软太滑，以免翻身时滑落坠地；改变体位时，动作要慢，幅度要小，确保安全；床旁准备呼叫装置。

2. 地面物品摆放有序，保证行走通畅无障碍；地面保持完好、干燥，拖地时不可过湿，尤其卫生间和浴室的地面有潮湿及时拖干，建议准备好干拖把，随时拖干地面。

3. 座椅无损坏，坚实牢固，最好有靠背。

4. 照明，老年人行动之处光线适宜，灯坏了以后及时修理，夜间留地灯。

5. 服饰选择长短适宜的衣物和合适的防滑鞋具。

6. 必要时，选择合适的辅具，并在厕所及洗浴处配置扶手等借力设施。

7. 老年人如厕或活动时，尤其是夜间最好都要有家属陪护，应教会家属基本的防止跌倒／坠床的措施，如怎样正确翻身、正确使用轮椅等。

8. 对极度躁动的老年人，可采用约束带进行保护性约束。

9. 根据老年人的情况，采取相应的防范措施，并对其及家属进行健康指导和相关注意事项宣教，加以防范。

三、老年人发生跌倒／坠床的应急处理

如发现老年人跌倒／坠床，不要急于扶起，要分情况进行处理：

（一）发生跌倒／坠床的老年人意识清楚情况下的应急处理

1. 询问老年人跌倒／坠床发生过程及对过程是否有记忆，如不能记起跌倒／坠床过程，则可能为或脑血管意外，应立即护送老年人到医院诊治或拨打急救电话。

2. 询问老年人是否有剧烈头痛或口角歪斜、言语不利、手脚无力等提示脑卒中的情况，如有，立即扶起可能会加重脑出血或脑缺血，使病情加重，应立即拨打急救电话。

3. 有外伤、出血，应立即止血、包扎并护送老年人到医院进一步处理。

4. 查看老年人有无肢体疼痛、畸形、关节异常、肢体位置异常等提示骨折的情况，如无相关专业知识，不要随便搬动，以免加重病情，应立即拨打急救电话。

5. 询问老年人有无腰、背部疼痛，双腿活动或感觉异常及大小便失禁等提示腰椎损害的情况，如无相关专业知识，不要随便搬动老年人，以免加重病情，应立即拨打急救电话。

6. 如老年人试图自行站起，可协助其缓慢站起，坐、卧休息并观察，确认无碍后方可离开。

7. 如需搬动老年人，应保证平稳，尽量让其平卧。

8. 发生跌倒的老年人均应在家庭成员或照护人员的陪同下到医院诊治，查找其跌倒／坠床发生的原因，评估跌倒／坠床的风险，制订预防措施及方案。

（二）发生跌倒／坠床的老年人意识不清情况的应急处理

1. 立即拨打急救电话

2. 根据老年人的不同情况，分别处理

（1）如有外伤、出血，立即止血、包扎。

（2）如有呕吐，将头偏向一侧，并清理口、鼻腔呕吐物，保证呼吸通畅；

（3）如有抽搐，移至平整软地面或身体下垫软物，防止碰、擦伤，不要硬掰抽搐肢体，防止肌肉、骨骼损伤。

（4）如有呼吸、心跳停止，应立即进行胸外心脏按压、口对口人工呼吸等急救措施。

（5）如需搬动，保证平稳，尽量平卧。

（三）老年人发生跌倒／坠床的应急处理流程图

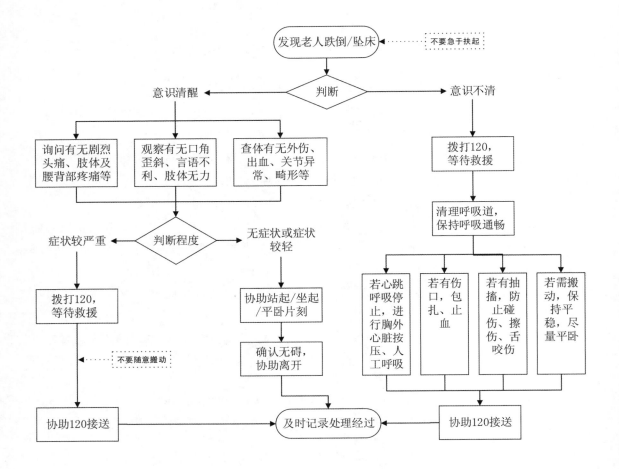

第二节　噎食与误吸（食）的防范及应急处理

食物团块完全堵塞声门或气管引起的窒息，俗称"噎食"，是老年人猝死的常见原因之一[1]。美国每年约有4000多人因噎食猝死，占猝死病因第6位。其中至少有1/3的噎食老年人被误诊为"餐馆冠心病"而延误了抢救时机。有80%的噎食发生在家中，病情急重。抢救噎食能否成功，关键在于是否及时识别诊断，有否分秒必争地进行就地抢救。如抢救得当，可使 50% 的老年人脱离危险。阻塞气管的食物常见的有肉类、芋艿、地瓜、汤圆、包子、豆子、花生、瓜子、纽扣等。

一、噎食与误吸的概念、危险因素与主要表现

（一）噎食与误吸（食）的概念

1. 噎食是指个体饮食过程中，食物与分泌物混合堵塞老年人咽喉部或卡在食道的第一狭窄处压迫气道或食物误入气管（呼吸道）引起的呼吸道完全或不完全阻塞致呼吸不畅、困难、窒息。实质上是饮食过程不当导致呼吸道阻塞。

2. 误吸（食）是指进食（或非进食）时，食物、口咽部分泌物、胃食管反流物及其他异物，误入气管、支气管及肺内，引起呛咳、气喘甚至窒息。

（二）噎食与误吸（食）的危险因素

以下人群 / 行为容易引起噎食 / 误吸：

1. 咀嚼功能不良，进食大块食物、未嚼碎食物就下咽。
2. 在饮酒过量时，容易失去自控能力。
3. 老年人患食管病者较多，加上进餐时情绪激动，容易引起食管痉挛[2]。
4. 老年人的脑血管病变发生率高，咽反射迟钝，容易造成吞咽动作不协调而噎食。
5. 抗精神病药物的副反应引起吞咽困难。
6. 食欲亢进而不能自控，进食馒头时大口吞咽，老年人抢食，未经过咀嚼强行咽下者。
7. 暴饮暴食者合并躯体疾病，如糖尿老年人饥饿感明显者。
8. 慢性病者、精神衰退、身体虚弱，特别是咳嗽、说话困难无力者、卧床喂食者。

（三）噎食与误吸（食）的主要表现

1. 进食时突然不能说话，不能呼吸、并出现窒息的痛苦表情。
2. 老年人通常用手按住颈部或胸前，并用手指口腔。
3. 如为部分气道阻塞，可出现剧烈的咳嗽，咳嗽间歇有哮鸣。

二、噎食与误吸（食）的防范措施

（一）评估老年人的摄食行为，纠正不良习惯

1. 确保进食时注意力集中，避免看电视、思考问题、聊天等。

2．进食环境舒适、整洁。

（二）安置老年人于合适体位

进食体位首选端坐位，如体力缺乏，取舒适半卧位，但吞咽时需头部前曲，必须卧位进餐时，头与身体向健侧倾斜45°。

（三）为老年人选择合适食物

1．食物推荐糊状优于固体，固体优于流质。

2．食物以半流质为宜，如蛋羹粥类、菜泥、酸奶等。

3．根据老年人饮食特点及吞咽障碍程度，选择易被老年人接受的食物，将食物做成糊状和冻块状。

4．禁食易导致噎食的食物

（1）圆形、滑溜或者带黏性如汤圆、糯米糍、面包、水煮蛋、豆子。

（2）大块状食物：肉类、地瓜、鱿鱼、馒头、包子。

（3）带骨刺的食物：鱼、大块排骨花生、瓜子等。

（四）为老年人选用合理进食方式

1．首先鼓励老年人自己进食，对于不能自行进食的老年人可以辅助喂食。

2．喂食技巧

（1）一口量：最适宜吞咽的每次摄食入口量。一口量过多，食物会从口中漏出或引出咽部残留导致误吸。根据老年人吞咽能力的差异设定不同的一口量，避免了老年人因一次进食过多引起误吸的发生。

（2）选用特殊的进餐工具，选用匙面小而浅、边缘钝的勺匙。

（3）将汤匙大小的食物放入口中，用匙背轻压舌部一下，以刺激老年人吞咽。

（五）协助老年人进行功能锻炼

1．掌握有效咳嗽的方法。端坐位或直立位时，在深吸一口气后屏气3~5秒，从胸腔进行2~3次短促有力咳嗽，咳嗽时收缩腹肌，或用自己的手按压上腹部，帮助咳嗽。

2．进行吞咽基础训练，加强舌、口腔、会咽肌肉训练。

3．进行吞咽功能训练，如咽部冷刺激（使用冰棉签，刺激软腭、颚弓及舌根后部，做空吞咽动作）。

三、老年人发生噎食 / 误吸（食）的应急处理

（一）老年人发生噎食 / 误吸（食）的急救流程

1. 疏通呼吸道

（1）立即清除口咽部食物，疏通呼吸道，就地抢救，分秒必争，迅速用筷子、牙刷、压舌板等物分开口腔，清除口内积食。

（2）清醒的老年人用上述物品刺激咽部催吐，同时轻拍老年人背部，协助吐出食物。

2. 如老年人意识清晰，但不能说话或咳嗽，也没有呼吸运动时，照护人员应。

（1）先观察老年人的面色，让老年人知道有人在身边帮助他。

（2）不要急于拍打老年人背部，站在窒息老年人的后面，用手臂环抱老年人的腰部，找到脐和剑突部位，左手握拳，再用右手包住左拳，置于老年人的脐和剑突之间，用左手拇指紧压在腹部，迅速向上向内推压，拳头推进肋缘下，朝肩胛骨方向上推压，持续此动作直到老年人的气道通畅，否则老年人会意识丧失。

3. 如果老年人意识丧失，照护人员应。

（1）让老年人平躺在地板上，使老年人的头部后仰并抬起下颌，以便开放气道（图 10-1）。

（2）一只手放在前额上，另一只手的两指放在下颌处，使下颌向前，使舌向外移出气道，手压在前额上，使头向后倾斜，在口腔内寻找阻塞气道的异物。

（3）若能找到，将其取出；若看不到异物，用两指在口内搜寻，以便将看不到的异物取出。

（4）横跨在老年人的髋部，面对其上身一只手紧扣，另一只手放在手背上，将掌面放在老年人的腹部，双手置于老年人的脐和剑突之间向上推压移动头部，用双手指清除口腔，看是否有可移动的异物；试着捏住老年人的鼻子同时向口内吹气，帮助通气；重复上述动作直至气道通畅，一旦实现气道的畅通，立刻检查脉搏，若没有脉搏继续进行心肺复苏。

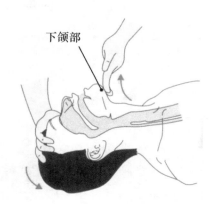

下颌部

图 10-1　开放气道

（二）老年人发生噎食 / 误吸（食）时常用的现场急救方法

1. 拍背法。

2. 抢救者站立在老年人的侧后位，一只手放置于老年人胸部以做围扶，另一手掌根部对准老年人肩胛区脊柱，用力给予连续 4~6 次急促拍击（图 10-2）。拍击时应注意老年人

头保持在胸部水平或低于胸部水平，充分利用重力作用使异物排出。

3. 腹部手拳冲击法。

4. 美国学者海姆立克发明了一种简便易行、人人都能掌握的急救法。其具体操作方法是：意识尚清醒的老年人可采用立位或坐位，抢救者站在老年人背后，双臂环抱老年人，一只手握拳，使拇指掌关节突出点顶住老年人腹部正中线脐上部位，另一只手的手掌压在拳头上，连续快速向内、向上推压冲击6～10次（注意不要伤其肋骨）（图10-3）。

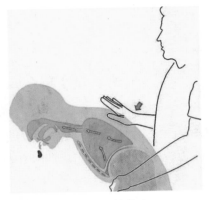

图 10-2　拍背法

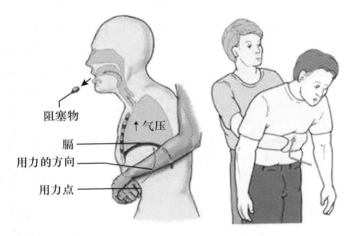

图 10-3　海姆立克急救法（站立）

昏迷倒地的老年人采用仰卧位，抢救者骑跨在老年人髋部，按上法推压冲击脐上部位（图10-4）。这样冲击上腹部，等于突然增大了腹内压力，可以抬高膈肌，使气道瞬间压力迅速加大，肺内空气被迫排出，使阻塞气管的食物（或其他异物）上移并被驱出。这一急救法又被称为"余气冲击法"。如果无效，隔几秒钟后，可重复操作一次，造成人为的咳嗽，将堵塞的食物团块冲出气道。

5. 自救法。

6. 如果发生食物阻塞气管时，旁边无人，或即使有人，老年人往往已不能说话呼救，老年人必须迅速利用两三分钟左右神志尚清醒的时间自救。此时可自己取立位姿势，下巴抬起，使气管变直，然后使腹部上端（剑突下，俗称心窝部）靠在一张椅子的背部顶端或桌子的边缘，或阳台栏杆转角，突然对胸腔上方猛力施加压力，连续向前倾压6～8次一般可将异物顶出体外，在自救时，老年人应注意弯腰，使自己的躯干向前倾。

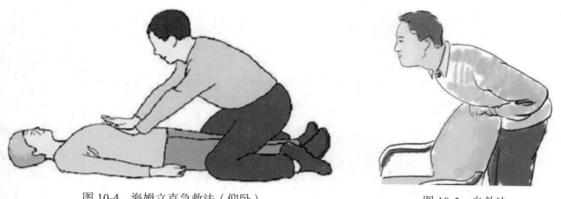

图 10-4 海姆立克急救法（仰卧）　　　　　　　　　图 10-5 自救法

（三）老年人发生噎食／误吸（食）的应急处理流程图

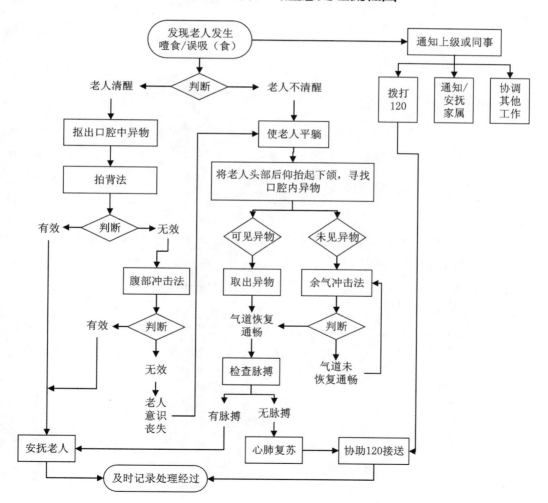

第三节　烫（冻）伤的防范与应急处理

烫（冻）伤是老年人生活中常见的意外事件。由于老化的生理、病理性改变和老年人及照护者安全风险意识差，老年人极易在日常生活中发生烫（冻）伤。烫（冻）伤不仅使老年人机体组织受损，发生伤口疼痛、感染等，威胁老年人健康，增加家庭和社会负担。掌握和了解老年人烫（冻）伤的主要危险因素及采取有效防范措施，对保障老年人的安全具有重要作用。

一、烫（冻）伤的概念与危险因素

（一）烫（冻）伤的概念

1. 烫伤是由无火焰的高温液体、高温固体或高温蒸汽等所致的组织损伤。
2. 冻伤是机体暴露于低温环境所致的全身性或局部性急性冻结性损伤。

（二）烫（冻）伤的危险因素

1. 生理因素

随着老年人年龄的增长，导致机体技能下降，感觉减弱，皮肤对冷热敏感度下降，对不良刺激防御功能降低，导致不同程度的烫（冻）伤，同时由于老年人对自身身体状况认知出现偏差，仍参加一些家务劳动，增加了被烫（冻）伤的概率。

2. 疾病因素

慢性病是影响老年人生活质量最严峻的问题，也是受伤害的重要因素之一，如糖尿病周围神经病变，脑血管导致的深浅感觉减退，老年人行动不便、老年痴呆、癫痫等症状导致烫（冻）伤。

3. 物理因素

如使用暖水袋、电热毯、电暖器等设备出现问题；由于天气原因未对暴露在外的皮肤进行保护导致烫（冻）伤。

二、烫（冻）伤的防范措施

（一）准确评估老年人发生烫（冻）伤的风险或已发生的烫（冻）伤的程度

1. 一般评估

（1）评估老年人的意识、视力、生活自理能力、肢体感觉、末梢循环等情况。

（2）评估老年人有无烫（冻）伤史。

（3）评估老年人是否应用冷热疗、热水袋、电热毯等情况，是否知道正确使用方法。

2. 烫（冻）伤程度评估

根据烫（冻）伤引起表皮层、真皮层或皮下组织等组织损伤程度进行判断，如皮肤是否红肿、有无水疱、面积大小、感觉有无消失等（表 10-1、表 10-2）。

表 10-1　烫伤分级标准

分级	主要表现
I°	烫伤只损伤皮肤表层，局部红斑性改变，皮肤发红，轻度红肿、无水疱、疼痛明显，再生能力强，3～7 天可痊愈
浅 II°	烫伤是真皮损伤，局部红肿疼痛，有大小不等的水疱，内含淡黄色澄清液体，创面红润、潮湿。如不感染，1～2 周可愈合，一般不留瘢痕，多数有色素沉着
深 II°	伤及真皮乳头层以下，有水疱形成，去除疱皮后，创面微湿，红白相间，痛觉迟钝，如不感染，3～4 周可修复，常有瘢痕增生
III°	伤及皮肤全层或更深，无水疱，痛觉消失，无弹性，干燥如皮革样或呈蜡白、焦黄甚至炭化成焦痂，痂下水肿。创面修复需要植皮或上皮自创缘健康皮肤生长，愈合后多形成瘢痕，造成畸形

表 10-2　冻伤分级标准

分级	主要表现
I°	皮肤浅层冻伤：皮肤初为苍白色，渐转为青紫色，继之出现红肿、发痒、刺痛和感觉异常，无水疱形成，约 1 周后症状消失，表皮逐渐脱落，愈后不留瘢痕
II°	全层皮肤冻伤：局部皮肤红肿、发痒、灼痛，可在 24～48 小时内出现水疱，如无继发感染，经 2～3 周，水疱干涸，形成黑色干痂，脱落后创面有角化不全的新生上皮覆盖，局部可能有持久的僵硬和痛感，但不遗留瘢痕和发生痉挛
III°	皮肤全层及皮下组织被冻伤。皮肤由苍白逐渐变为蓝色，再转为黑色。皮肤感觉消失，冻伤周围组织出现水肿和水疱，并伴较剧烈的疼痛和灼痒。坏死组织脱落后留有创面，易继发感染。愈合缓慢，愈后遗留瘢痕，并可影响功能
IV°	皮肤、皮下组织、肌肉甚至骨骼都被冻伤：受伤部位感觉和运动功能完全消失。患处呈暗灰色，与健康组织交界处可出现水肿和水疱。2～3 周内有明显的坏死分界线出现，一般为干性坏疽，但有时由于静脉血栓形成，周围组织水肿以及继发感染，形成湿性坏疽。往往留下伤残和功能障碍

3．烫伤面积评估

大面积烫伤采用烧伤九分法计算，小面积采用烧伤手掌法计算（图 10-6、图 10-7）。

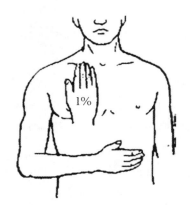

1%

图 10-6　烧伤九分法

部　位		占成人体表	占儿童体表
头　颈	发　部 面　部 颈　部	3 3　}9 3	9+（12- 年龄）
双上肢	双上臂 双前臂 双　手	7 6　}9×2 5	9×2
躯　干	躯干前 躯干后 会　阴	13 13　}9×3 1	9×3
双下肢	双　臀 双大腿 双小腿 双　足	5* 21 13　}9×5+1 7*	9×5+1-（12- 年龄）

图 10-7　烧伤手掌法

（二）老年人烫伤的预防措施

1．健康指导。

2．做好健康宣教，避免因照护不当引起烫伤，对容易发生烫伤的老年人给予个性化预防宣教，尽量不要让老年人独居，以免发生意外。

3．注意日常生活安全。

4．自理能力差的老年人身旁禁忌放置热水瓶，喂水水温应在 38~42℃，应有他人协助；淋浴、泡脚、坐浴时先放冷水，再放热水，试好水温在40~45℃再冲洗，伴糖尿病老年人水温＜37℃，温水泡脚及坐浴＜15分钟。取暖时，尽量不用热水袋，若必须使用，外表用布包裹，注意＜50℃。

5. 注意治疗安全。

6. 老年人在进行治疗时应保持适当距离，避免烫（冻）伤，如烤灯与老年人皮肤距离应＞30cm，蜡疗时应包裹一层毛巾隔热；治疗时，注意观察周围皮肤颜色和反应，如有不适应暂定使用，并立即处理。

（三）老年人冻伤的预防措施

1. 做好保暖工作，之所以被冻伤是由于皮肤长时间暴露在低温状态下导致血液循环不畅，因此防止被冻伤的首要任务是做好的保暖工作。

2. 每天坚持运动，运动可以促进血液循环，因为脚处于离心脏最远端，脚部血液回流相对缓慢，容易被冻伤。运动可以促进血液流通，改善循环。

3. 坚持搓手，手背皮下的脂肪含量较少，血液循环和回流缓慢，容易被冻伤，因此如果手暴露在冷空气中时，要使双手相互摩擦，主动的促进手上的血液供应，加快血液循环。

4. 坚持每天用温水泡手、泡脚，利于防止手脚被冻伤，更能促进血液循环，每次泡脚、泡手的时间一般在20分钟，一般保持在40℃左右即可。

三、老年人发生烫（冻）伤的应急处理

（一）老年人发生烫伤的应急处理

1. 协助老年人迅速脱离热源，安慰、稳定情绪。

2. 立即将烫伤处放入冷水桶内或用流动水进行冲洗。

3. 置于不低于5℃冷水中浸泡，浸水时间为20~30分钟以上，以烫伤部位离开水面不痛为止。

4. 创面处理，对于局部较小面积的轻度烫伤，在清洁创面后，可涂消肿、镇痛药。严重烫伤，先剔除受伤皮肤附近的毛发，用肥皂水或清水清洗皮肤。再用0.1%苯扎溴铵溶液或75%酒精擦洗消毒，创面用等渗盐水清洗污垢等，保护小水疱勿破损，大水疱可用空注射器沿水疱边缘抽出水疱液。以破溃的水疱或污染较严重的创面用纱布轻轻展开，上面覆盖薄层凡士林纱布，外加多层脱脂纱布加压包扎。大面积严重烫伤，需及时送往医院救治，保护创面清洁，避免加重感染。

5. 若穿着衣服或鞋袜的部位被烫伤，不要着急脱去被烫部位的鞋袜或衣裤，以免造成表皮随同鞋袜、衣裤一起脱落。应先用冷水或食醋（食醋有收敛、消肿、杀菌、镇痛的作用）隔着鞋袜、衣裤浇到伤处及周围，然后再脱去，进行治疗。

（二）老年人发生冻伤的应急处理

1. 发现老年人冻伤立即保温和积极复温，避免老年人继续暴露于低温环境，将老年人转移至温暖环境。

2. 去除湿冷衣物并隔绝冷热风，通过温水浸泡快速复温，防止进一步丧失热量。

3. 创面处理　复温消毒干纱布包扎或暴露疗法，必要时注射破伤风，改善血液循环药物营养支持，抗生素治疗，局部涂抹冻伤膏并观察局部肢体温度，如有血运障碍，及时到医院就医。

（三）老年人发生烫/冻伤的应急处理流程图

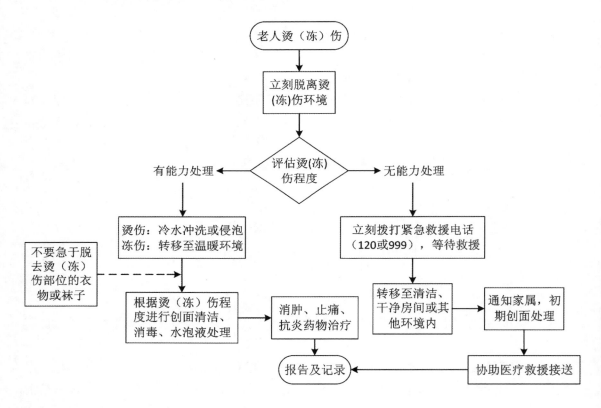

第四节　走失的防范与应急处理

2016年10月9日，中民社会救助研究院联合今日头条在民政部发布了《中国老年人走失状况白皮书》，对中国老年人走失问题进行全面分析的研究报告，根据白皮书相关调查数据显示，每年全国走失老年人约有 50 万人，而平均每天就约有 1370 名老年人走失；从年龄上看，65 岁以上老年人容易走失，比例达到 80% 以上；迷路、精神疾病和老年痴呆是老年人走失的重要原因。作为照护机构及照护人员，必须重视老年人走失存在的风险评估，采取主动防范措施，避免情况的发生。

一、走失的概念与发生因素

（一）走失的概念

走失是指在日常生活中，老年人不能确认自己的位置，不能找到目的地或起始地点位置，而迷路导致下落不明。

（二）走失的发生因素

1. 疾病因素。

2. 随着老年人年龄增加，慢性基础病增加，如老年痴呆、大脑神经损伤、精神疾病等导致认知障碍，易发生走失。

3. 认知不足。

4. 对老年期痴呆早期症状认知不足，特别是"空巢"家庭对痴呆早期症状缺乏了解，缺乏预见性的安全管理措施。

5. 生活环境改变。

6. 老年人尤其早期痴呆者对长期居住的周围环境很熟悉，不会走失。一旦改变居住地，对周围环境不熟悉，外出离家较远、时间较长，容易迷路走失。

二、走失的防范措施

（一）准确评估老年人状态，管控走失风险

1. 老年人有无走失史。

2. 心理状态有无情绪低落、焦虑抑郁。

3. 有无意识障碍（谵妄），定向力障碍（肝性脑病、酒精性脑病），记忆或认知功能障碍（智障、失智），有无精神行为异常（精神分裂、脑炎、癫痫），心血管病变（脑出血、脑梗死、脑萎缩）。

4. 有无药物影响，例如，抗抑郁类、抗癫痫类药物等。

（二）制定安全防范制度

1. 对评估有走失风险的老年人，要做好周围环境的介绍，根据老年人评估情况，给予专人陪护。

2. 对有走失风险的老年人加强巡视，佩戴身份腕带，标注姓名、地址、联系方式，了解老年人经常的去处。

3. 24小时门岗监控和保安服务，严格请/销假制度，建立相应的人身安全管理制度，对走失等安全问题进行监控和防范。

（三）关注老年人日常生活，消除引发走失的隐患

1. 满足老年人合理需求。

2. 鼓励家属多陪伴，减少老年人孤独感。

3. 培养良好生活习惯，定时巡视，防治老年人夜间走失。

（四）创造令老年人感到舒适、熟悉的环境

1. 减少外界不良刺激，创造安全、舒适的生活环境。

2. 在老年人房间门口放上他喜欢的或熟悉的物品，防止失忆的老年人走失。

三、老年人发生走失的应急处理

（一）确认老年人是否走失

1. 老年人不在房间内且无请假记录，在院内进行寻找。

2. 无人知道老年人去向，与门卫核对外出登记表名单。如无外出登记记录，开始寻找。

（二）主管上报上一级领导、调阅监控

1. 找到老年人去向

（1）负责提供老年人信息（年龄、性别、穿着、外貌特征等），与中控室人员一起确认老年人离开的方位。

（2）联系家属，确认是否有带老年人外出。

（3）找到老年人。

（4）老年人无恙送回院里。

（5）老年人受伤送往医院。

（6）老年人死亡按老年人死亡风险预案处理。

（7）汇报并记录。

2．未找到老年人去向。如仍无法找到老年人，拨打110报案。

（三）老年人发生走失的应急处理流程图

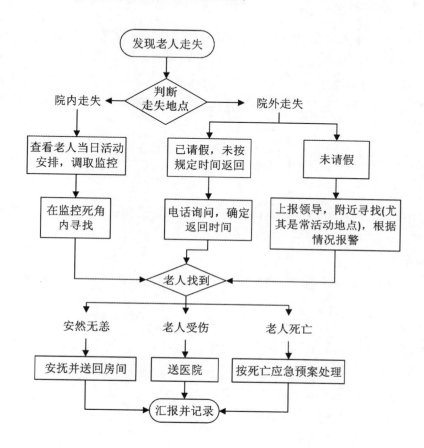

第五节　精神异常症状的防范与应急处理

精神行为异常是老年人继肿瘤、心脏病、脑血管病引起的老年人死亡的第四大病因，调查显示，养老院29%～90%的老年人和95%的住院老年人都发生过不同程度的精神行为异常。

一、精神异常的概念与发生因素

（一）精神异的概念

精神异常是指老年人因各种致病因素引起大脑功能活动紊乱，导致认识、情感、意志和行为等精神活动产生不同程度的障碍，表现出异常的心理变化和一系列的行为异常，甚至出现违反社会文明准则、群体行为习惯或行为标准的反常的思维、情绪和行为症状。

精神异常有多种表现形式，包括感知觉障碍，思维障碍，抑郁、躁狂等情感障碍和意志行为障碍等。

（二）精神异常的发生因素

1. 生理因素

老年人年龄增加，免疫功能减退，性格内向、孤僻类型；平时不喜与人交流，思想极端、敏感抑郁者，遇事总以一种极端方式思考和行为，时间长久易导致精神异常。

2. 疾病原因

由于神经受损或脑血管病导致的痴呆引起的脑组织萎缩、脑坏死等疾病原因导致精神异常。

3. 生活因素

不良的生活习惯，如吸烟、饮酒等；突发意外的事件，如丧偶、工作变动等情况也可产生情感障碍。

4. 由于药物作用引起老年人失眠、抑郁。

二、精神异常的防范措施

（一）准确评估，判断老年人的精神状态

1. 精神异常评估

（1）评估老年人是否有患有焦虑、抑郁、谵妄、幻觉、猜疑、行为异常等心理问题。

（2）是否有过精神异常情况出现。

（3）是否正在接受精神药物治疗。

评估量表可选用简明精神病量表（BPRS）（表10-3）。

表 10-3 简明精神病量表（BPRS）

依据口头叙述	未测	无	很轻	轻度	中度	偏重	重度	极重
	0	1	2	3	4	5	6	7
1.关心身体健康	无	无	多少提到自身健康情况，但临床意义不能肯定	过分关心自身健康情况虽轻，但临床意义已可肯定	显然对自己健康过分关心或有疑病观念	明显突出的疑病观念或部分性疑病妄想	疑病妄想	疑病妄想明显影响行为
2.焦虑	无	无	多少有些精神性焦虑体验，但其临床意义不肯定	精神性焦虑虽轻，但临床意义已可肯定	显然有精神性焦虑，但不很突出	明显突出的精神性焦虑	如大部分的时间都存在明显的精神性焦虑	几乎所有时间都存在精神性焦虑
3.感情交流障碍	无	无	多少观察到一点情感交流障碍，但临床意义不肯定	情感交流障碍虽轻，但临床意义已可肯定	缺乏情感交流和感受到相互间的隔膜感，但情感交流无明显困难	明显突出的情感交流障碍，例如交流中应答基本正常，但很少眼神交流	更严重持久，几乎使交谈难以进行	情感交流的麻痹状态，表现得对交谈漠不关心或不参与交谈，有时"两眼凝神不动"
4.概念紊乱	无	无	似乎有点联想障碍，但不能肯定其临床意义	联想障碍虽轻，但临床意义已可肯定	显然有联想松弛，但不很突出	明显突出的联想松弛或可以查得并有临床意义的思维破裂	典型的思维破裂	思维破裂导致交谈很困难或言语不连贯
5.罪恶观念	无	无	似乎有点自责自罪，但临床意义不肯定	自责自罪虽轻，但临床意义已可肯定	显然有自责自罪观念，但不很突出	明显突出的自责自罪观念或罪恶妄想为总分妄想	典型的罪恶妄想	极重：罪恶妄想明显影响行为，如引起绝食等
6.紧张	无	无	似乎有点焦虑性运动表现，但临床意义不能肯定	焦虑性运动表现虽轻，但临床意义可肯定	有静坐不能，常有手脚不停地表现，拧手、拉扯衣服和伸屈下肢等	较（4）的频度与强度明显增加，并在交谈中多次站立	来回踱步，使交谈明显受到影响	焦虑性运动使交谈几乎无法进行
7.装相作态	无	无	多少有点装相作态，但临床意义不能肯定	装相作态虽然很轻，但临床意义可以肯定	显而易见的装相作态，例如有时肢体置于不自然的位置或伸舌或扮鬼脸或摇摆身体等	明显突出的装相作态	更频繁更严重的装相作态，例如交谈过程几乎一直可见到怪异动作与姿势	突出而且持续的装相作态几乎使交谈无法进行

续表

依据口头叙述	未测	无	很轻	轻度	中度	偏重	重度	极重
	0	1	2	3	4	5	6	7
8.夸大	无	无	多少有点自负，但临床意义不能肯定	自负夸大虽然很轻，但临床意义已可肯定	有夸大观念	明显突出的夸大观念或部分性夸大妄想	典型的夸大妄想	夸大妄想明显影响行为
9.心境抑郁	无	无	似乎有点抑郁，但临床意义不能肯定	抑郁虽轻，但临床意义已可肯定	显而易见的抑郁体验，例如自述经常感到心境抑郁，有时哭泣	明显突出的心境抑郁，例如较持久的抑郁或有时感到很抑郁为此极为痛苦	更严重持久，例如几乎一直感到很抑郁，因此极为痛苦	严重的心境抑郁体验或表现明显影响行为，例如交谈中抑郁哭泣明显影响交谈
10.敌对性	无	无	似乎对交谈者以外的别人有点敌意，但临床意义不能肯定	敌意虽轻，但临床意义可以肯定	交谈内容明显谈到对别人的敌意性并感到愤恨	经常对别人感到愤恨或策划过报复计划	更严重和更经常，或已经有过多次咒骂或一两次斗殴打架，但无须医学处理的损伤性后果	敌意性明显影响行为，例如多次殴斗打架或造成需要医学处理的后果
11.猜疑	无	无	多少有点猜疑，但临床意义不能肯定	猜疑体验虽轻，但临床意义已可肯定	有牵连观念或被害观念	有牵连观念或被害观念	有牵连观念或被害观念	典型的关系妄想或被害妄想
12.幻觉	无	无	可疑的幻觉，但临床意义不能肯定	幻觉虽少，但临床意义可肯定	幻觉检验清晰，且1周内至少有过3天曾出现幻觉	1周内至少有过4天出现清晰的幻觉	1周内至少有5天出现清晰的幻觉，例如难以集中思想以致影响工作	频繁幻觉明显影响其行为。例如受命令性幻听支配产生自杀行为或攻击别人
13.动作迟缓	无	无	多少有点动作迟缓，但临床意义不肯定	动作迟缓虽轻，但临床意义可肯定	显而易见的动作迟缓，如语速减慢，动作减少较明显，但非很不自然	明显突出的动作迟缓，言语迟缓，使交谈发生困难	更为严重和持久，使交谈很困难	缄默木僵，使交谈几乎无法进行或不能进行
14.不合作	无	无	多少有点不合作，但临床意义不能肯定	不合作的表现虽轻，但临床意义可肯定	显而易见的不合作，如交谈不愿作自发的交谈，应答显得勉强简单，易感到对交谈者和交谈场合的不友好	明显突出的不合作，在整个交谈中都显得不友好，使交谈发生困难	更为严重，使交谈很困难，例如拒绝回答很多问题，不但表现不友好，而且公然抗拒和表现针锋相对的愤恨	不合作使交谈几乎无法进行

续表

依据口头叙述	未测 0	无 1	很轻 2	轻度 3	中度 4	偏重 5	重度 6	极重 7
15. 不寻常思维内容	无	无	多少有点异常思维内容，但临床意义不肯定	异常思维内容程度虽轻，但临床意义已可肯定	显然存在观念性异常思维内容，但不很突出	明显突出的观念性异常思维内容或部分妄想	典型的妄想	妄想明显支配行为
16. 情感平淡	无	无	多少有点情感平淡，但临床意义不能肯定	情感平淡虽轻，但临床意义已可肯定	显而易见的情感平淡，如面部表情减弱，语调较低平，手势较少	明显突出的情感平淡，如表情呆板、语声单调和手势少	交谈中对大部分事情均漠不关心、无动于衷	为情感流露的麻痹状态，例如整个交谈中，完全缺乏表情姿势，语声极为单调，对任何事物漠不关心、无动于衷
17. 兴奋	无	无	多少有点兴奋，但临床意义不肯定	兴奋虽轻，但临床意义已可肯定	显而易见的兴奋，但不很突出	兴奋明显突出，如情绪高涨，语声高，手势增多，有时易激惹，使交谈发生困难	更严重持久，使交谈很困难	情况激怒或欣快自得，言行明显增多，使交谈不得不终止
18. 定向障碍	无	无	似有定向错误，但临床意义不太肯定	定向错误虽轻，但临床意义已肯定	显而易见的定向错误，但不很突出	明显突出的定向错误	更严重持久的定向错误，如交谈发现时间、地点、人物定向几乎无一正确	定向障碍而无法进行交谈

总分： 焦虑忧郁因子： 缺乏活力因子： 思维障碍因子： 激活性因子： 敌对猜疑因子：

2．量表评定注意事项

（1）此量表主要评定最近1周内的精神症状及现场交谈情况。

（2）评定的时间范围：评定老年人前1周的情况。以后一般相隔2~6周评定一次。

（3）总分：总分反映疾病的严重性，总分越高，病情越重。

（4）BPRS的统计方法：所有项目采用1~7分的7级评分法，各级的标准为：无症状1分；可疑或很轻2分；轻度3分；中度4分；偏重5分；重度6分；极重7分。如果未测，则记0分，总分（18~126分）、单项分（0~7分）、因子分（0~7分）和廓图。总分反映疾病严重性，总分越高，病情越重。单项症状的评分及其出现频率反映不同疾病的症状分布。症状群的评分，反映疾病的临床特点，并可据此画出症状廓图。一般情况下，总分35分为临床界限，即大于35分的被测试者被归为患病者。

（5）BPRS 的结果可按单项、因子分和总分进行分析，尤以后两项的分析最为常用。

（6）其因子分一般归纳为 5 类：

1）焦虑抑郁：包括 1、2、5、9 四项。

2）缺乏活力：包括 3、13、16、18 四项。

3）思维障碍：包括 4、8、12、15 四项。

4）激活性：由 6、7、17 三项组成。

5）敌对性：由 10、11、15 三项组成。

（二）给予积极的生活照护

1. 丰富老年人生活，多做益智类训练，勤于动脑，以延缓大脑老化，如下棋、打麻将、看书、写字、听音乐等。

2. 参加有趣轻松的社会活动，多与外界交往，保持联系。

3. 坚持每天锻炼身体，提高身体免疫力，如打太极、散步等。

4. 注意合理饮食搭配，少食多餐，多吃蔬菜和水果。

5. 保持家庭气氛，尊重老年人，常与老年人交流，使老年人保持良好情绪

（三）建立安全防护制度

1. 加强巡视、观察、评估对于评估结果异常的老年人应多巡视，注意观察老年人情绪变化。

2. 将有伤害的危险物品（如刀、剪刀、绳索等）统一保管。

3. 对有精神异常的老年人做特殊标识，提醒护理人员给予更多关注，及时发现异常情况。

（四）采取有效的沟通手段，及时安抚老年人

1. 转移注意力

2. 在为老年人提供服务时，如老年人拒绝或有过激行为，应及时转移注意力，避免激惹老年人。

3. 包容老年人

4. 对于冲动型老年人应保持耐心、冷静、不歧视的态度，及时给予引导，保持良好关系。

5. 勿激惹

对于情绪不稳定的老年人，不应直接对抗，要接受其行为，保护安全。

三、精神异常老年人的应急处理

（一）老年人发生精神异常的处理原则

1. 工作人员应及时采取干预措施，缩短造成伤害和损失的时间。

2. 采取一切处置措施均在保证老年人、家属、周围人群及工作人员人身安全下进行，必要时联系当地公安机关协助。

（二）观察老年人情绪状况

1. 有无可能造成公共安全或危害他人安全的行为。
2. 有无自伤或自杀的行为情况。

（三）老年人出现精神异常的处理方法

1. 心理干预

使用支持性和解释性言语，缓解老年人紧张、恐惧和愤怒情绪，劝说老年人停止危害行为。同时对现场其他人的焦虑、紧张、恐惧情绪给予必要的安慰性疏导、转移。

2. 保护性约束

保护性约束为及时控制和制止危害行为发生或者升级，而对老年人实施的保护性措施。经老年人监护人（家属）同意，在当地公安机关公务人员协同下，使用有效的保护性约束手段对老年人进行约束，对其所携危险物品及时全部搜缴、登记、暂存，将老年人限制于相对安全的场所。

3. 快速药物镇静

为迅速控制老年人情绪，经医师诊断后根据医嘱服用镇静类药物。用药后，应注意观察药物不良反应。

4. 其他治疗

查看并处理老年人出现的身体损伤。必要时，请就近医院诊疗。

5. 几种常见危害行为的处置原则

（1）暴力攻击行为

1）评估老年人危险性。根据老年人病史及目前的状况，评估冲动和暴力行为发生的可能性以及可能带来的不良后果，进行危险性评估。

2）非药物性干预措施

①避免刺激：与对方保持一定的距离，避免直接的目光对视，不要随便打断老年人的谈话，要有安全的逃离通道，及时发现老年人愤怒的迹象，取走老年人携带的危险物品等；②情绪安抚：避免给老年人过度的刺激（声光），予以足够的个人空间，尽量保持开放的身体姿势，尊重、认可老年人的感受，向老年人表示随时愿意提供帮助。多做言语的安抚，以减少老年人的恐惧，劝阻老年人停止暴力无效时，则予以身体约束。

3）药物治疗：采用快速镇静疗法，如使用氟哌啶醇，或氯硝西泮肌内注射。

4）积极处理原发疾病。

（2）自伤自杀行为

1）阻止自伤自杀行为，紧急救治。快速进行身体检查，实施现场急救，恢复并维持生命体征正常。必要时及时拨打紧急救援电话（120或999）。如生命体征平稳，应将老年人转移至安全场地，由专人看护，避免再度发生自伤自杀行为。

2）快速药物镇静。

3）积极处理原发疾病：根据情况调整原发疾病的治疗方案。了解并分析自伤自杀的成因，给予支持性心理治疗。

6. 记录和报告

（四）老年人出现精神异常的应急处理流程图

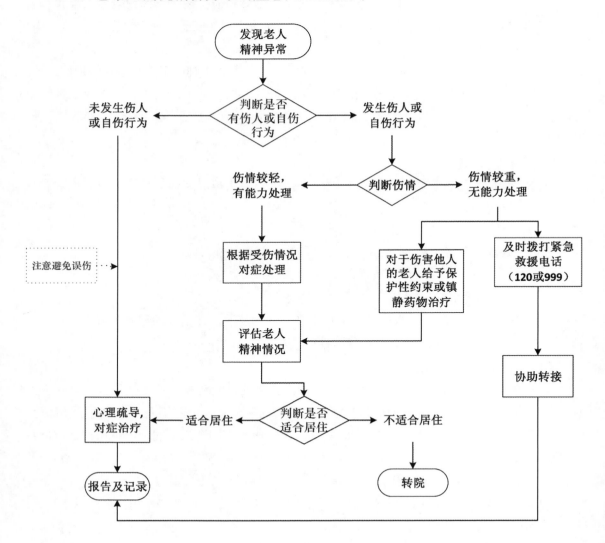

第六节　自杀倾向的防范与应急处理

随着我国进入老龄化社会，老年人口的增多也带来了更多的社会问题，老年人也出现了越来越多的心理和精神问题。统计数据显示，目前中国自杀率最高的人群是老年人，每年至少有 10 万名 60 岁以上的老年人自杀死亡，占自杀人群的 36%。也就是说，每 3 名自杀的人中就有 1 名老年人。自杀已成为我国老年人死亡的第 10 位原因。做好老年人防自杀护理尤为重要。

一、自杀倾向的概念与发生因素

（一）自杀倾向的概念

自杀倾向是指个体在复杂心理活动作用下，蓄意或自愿采取各种手段结束自己性命的危险行为。

（二）自杀倾向的发生因素

1. 个人因素

老年人随着年龄的增加，机体功能不断地下降，多种慢病共存导致老年人无法忍受长期病痛的折磨而选择自杀；同时因疾病导致的心理疾病，如焦虑、抑郁等也是导致自杀的原因之一。

2. 家庭因素

因家庭不和睦、子女远离、子女不赡养、丧偶导致老年人生活孤独、寂寞、痛苦加重老年人对社会生活的疏远。老年丧偶对老年人心理的影响非常大，有研究表明，丧偶老年人在配偶去世 6 个月内的死亡率比平均死亡率高 40%。

3. 社会因素

老年人社会角色发生变化，对老年人的偏见和社会保障制度的不完善也是影响老年人自杀的因素之一。

二、自杀倾向的防范措施

（一）准确评估，判断老年人的自杀风险

Beck 自杀意念问卷（SSI）其既可用于自评，又可供他评；既可评估、访谈当前的自杀意念强度，又可评估最严重时的自杀意念强度，问卷有 19 个项目，用于评估老年人对生命和死亡的想法以及自杀意念的严重程度。每个问题询问两个时间段，最近 1 周及既往最消沉、最忧郁或自杀倾向最严重的时候（即，最严重时）。前 5 项为筛选项：只要在第 4 项（主动自杀念头）或 5 项（被动自杀念头）的答案不是"没有"，则继续回答接下来的第 6 ~ 19 项；否则，结束此量表的测量。问卷分为两个部分：前 5 项为自杀意念部分，后 14 项为自杀倾向部分（表 10-4）。

表 10-4　自杀意念评估表

自杀意念评估表			
1. 您希望活下去的程度如何	中等到强烈	弱	没有活着的欲望
2. 您希望死去的程度如何	没有死去的欲望	弱	中等到强烈
3. 您要活下去的理由胜过您要死去的理由吗	要活下去胜过要死去	二者相当	要死去胜过要活下来
4. 您主动尝试自杀的愿望程度如何	没有	弱	中等到强烈
5. 您希望外力结束自己生命，即有"被动自杀愿望"的程度如何？（如，希望一直睡下去不再醒来、意外地死去等）	没有	弱	中等到强烈
如果上面第 4 或第 5 项的答案为"弱"或"中等到强烈"，请继续问接下来的问题；否则，请继续做后面的题目			
自杀风险评估表			

6. 您的这种自杀想法持续存在多长时间	短暂、一闪即逝	较长时间	持续或几乎是持续的	近 1 周无想法
7. 您自杀想法出现的频度如何	极少、偶尔	有时	经常或持续	近 1 周无想法
8. 您对自杀持什么态度	排斥	矛盾或无所谓	接受	
9. 您觉得自己控制自杀想法、不把它变成行动的能力如何	能控制	不知能否控制	不能控制	
10. 如果出现自杀想法，某些顾虑（如顾及家人、死亡不可逆转等）在多大程度上能阻止您自杀	能阻止自杀	能减少自杀的危险	无顾虑或无影响	

续表

自杀风险评估表			
11. 当您想自杀时，主要是为了什么	控制形势、寻求关注、报复	逃避、减轻痛苦、解决问题	前两种情况均有	近1周无想法
12. 您想过结束自己生命的方法了吗	没想过	想过，但没制订出具体细节	制订出具体细节或计划得很周详	
13. 您把自杀想法落实的条件或机会如何	没有现成的方法、没有机会	需要时间或精力准备自杀工具	有现成的方法和机会或预计将来有方法和机会	近1周无想法
14. 您相信自己有能力并且有勇气去自杀吗	没有勇气、太软弱、害怕、没有能力	不确信自己有无能力、勇气	确信自己有能力、有勇气	
15. 您预计某一时间您确实会尝试自杀吗	不会	不确定	会	
16. 为了自杀，您的准备行动完成得怎样	没有准备	部分完成（如，开始收集药片）	全部完成（如，有药片、刀片、有子弹的枪）	
17. 您已着手写自杀遗言了吗	没有考虑	仅仅考虑、开始但未写完	写完	
18. 您是否因为预计要结束自己的生命而抓紧处理一些事情？如买保险或准备遗嘱	没有	考虑过或做了一些安排	有肯定的计划或安排完毕	
19. 您是否让人知道自己的自杀想法	坦率主动说出想法	不主动说出	试图欺骗、隐瞒	近1周无想法

评估标准：

1. 量表答案的选项为3个，从左至右对应得分为1分、2分、3分，得分越高，求死的愿望越强烈。

2. 所有评估首先完成前5个题，如果第4和第5个项目的选择答案都是"没有"，那么则视为没有自杀意念，完成此问卷；如果第4或者第5个项目任意1个选择答案是"弱"或者"中等到强烈"，那么就认定为有自杀意念，需要继续完成后面的14个项目。

3. 对后14个项目修订时，为了方便评估，对个别项目（如6、7、11、13和19）的答案增加1个"近1周无自杀想法"的选项，其对应得分为"0"。自杀意念的强度是根据量表1~5项的均值所得，得分在0~100分变化。分数越高，自杀意念的强度越大。自杀危险是依据量表的6~19项来评估有自杀意念的被试真正实施自杀的可能性的大小。

4. 总分的计算公式是［（项目6~19的得分之和–9）/33］×100，得分在0~100分变化。分数越高，自杀危险性越大。

（二）建立相关安全制度，提高防范意识

1. 老年人入住时给予全面的评估，确定老年人护理等级，与家属签订协议书，明确双

方责任，并妥善保管。

2. 加强危险物品管理，如剪刀、刀具、绳索、药品等，需要统一管理，定时清点。

3. 对护理人员进行专业知识培训，加强责任心，提高护理人员防范意识。

（三）加强观察，及时发现危险因素并予以解决

1. 加强巡视，注意老年人情绪变化，及时发现问题，如遇到老年人与家属争吵，应及时处理，做好心理疏导，化解矛盾。

2. 养老机构为老年人提供服务不能局限于对老年人的生活照料，还要重视老年人的心理健康，关注老年人每日的情绪变化，特别是对有抑郁情绪或已患有抑郁症的老年人更应密切关注。丧偶、平时家属探望较少的老年人自杀意念强烈，尤其是在节日期间，更容易产生自杀行为，应多与老年人沟通，及时表达关心、安慰。

（四）重视家属教育，取得配合

对家属进行宣教，使其了解老年人自杀前的可能的不良先兆，如抑郁加重、沉默寡言、流露出厌世的言语；指导家属每次探视后老年人的情绪反应等，及时通知护理人员，做好防范。

三、老年人出现自杀倾向的应急处理

（一）老年人出现自杀倾向的基本处理步骤

1. 当老年人有自杀倾向时，应立即向上级主管报告。

2. 对老年人进行评估，根据评估情况与家属进行沟通。

3. 根据老年人情况，请心理医师对老年人进行心理疏导。

4. 做好防范措施，排除危险因素，如专人护理，对老年人床头、轮椅（或辅助器具）进行标识，可提醒护理人员给予多加关注。

5. 注意观察老年人情绪变化，及时记录。

（二）老年人出现自杀倾向的应急处理流程图

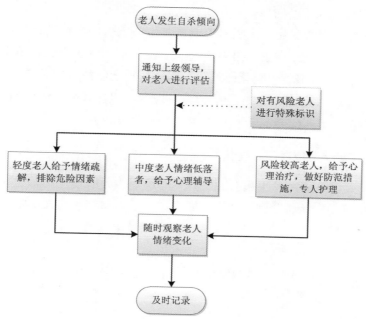

第七节　突发疾病或病情转危的防范与应急处理

随着医学技术的发展和人们生活水平的提高，人类的平均寿命日益增长，老年人口增加，人口老龄化将成为重大的社会问题。随着社会的人口老龄化，对医疗护理保健的需求日渐增加，对老年护理从业人员的要求也逐渐增高。老年护理从业人员在面对患病的老年人时，不仅要认识疾病，护理病人，更要能识别潜在的护理风险，及时采取防范。使老年人能有效地避免疾病的突发和病情转危，保持尊严和舒适，提高生活质量。

一、突发疾病或病情转危的概念及老年人常见突发疾病

（一）突发疾病与病情转危的概念

1. 突发疾病是指发病急剧，病情变化快，症状较重的疾病。老年病人因感受性降低，

疾病发生变化时常无自觉症状。据统计35%~80%的老年人发生心肌梗死时无疼痛。49%的老年人患腹膜炎时疼痛反应不明显，往往会延误后续的治疗和护理，导致严重后果。

2. 病情转危是指病情变化严重随时可能发生生命危险的。如果抢救及时，护理得当，老年人可能转危为安，反之，即可发生生命危险。老年病人的生理变化呈现出老化的趋势，无论是组织器官还是细胞都处于老化的过程。因此使得老年病人的各类器官都容易出现多种疾病，由于老年病人的潜力较差、调节力差、应激力也比较差，因此当出现疾病时会导致疾病发展较为迅速、风险较大、死亡率及致残率也比较高。

（二）常见老年人突发疾病及其特征

1. 我国老年人常见的突发疾病有心脏病（心绞痛、心肌梗死、急性心力衰竭）、脑卒中（脑血栓、脑出血），哮喘发作、高热、尿潴留、急性腹痛、出血（咯血、呕血）、痛风发作等。

2. 老年常见突发疾病的特征

（1）起病隐匿，发展缓慢：疾病发生时，有的老年病人并无任何不适或突出的反应，可以像往常一样生活或工作。

（2）症状、体征不明显。

（3）老年人由于神经系统和全身反应较迟钝，对痛觉敏感性降低，应激能力下降，对疾病的反应也相对降低，因而临床症状往往不典型，甚至不表现出临床症状。

（4）多种疾病同时存在：国外一项研究显示，65岁以上老年人平均患有7种疾病。

（5）易出现意识障碍：有些老年人常以意识障碍为首发症状，如脑卒中等，还见于使用中枢神经系统抑制性药物时，甚至直立性低血压时，有的老年人可表现意识突然丧失。

（6）易出现并发症和后遗症：老年病人易出现并发症，如水、电解质和酸碱平衡紊乱，运动障碍，压疮等。老年人器官老化、功能低下、患有多种慢性病，易出现多器官功能衰竭。

（7）其他：伴发各种病理心理反应；治愈率低，预后不良，死亡率高。

二、突发疾病或病情转危的防范措施

（一）全面评估，明确老年人的健康状况

1. 健康史

（1）一般情况评估：评估病人意识状态，意识状态、生命体征。评估体重、腹围、腰围、BMI、饮食、自理、皮肤状况；评估病人排泄形态、睡眠形态是否改变；语言、肢体功能等是否正常。

（2）病史评估：评估病人有无疾病危险因素、既往病史、药物过敏史；评估病人的生活方式；了解有无烟酒嗜好等。相关风险评估。

2. 疾病相关评估

3. 评估老年人及其家属对疾病认知

病人是否了解目前服药的种类及剂量；评估自我保健知识掌握程度；了解家属对疾病的认识及对病人给予的理解和支持情况。

4. 心理－社会状况评估

老年人因疾病导致自理能力下降，从而产生焦虑、孤独等情绪，病情的反复及加重造成抑郁、恐惧及失眠，对疾病的恢复缺乏信心。评估老年人有无上述心理反应。

（二）明确老年人疾病可能变化的影响因素，尽量消除或延缓发生

1. 在前期评估的基础上，明确老年人所患慢性疾病的影响因素，采取有效措施预防发生，如调整生活方式、避免过劳；调整饮食，避免摄入不健康食品；开展适度、合理的活动，提高身体功能等。

2. 积极配合现有疾病的治疗，严格遵医嘱用药，观察药物效果，如有异常，及时就医，明确原因，并调整治疗方案。

3. 日常做好疾病的观察，规律测量生命体征，如有异常，及时就医。

（三）对老年人及其家属做好必要的健康指导

1. 指导老年人及其家属加强症状的观察，如有不适，及时报告。

2. 指导老年人及其家属配合调整生活方式，采取健康的饮食、作息、活动等方式，积极改善自身情况。

3. 指导老年人及其家属常见突发疾病或病情转危的可能表现及应急处理方法，做好自身观察。

三、老年人突发疾病或病情转危的应急处理

（一）突发疾病或病情转危老年人的救护原则

"生命第一"是老年人急救的最基本原则。因此，一旦发现老年急症病人，应立即打电话向邻近的医院求救。此外，照护人员应马上对其进行就地抢救。经过现场救治，急症可能趋于缓解，但随时可能恶化。因此，对老年急症的抢救必须连续进行，不能在转送途中中断。

一旦有突发疾病或病情转危，应争取早期诊断、早期治疗，以防止并发症的发生，造

成多器官衰竭。

（二）突发疾病或病情转危老年人的急救措施

1．急救措施

（1）首先判断病情轻重：老年人突发疾病或疾病转危时，首先应当迅速判断病情轻重，需要立即叫救护车，并且在救护车到来之前采取可能措施，争取时间，挽救生命。

（2）立即拨打 120

1）在呼叫急救车时，要沉着冷静，把关键的信息传达给急救中心，并接受指导，在急救车到达之前，采取必要措施，保护和维持老年人尽可能好的状态，以赢得抢救的时间。

2）拨通 120 电话后，准确通报有急救病人：病人姓名、性别、年龄、电话号码、固定电话和手机、所在地的位置、附近的标志或标志性建筑物（商店，学校等）以便尽快找到；病人现在情况，如何时出现异常、主要表现、简单病史（近期去医院看过何种病等）；询问急救车到达前应当如何处置，要求给予指导，指示。

（3）病情观察，应急处理

1）保证呼吸与循环：①观察面色有无变化；嘴唇颜色有无变化；喉咙内有无血块或异物堵塞。有条件者可给予吸氧，如发生异物堵塞气道，立即采取对策去除异物；②心脏有无跳动，耳朵贴近老年人胸部可否听到心脏跳动的心音，胸部是否上下起伏运动。手腕部和颈部动脉可否摸到脉搏，脉搏速率，是否均匀，规律（乱脉）。也可以测量血压、听脉搏；③如出现心脏骤停，立即给予心肺复苏。

2）判断有无出血，出血部位：①外伤出血较多时，伤口用干净纱布或布覆盖，就势压迫止血。如果压迫止不住血，可抬高受伤肢体，高过心脏水平，再在纱布或布上加压缠裹绷带，注意缠裹力度不可过紧，以免伤口下方肢体缺血坏死。如果伤口有刺入玻璃片，木片等异物，不可自行拔除，交由医生处理；②直接压迫止血法，正在出血的伤口用干净纱布，手绢覆盖，戴橡胶手套或塑料薄膜的手压迫其上止血。手套和薄膜是为了防止感染。

3）检查老年人手脚有无感觉，可否主动运动；肢体有无肿胀，触痛。如有外伤消毒，有出血则止血，有肿胀则冷却创伤处（但是不要冲洗，不要将骨折复位－交由医生处置）不要勉强固定，托住骨折处，等待急救车。

4）观察老年人有无呕吐，呕吐何物。

（4）协助就医

（5）记录

2．常见老年突发疾病表现及急救措施（表 10-5）

表 10-5　老年常见突发疾病及急救措施

常见突发疾病		主要表现	急救措施
心脏病	1. 冠心病	发作时会出现胸闷，气短或胸部压榨性疼痛等症状，常伴有烦躁不安、出汗、恐惧或濒死感；疼痛时间长短不一。常在过度劳累、激动、暴饮暴食、寒冷刺激、便秘、吸烟及大量饮酒时诱发	不可搬动或变换体位。条件允许给予老年人舌下含服一片硝酸甘油。如果无效，3～5分钟后可再含服1片，最多3片。老年人心搏骤停时，照护人员可采取人工呼吸、胸外心脏按压等复苏急救措施，第一时间拨打急救电话，及时送医救治
	2. 急性心力衰竭	突发严重呼吸困难、端坐呼吸、喘息不止、烦躁不安并有恐惧感，呼吸频率可达30～50次/分，频繁咳嗽并咳出大量粉红色泡沫样痰	协助老年人安静休息，半坐位，双腿下垂
脑卒中	1. 脑血栓	起病突然，可出现手脚麻木、活动受限、口眼歪斜、视物模糊、说话不清楚等，严重者会伴有意识障碍。常于安静休息或睡眠时发病，起病在数小时或1～2天内达到高峰	在老年人发病的第一时间拨打120，在等待救护车到来时，让老年人平躺，如血压太高，可以吃一些常用的降压药
	2. 脑出血	发病为剧烈的头痛、喷射样呕吐、意识障碍、言语不清、视物模糊、肢体麻木、活动受限等。常于活动或情绪激动时发作	立即让老年人平卧，尤其要保持头部的稳定（可以用手固定减少震动和摇晃）。将老年人的头歪向一边，便于呕吐物流出，千万不要灌药或喝水，有条件的可在头部敷上冰块
哮喘发作		老年人频发喘息发作、气促明显、被迫端坐呼吸、烦躁不安、恐惧、甚至出现嗜睡、昏迷，可伴大汗淋漓、口唇发绀、面色苍白、四肢厥冷等	转运搬动时用担架或靠背椅转送医院，不可背起，协助老年人采取坐位、双腿下垂，解开衣领扣、裤带，清除口腔痰液，吸氧
急性腹痛		突发腹部剧烈疼痛，刀割样、绞榨样，可局部也可是全腹	协助老年人变换体位，采取可以减轻疼痛的体位；对疼痛伴有烦躁不安的老年人，加强安全措施，防止坠床；多与老年人沟通交流，分散注意力，减轻疼痛
尿潴留		老年人下腹部突感胀痛、排尿困难、腹部明显膨隆等	用热水袋热敷下腹部，情况危急时应急送医院处理
高热		老年人可出现面色潮红、呼吸费力，并伴有头痛、咳嗽、神志改变等	给予老年人物理降温，采用冷敷或擦拭，用冷湿毛巾敷额或75%酒精兑水稀释1倍，擦抹头、颈、腋窝、胸背和四肢
出血	1. 咯血	常有喉部发痒、胸闷、咳嗽等前驱症状，颜色多为鲜红色、铁锈色、暗红色等，混有痰和泡沫，量可多可少。咯血量＜100ml/d为少量，100～500ml/d为中等量，＞500ml/d或一次咯血量为100～500ml为大量	老年人取头低脚高俯卧位，一人抱起老年人下身，使臀部抬高45°～90°，另一人将老年人头部略向背部屈曲，轻拍其背部，并立即拨打120呼救
	2. 呕血	常有上腹部不适、恶心、呕吐等前驱症状，颜色多为暗红色、棕色、有时为鲜红色等，混有食物残渣、胃液，伴有黑便	在清除口鼻内呕吐物的同时分秒必争送医院急诊，防止继续出血

续表

常见突发疾病	主要表现	急救措施
痛风	发作一般在夜间或凌晨发作，也可在过量运动和饮酒后发作。关节红、肿、热、痛和活动受限，疼痛剧烈难忍，常以大关节为主。常伴有高热，体温＞39℃	陪同老年人聊天、听音乐、看电视等分散其注意力；协助老年人卧床休息，给予肿胀及疼痛的关节冰敷；饮食以水果、牛奶、大米、白面等食物为主

（三）突发疾病或病情转危老年人的应急处理流程图

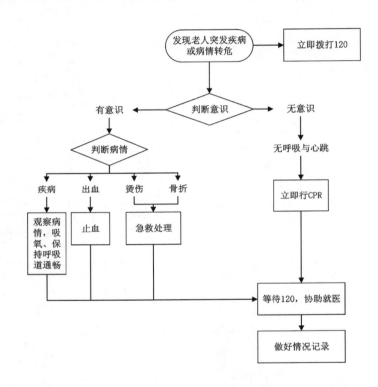

第八节　心脏骤停的防范与应急处理

随着生活条件和医疗条件的不断提高，我国人口平均寿命增加，老龄化趋势日益严重。在诸多老年疾病中，心脏骤停为常见原发或继发疾病中最严重、最致命的一种。同时，心脏骤停发生后短时间内的识别和快速正确的处理，与老年人的预后密切相关，为后续原发疾病处理、挽救老年人生命争取宝贵的时间。所以，对于照护人员来说，无论是院内还是院外，快速准确对心脏骤停进行识别和急救护理是每位照护人员必须熟练掌握的技能。

一、心脏骤停的概念和危险因素

（一）心脏骤停的概念

心脏骤停是指各种原因引起的心脏突然停止跳动，心脏射血功能突然终止，会引起全身严重缺血、缺氧，如不及时抢救，可导致死亡。因此，心脏骤停是最危险的急症，必须争分夺秒的抢救。

（二）心脏骤停的危险因素

1. 意外事件，如遭遇雷击、电击、溺水、自缢、窒息等。

2. 器质性心脏病，如急性广泛性心肌梗死、急性心肌炎等均可导致室速、室颤、Ⅲ度房室传导阻滞的形成而致心脏停搏。老年人以冠心病多见。

3. 神经系统病变，如脑炎、脑血管意外、脑部外伤等疾病致脑水肿、颅内压增高，严重者可因脑疝引起生命中枢受损致心搏呼吸停止。老年人以脑卒中多见。

4. 水、电解质及酸碱平衡紊乱，严重的高钾血症和低钾血症均可引起心脏骤停；严重的酸碱中毒，可通过血钾的改变最终导致心搏停止。

5. 药物中毒或过敏，如洋地黄类药物中毒、安眠药中毒、化学农药中毒、青霉素过敏等。

二、心脏骤停老年人的防范措施

（一）老年人发生心脏骤停的评估与判断

对心脏骤停的评估必须迅速和准确，在 10 秒钟内明确诊断凭以下征象即可确诊：

1. 判断意识双手拍打老年人的双肩，并呼叫，观察反应。无反应，说明意识丧失。

2. 判断颈动脉搏动右手示指、中指并拢，沿气管摸到喉结，在旁开 2～3 厘米处触摸搏动情况。若未触及搏动，说明颈动脉搏动消失（图10-8）。

3. 判断呼吸 照护人员耳部贴近老年人口鼻，面向老年人胸部，以耳听呼吸道有无气体通过的声音、面部感觉呼吸道有无气体排出及眼看胸廓是否有起伏来判断老年人呼吸情况（图10-9）。

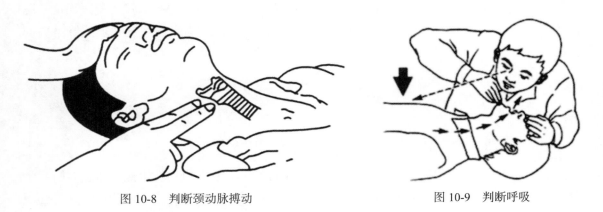

图 10-8　判断颈动脉搏动　　　　　　　　　　　　　图 10-9　判断呼吸

4. 判断瞳孔是否散大

判断的方法为：一看，看是否有意识；二摸，在喉结两边距离 2～3 厘米的地方，找到颈动脉，触摸是否搏动，这些动作一定要在 10 秒钟之内完成。如果触摸不到颈动脉搏动，老年人又无意识，可以判定心跳已停止，应立即进行心肺复苏。

其中 1、2 条标准最为重要，凭此即可确诊心脏骤停的发生。切忌对怀疑心脏骤停的老年人进行反复的血压测量和心音听诊，或等待心电图描记而延误抢救时机。瞳孔散大是心脏骤停的重要指征，但反应滞后且易受药物等因素的影响。所以临床上不应等待瞳孔发生变化时才确诊心脏骤停。有研究表明，在心脏急救上每延迟 1 分钟，人的存活率就下降 10%，10 分钟后，存活的希望将会很小。

（二）老年人发生心脏骤停的表现

突然面色死灰，意识丧失，伴有局部或全身性抽搐。呼吸断续，迅速变浅、变慢或停止。大动脉搏动消失、心音消失。皮肤苍白或发绀，一般以口唇和指甲等末梢处最明显。瞳孔散大，神经反射消失，可出现大小便失禁。

三、老年人发生心脏骤停的应急处理

（一）老年人发生心脏骤停的紧急救护原则

1. 早期识别、心脏骤停判断更简洁快速，不超过 10 秒钟。

2. 尽早启动救援医疗，建立快速反应团队，争取黄金 4 分钟。

3. 早期进行心肺复苏术　CPR 步骤为胸外按压—开放气道—人工呼吸（C-A-B），更强调胸外心脏按压的重要性。

（1）心脏按压：100~120次/分，深度为5~6厘米，按压回复时间比1∶1，按压在整个CPR中占60%以上。

（2）人工呼吸：成人按压呼吸比30∶2。人工呼吸导致的按压停顿时间不得超过10秒。

（3）操作循环：操作5个循环后再次判断颈动脉搏动及呼吸，判断时间不超过10秒。如未恢复，继续操作5个循环后再次判断，直至急救人员及抢救设备到达。

4. 早期除颤　一旦除颤仪准备好，立即除颤，能量要充足（表10-6AED的使用方法）。

表10-6　AED的使用方法

操作步骤	操作内容	要点说明
1. 开启AED	打开AED的盖子，依据视觉和声音的提示操作	有些型号需要先按下电源
2. 贴电极	在胸部适当的位置上，紧密地贴上电极。通常而言，两块电极板分别贴在右胸上部和左胸左乳头外侧	具体位置可以参考AED机壳上的图样和电极板上的图片说明
3. 连接	将电极板插头插入AED主机插孔	
4. 分析心律	在必要时除颤，按下"分析"键，AED将会开始分析心率。分析完毕后，AED将会发出是否进行除颤的建议	有些型号在插入电极板后会发出语音提示，并自动开始分析心率，在此过程中请不要接触病人，即使是轻微的触动都有可能影响AED的分析
5. 放电	当有除颤指征时，不要与病人接触，同时告诉附近的其他任何人远离病人，由操作者按下"放电"键除颤	AED瞬间可以达到200焦耳的能量，在给病人施救过程中，请在按下通电按钮后立刻远离病人，并告诫身边任何人不得接触靠近病人
6. 循环	除颤结束后，AED会再次分析心律，如未恢复有效灌注心律，操作者应进行5个周期CPR，然后再次分析心律，除颤，CPR，反复至急救人员到来	如果在使用完AED后，病人没有任何生命特征（没有呼吸心跳）需要马上送医院救治

5. 药物　科学准确使用，取消血管加压素。

6. 持续至高级生命支持。

（二）老年人发生心脏骤停的急救技术

1. 心肺复苏术

心跳呼吸骤停的老年人要争取抢救的黄金时间。相关资料表明，心搏骤停后2分钟内及时抢救容易恢复，超过4分钟则可因脑干严重缺氧损害而死亡。如果遇到老年人需要心肺复苏时，第一时间要积极参与抢救，不要错失抢救良机。

（1）操作目的：恢复自主循环和呼吸。

（2）操作流程：见表10-7。

表10-7　心肺复苏流程

操作步骤	操作内容	要点说明
1. 识别	双手轻拍老年人面颊或肩部，并在耳边大声呼唤	● 无反应，可判断其无意识
2. 判断	是否有颈动脉搏动	● 在10秒内未扪及脉搏，立即启动心肺复苏程序
3. 摆放体位	将老年人仰卧位于硬板床或地上，如是卧于软床上的老年人，其肩背下需垫心脏按压板，去枕、头后仰；解开衣领口、领带、围巾及腰带	● 注意避免随意移动老年人；该体位有助于胸外心脏的有效性；避免误吸，有助于呼吸
4. 胸外心脏按压术	（1）抢救者站在或跪于老年人一侧 （2）一手的掌根部放在按压部位，即胸骨中、下1/3交界处（图10-10）在胸骨中线与两乳头连线的相交处；另一手以拇指根部为轴心叠于下掌之背上，手指翘起不接触胸壁 （3）双肘关节伸直，依靠操作者的体重、肘及臂力，有节律地垂直施加压力，使胸骨下陷至少5cm（成人），然后迅速放松，解除压力，使胸骨自然复位 （4）按压频率：每分钟至少100次以上，按压与放松时间之比为1∶2，放松时手掌根不离开胸壁	● 部位应准确，避免偏离胸骨而引起肋骨骨折 ● 按压力量适度，姿势正确，两肘关节固定不动，双肩位于双手臂的正上方 ● 按压有效性判断： （1）能扪及大动脉搏动，血压维持在60mmHg以上 （2）口唇、面色、甲床等颜色由发绀转为红润 （3）恢复自主心律 （4）瞳孔随之缩小，有时可有对光反应 （5）呼吸逐渐恢复 （6）昏迷变浅，出现反射或挣扎
5. 打开气道	（1）清除口腔、气道内分泌物或异物，有义齿者应取下 （2）开放气道方法 a. 仰头提颌法：抢救者一手的小鱼际置于老年人前额，用力向后压使其头部后仰，另一手示指、中指置于老年人的下颌骨下方，将颌部向前上抬起（图10-11） b. 双下颌上提法：抢救者双肘置老年人头部两侧，双手示、中、无名指放在老年人下颌角后方，向上或向后抬起下颌（图10-12）	● 有利于呼吸道畅通，可在胸外心脏按压前快速进行 ● 使舌根上提，解除舌后坠保持呼吸道畅通 ● 注意手指不要压向颏下软组织深处，以免阻塞气道 ● 老年人头保持正中位，不能使头后仰，不可左右扭动；适用于怀疑有颈部损伤老年人

操作步骤	操作内容	要点说明
6. 人工 呼吸	口对口人工呼吸法 （1）在老年人口鼻部盖一单层纱布 （2）抢救者用保持老年人头后仰的拇指和示指捏住老年人鼻孔 （3）深吸一口气，屏气，双唇包住老年人口部（不留空隙），用力吹气，使胸廓扩张 （4）吹气毕，松开捏鼻孔的手，抢救者头稍抬起，侧转换气，同时注意观察胸部复原情况；频率：每 6～8 秒 1 次呼吸（每分钟 8～10 次呼吸），大约每次呼吸 1 秒时间的通气量是 500～600ml。在置入高级气道之前，按压与通气比率为 30∶2	● 为防止交叉感染 ● 可防止吹气时气体从口鼻逸出 ● 首次吹气以连吹两口为宜，维持肺泡通气和氧合作用 ● 老年人借助肺和胸廓的自行回缩将气体排出；每次吹气时间不超过 2 秒；有效指标：老年人胸部起伏，且呼气时听到或感到有气体逸出

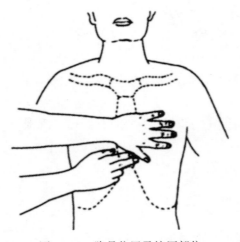

图 10-10　胸骨位置及按压部位

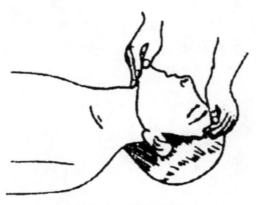

图 10-11　仰头提颌法

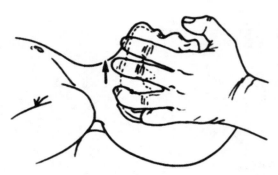

图 10-12　双下颌上提法

（3）注意事项

1）进行心肺复苏时，动作要迅速、准确，吹气时暂时停止按压胸部，按压用力要均匀，双手注意不离开老年人胸部。

2）胸外心脏按压与人工呼吸比为 30∶2。

3）胸外心脏按压位置要准确，偏高会造成无效按压，偏低易引起肝破裂，偏向两侧易导致肋骨骨折产生气胸、心包积血等。

4）胸外心脏按压时手臂要伸直，不能弯曲。

5）胸外心脏按压时向下压及向上放松的时间大致相等。

6）胸外心脏按压时垂直用力向下，不要左右摆动。按压深度至少 5cm，并保证每次按压后胸廓回弹。

7）清除口咽分泌物、异物，保证气道通畅。

8）人工呼吸频率 8～10 次 / 分，避免过度通气。

（4）复苏的有效指征

1）心脏恢复自主、有节律的跳动。

2）可扪及大动脉的搏动。

3）血压可测到，收缩压大于 60～80mmHg。

4）相关的体征好转，如扩大的瞳孔缩小（脑损伤者例外），面色好转，睫毛反射恢复等。

5）自主呼吸恢复。

6）意识恢复。

（三）老年人发生心脏骤停的应急处理流程图

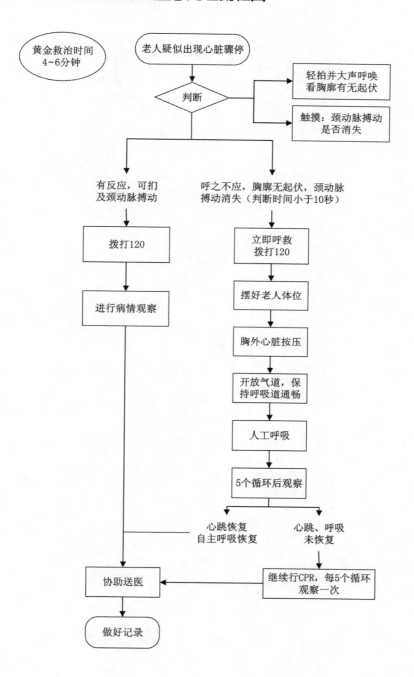